妇产科临床护理
技能培训教程

FUCHANKE LINCHUANG HULI
JINENG PEIXUN JIAOCHENG

主编｜周昔红 石理红 曹建云

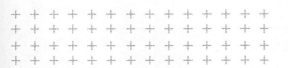
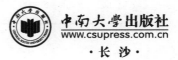
中南大学出版社
www.csupress.com.cn
·长沙·

图书在版编目（CIP）数据

妇产科临床护理技能培训教程／周昔红，石理红，
曹建云主编. —长沙：中南大学出版社，2022.11
ISBN 978-7-5487-5043-7

Ⅰ．①妇… Ⅱ．①周… ②石… ③曹… Ⅲ．①妇产科
学－护理学－技术培训－教材 Ⅳ．①R473.71

中国版本图书馆 CIP 数据核字（2022）第 150391 号

妇产科临床护理技能培训教程

FUCHANKE LINCHUANG HULI JINENG PEIXUN JIAOCHENG

周昔红　石理红　曹建云　主编

□出 版 人	吴湘华	
□责任编辑	陈　娜	
□责任印制	李月腾	
□出版发行	中南大学出版社	
	社址：长沙市麓山南路	邮编：410083
	发行科电话：0731-88876770	传真：0731-88710482
□印　　装	长沙鸿和印务有限公司	

□开　　本	787 mm×1092 mm 1/16	□印张 18.75	□字数 451 千字
□版　　次	2022 年 11 月第 1 版	□印次 2022 年 11 月第 1 次印刷
□书　　号	ISBN 978-7-5487-5043-7		
□定　　价	88.00 元		

编委会

主　编　周昔红　石理红　曹建云

副主编　谭朝霞　王　琴　杨　卉

　　　　刘瑾钰　姚　娜　彭　梅

编　者　（按姓氏汉语拼音排序）

曹建云　陈丽梅　龚小兰　贺琳妍　李丽慧

廖　蓉　刘瑾钰　彭　莉　彭　梅　申玥涵

石理红　孙　玫　孙淑娟　谭朝霞　汤佳俊

王　琴　王　赛　王　瑶　杨　卉　杨　玲

姚　敏　姚　娜　余　芳　赵　文　周昔红

　　强化实践能力培养、加强临床技能培训是医疗卫生人才培养的基础和关键，是临床质量和护理安全的根本保障。妇产科护理学是一门为女性健康和生育提供服务的科学，是一门实践性和独立性很强且不断发展和改革的应用学科。随着医学科学技术迅猛发展，新理论、新技术、新方法不断在临床实践中得到广泛推广与应用，对进一步规范临床技术操作提出了新的更高的要求。如何培养护理专业学生临床实践能力，提升专业素质，成为高质量的妇产科护理专业人才，是时代和学科发展的迫切需要，也是新时代高质量妇产科护理教学改革和课程建设的挑战。

　　目前专门独立的妇产科操作技能培训教材少见，现有的妇产科护理操作大多是融合在其他综合培训教材中，不能全面涵盖妇产科所有的操作和手术配合。大多数妇产科操作技能的培训教材注重操作流程本身，缺乏具体情境的模拟技能培训，且忽略了操作理论方面的教育，因而不能很好地培养学生批判性思维能力、健康宣教、沟通能力以及人文关怀。鉴于此，我们组织编写了一本旨在培养临床思维能力，提升综合素质，提高岗位胜任力，且形式新颖、特色突出的妇产科护理技能实训教材《妇产科临床护理技能培训教程》。

　　本教材共五大章，46节，充分结合了妇产科护理实践教学特点，涵盖妇产科所有专科操作，以及检查及手术配合，同时增加了妇产科新技术，内容上较为系统而全面。在编写形式上，本书按照用物准备、操作步骤、注意事项、评分标准、相关知识、测试题、情景模拟竞赛试题的统一模式，既有操作能力方面的培养，又涉及操作理论方面的教育，力求全面提升学生的临床实践能力。并提供模拟训练试题及评分标准，让学生通过模拟临床护士的角色，运用所学知识和技能解决患者的实际问题，培养学生技能操作能力、评判性思维能力、临床决策能力，以及沟通、协作、解决问题的综合能力。本教材最后一章加入了妇产科综合模拟训练试题，导入妇产科常见的急危重症情景案例，进行急救演练，有利于培养学生妇产科急危重症的抢救和突发事件的应急救护及团队配合能力。

　　本教材内容严谨、科学、准确，突出理论与实践一体化、基础与专业一体化、教学与临床一体化、综合与实战一体化的特点，体现出妇产科护理专业技术标准与职业标准的联动与衔接，具有很强的指导性和实用性，既适用于护理学或助产专业学生及临床护士自学，也适用于教师教学和临床护理管理者在职培训。

　　本教材的编写得到了中南大学湘雅护理学院及各编者所在单位的大力支持。在教材编写过程中，各位编委付出了辛勤的劳动，同时中南大学出版社编辑部的老师们也辛勤付出，在此一并致谢！

　　妇产科护理学科发展日新月异，本书虽经反复讨论、修改和审阅，但由于编者水平所限，书中难免存在疏漏和不足，恳请专家、学者和广大师生批评指正，以资完善。

主　编

2022 年 4 月

目　录

第一章

产科护理技术

第一节　新生儿沐浴

新生儿沐浴可以让新生儿保持皮肤、毛发清洁，促进皮肤排泄及全身血液循环，预防新生儿尿布疹及脐炎，活动新生儿肢体，促使新生儿舒适，有助于改善新生儿睡眠，调节睡眠节律，促进新生儿神经系统发育。

一、操作前准备

(1)自身准备：着装整洁，仪表规范；修剪指甲，洗手，戴口罩。

(2)环境准备：关闭门窗，保护隐私。室温25~28℃，湿度55%~65%，水温37~42℃。

(3)用物准备：婴儿用沐浴液、浴盆、大小毛巾、衣服、包被、尿布、75%乙醇、消毒棉签、水温计、体重秤，必要时备护臀霜、液体石蜡、梳子、炉甘石洗剂、眼药水、电暖器。

二、操作步骤

(1)备齐用物，核对新生儿姓名及腕带信息。评估家属对操作的认知程度，向家属说明操作目的、告知有关事项，以取得配合。

(2)评估新生儿意识状态及营养状况，了解新生儿喂养情况。

(3)将新生儿抱至操作台上，注意动作轻柔，再次核对新生儿信息。

(4)松解包被，脱去新生儿衣物及尿布，检查新生儿全身情况，测体重。有脓疱疮时备消毒液。

(5)用毛巾包裹新生儿身体，清水清洗面部，按从上到下顺序用湿毛巾擦洗面部，先擦洗双眼，由内眦至外眦(用面巾对折再对折，每擦一个部位换一个干净的角，注意不要反复擦拭)，然后擦洗额部、鼻翼、面部、下颏、耳。

(6)左手托住新生儿枕部，将其躯干挟于操作人员左腋下。左手拇指、中指将新生儿耳郭折反压住外耳道口，避免新生儿耳道进水。清水湿润头发，取适量洗发露在手心打出泡沫，涂抹在头部、颈部、耳后，然后用清水冲洗、擦干。

（7）解开毛巾，左手握住新生儿左臂靠近肩处，使其颈部枕在操作人员手腕处，右手握住新生儿左腿靠近腹股沟处，使其臀部位于操作人员手掌上，轻轻放入水中，再依次洗净新生儿颈部、前胸、上肢、腹部、生殖器、后背、臀部、下肢。操作过程中注意动作轻柔并仔细观察新生儿面色及呼吸情况。清洗过程中，操作人员左手始终紧握新生儿左肩处，以免新生儿滑入水中。清洗背部时，左右手交接新生儿，使新生儿靠在操作人员右手臂上。操作时注意洗净皮肤褶皱处，如耳后、颈下、肘窝、腋窝、腹股沟、手指（脚趾）缝。遇有胎脂处，用液体石蜡纱布擦拭干净。

（8）洗毕，将新生儿抱起，用大毛巾包裹全身、擦干水，检查全身各部位是否擦干，尤其注意皮肤褶皱处。

（9）用棉签清洁鼻腔、外耳道，做好脐部护理及臀部护理，脐部使用75%乙醇消毒两遍。酌情使用护臀霜。

（10）垫尿不湿，穿衣服，视需要修剪指甲。

（11）用物及垃圾分类处理、洗手。

（12）将新生儿送回母婴同室婴儿床，核对腕带，指导母乳喂养并记录。

三、注意事项

（1）沐浴时动作轻柔，新生儿眼、耳、鼻、口内不得进水，操作人员不得中途离开。注意保暖，避免新生儿受凉和受伤。

（2）皮肤患有感染性疾病或呼吸道传播疾病的工作人员不得进行新生儿沐浴。

（3）按照"先非感染，后感染"的原则进行沐浴。出生后第一次沐浴的新生儿推后沐浴，采取隔离措施的新生儿最后沐浴。

（4）沐浴用物如沐浴液、护臀霜、眼药水应专人专用；浴垫、浴巾应一人一用一消毒，干燥保存。

（5）注意水温，先放凉水，后放热水，防止烫伤。

（6）新生儿吃奶后一小时内避免进行沐浴，以免引起新生儿吐奶。

四、评分标准

新生儿沐浴操作评分标准见表1-1。

表1-1　新生儿沐浴操作评分表

项目	内容及评分标准	分值	得分
准备 （10分）	医嘱准备：打印执行单，签名，请人核对	4	
	环境准备：关闭门窗，保护隐私。室温25~28℃，湿度55%~65%，水温37~42℃	1	
	用物准备：物品齐全，摆放有序；质量合格	3	
	自身准备：着装整洁，仪表规范；修剪指甲，洗手，戴口罩	2	

续表1-1

项目	内容及评分标准	分值	得分
实施 (70分)	核对解释：备齐用物，核对新生儿姓名及腕带信息。向家属说明操作目的、告知有关事项，以取得配合。将新生儿抱至操作台上，注意动作轻柔，再次核对新生儿信息	8	
	评估检查：松解包被，脱去新生儿衣物及尿布，测体重，检查新生儿全身情况。评估新生儿意识状态及营养状况，了解新生儿喂养情况	10	
	沐浴：正确握抱新生儿入盆，按从上到下，从前往后顺序擦洗面部、头部、颈部、耳后、前胸、上肢、腹部、生殖器、后背、臀部、下肢。操作过程中注意观察新生儿面色及呼吸情况。注意洗净皮肤褶皱处。擦洗方法正确，防止水流入耳、鼻、口、眼内	20	
	沐浴后：将新生儿抱起，擦干水，用棉签清洁鼻腔、外耳道，做好脐部护理及臀部护理，酌情使用护臀霜。垫尿不湿，穿衣服	15	
	核对记录：洗手，再次核对，记录。将新生儿送回母婴同室婴儿床，核对腕带	4	
	健康宣教：指导家属新生儿沐浴知识及母乳喂养	10	
	用物处置：用物及垃圾分类处理、洗手	3	
评价 (20分)	人文关怀：操作前告知家属操作目的；接触新生儿之前保持双手暖和；沐浴时注意动作轻柔，注意保暖，注意观察新生儿情况；操作后指导母乳喂养，关注隐私保护及安全保护	8	
	熟练度：操作熟练、规范、按时完成	8	
	健康宣教：有效沟通，有针对性	2	
	专业素养：精神面貌、自信心、协调性、整体状态等综合评估	2	
总分		100	

五、相关知识

1. 新生儿第一次沐浴

由于新生儿体温调节功能不完善，常常体温低于正常，出生后不能立即进行全身沐浴，应在其体温回升并稳定后才能进行首次沐浴。新生儿出生后若情况稳定，体温为36~37℃，次日可进行第一次沐浴。由于新生儿出生后皮肤，尤其是皮肤褶皱处有胎脂覆盖，出生当天，在中性环境温度下，需对新生儿采取保暖措施。由于保留胎脂可以降低皮肤 pH，有利于酸性外膜的发育，新生儿出生后，体表残留的胎脂不必立即清除，可保留至第一次沐浴（即至少6小时）。随着新生儿体温回升，皮肤温度升高，附着在皮肤上的胎脂容易分解成酸性物质刺激皮肤，形成边缘不清的红斑，因此应在体温回升后清除胎脂。新生儿出生24小时后使用纱布将颈部及腋下等身体褶皱部位胎脂擦去，能有效避免胎脂刺激皮肤，预防皮肤感染。如胎脂不易清除，可用少量液体石蜡擦拭。

2. 尿布选择及更换

选择透气性好、质地柔软、吸水性强的棉织品做尿布，或使用一次性尿布，以减少大小便对臀部的刺激。尿布宜长短合适，松紧适宜，避免因过紧影响新生儿活动或过松造成大小便外溢。更换尿布可以观察新生儿大小便，使新生儿清洁、舒适，还可以预防红臀发生。更换尿布时动作轻、快，避免暴露过久受凉。新生儿发生尿布皮炎，可采用暴露法、红外线灯照射法，使局部皮肤保持干燥，再涂以鞣酸软膏或氧化锌油等，严重者可给予抗生素预防感染。

3. 新生儿沐浴院感管理

体重秤垫应一人一用一更换。沐浴托架应一用一清洗。每日操作结束后对沐浴托架、沐浴池、沐浴喷头、体重秤等进行消毒，干燥保存。储存沐浴用品的储存柜应保持清洁干燥，柜门有良好的密封性。沐浴用水若来自二次供水水箱，应定期做好管道及水箱的清洁消毒，定期放空水箱或安装过滤装置，避免水源性感染。宜用可拆卸消毒的淋浴装置。

4. 新生儿沐浴操作并发症的预防及处理

（1）烫伤。

1）原因：①沐浴前未正确测量水温；②沐浴中水温不稳定。

2）临床表现：皮肤发红、水疱、哭闹。

3）预防：①沐浴前做好准备，调节水温为37~42℃；②下水前用水温计或手腕内侧测试水温，确保水温在适宜范围；③新生儿入水前先用温水擦拭，让新生儿适应水温后再下水。

4）处理流程：发生烫伤→局部冷水冲洗或冰敷，注意避免受凉和冻伤→评估烫伤程度→报告医生及护士长→遵医嘱采取紧急处理措施（如有水疱，注意保护避免破裂；如水疱较大，在无菌操作下注射器抽取水疱液，抽液后消毒保护；烫伤严重者，同时请烧伤科处理）→安抚患儿及家属→严密观察病情变化并记录→做好床旁交接班→讨论分析不良事件，上报护理部。

（2）溺水。

1）原因：护理人员操作不熟练。

2）临床表现：呛咳、窒息。

3）预防：沐浴时专人守护，护理人员手不离开新生儿，抓紧新生儿手臂，全程让新生儿头朝上，斜靠在护理人员手臂上。

4）处理流程：发现新生儿溺水→迅速双手托起，清理口鼻，保持呼吸道通畅→安抚新生儿→严密观察→发生新生儿窒息→立即进行新生儿窒息复苏，报告医生进行抢救→摆正体位→清理呼吸道→刺激呼吸→评估呼吸道是否畅通→吸氧→严密监测病情变化并记录→必要时转新生儿科→和家属做好解释工作→科室讨论分析不良事件，上报护理部。

（3）虚脱。

1）原因：①沐浴前未做好评估；②新生儿处于饥饿状态；③新生儿哭闹时间长；④沐浴时间过长。

2）临床表现：面色苍白，出冷汗，四肢乏力。

3）预防：①沐浴前评估新生儿状态，一般情况良好者方可执行操作；②避免新生儿在饥饿状态下进行沐浴；③当新生儿出现哭闹、烦躁不安时及时终止沐浴；④沐浴时间控制在 10~15 分钟内。

4)处理流程：新生儿出现虚脱→立即停止操作，给予保暖、休息→吸氧→报告医生，补充葡萄糖，恢复体力→分析虚脱的原因→遵医嘱予以对症处理→安抚家属→严密监测病情变化，做好记录→做好交接班。

六、测试题

(1)新生儿沐浴的水温为(　　　)。

A.36~37℃　　　　B.37~42℃　　　　C.40~45℃　　　　D.42~45℃　　　　E.37~40℃

答案：B

解析：新生儿沐浴水温为 37~42℃。

(2)新生儿沐浴的室温是(　　　)。

A.22℃　　　　　　B.26℃　　　　　　C.29℃　　　　　　D.30℃　　　　　　E.37℃

答案：B

解析：新生儿沐浴室温为 25~28℃。

(3)下列关于新生儿沐浴错误的是(　　　)。

A.先洗眼睛，后洗耳朵　　　　　　　　B.先洗头，后洗脸

C.先洗胸腹，后洗背部　　　　　　　　D.沐浴后进行脐部护理

E.沐浴后进行母乳喂养

答案：B

解析：新生儿沐浴应先洗脸，后洗头。

(4)洗脸的正确顺序是(　　　)。

A.眼→额→鼻→唇→耳→面→下颌　　　B.额→眼→鼻→耳→唇→面→下颌

C.眼→额→耳→面→鼻→唇→下颌　　　D.面→眼→鼻→唇→耳→额→下颌

E.眼→额→鼻→唇→面→下颏→耳

答案：E

解析：洗脸的正确顺序是先擦洗双眼，由内眦至外眦，然后擦洗额部、鼻翼、面部、下颏、耳。

(5)新生儿洗眼的正确顺序是(　　　)。

A.由左眼至右眼　　　　　　　　　　　B.由右眼至左眼

C.由外眦至内眦　　　　　　　　　　　D.由内眦至外眦

E.由上眼睑至下眼睑

答案：D

解析：新生儿洗眼的正确顺序是由内眦至外眦。

(6)关于新生儿沐浴的注意事项，错误的是(　　　)。

A.沐浴时动作轻柔，新生儿眼、耳、鼻、口内不得进水

B.按照"先非感染，后感染"的原则进行沐浴，出生后第一次沐浴的新生儿首先沐浴

C.皮肤患有感染性疾病或呼吸道传播疾病的工作人员不得进行新生儿沐浴

D.注意水温，先放凉水，后放热水，防止烫伤

E.沐浴用物如沐浴液、护臀霜、眼药水应专人专用

答案：B

解析：按照"先非感染，后感染"的原则进行沐浴，出生后第一次沐浴的新生儿推后沐浴。

(7)新生儿胎脂去除方法为(　　)。

A.纱布蘸温开水擦洗　　　　　　B.纱布蘸消毒植物油擦洗

C.纱布蘸无刺激肥皂液擦洗　　　D.纱布蘸过氧化氢溶液擦洗

E.纱布蘸75%乙醇酒精擦洗

答案：B

解析：新生儿胎脂用纱布蘸消毒植物油擦洗。

(8)新生儿出生后体表残留的胎脂宜在(　　)清除。

A.出生后立即　　　　　　　　　B.出生后24小时之内

C.出生后24小时后　　　　　　　D.出生后72小时

E.出生后1周

答案：C

解析：新生儿出生后皮肤，尤其是皮肤褶皱处有胎脂覆盖，出生当天，在中性环境温度下，需对新生儿采取保暖措施。由于保留胎脂可以降低皮肤pH，有利于酸性外膜的发育，新生儿出生后，体表残留的胎脂不必立即清除，可保留至新生儿出生24小时后第一次沐浴时清除。

(9)下列**不是**预防新生儿沐浴发生烫伤的措施为(　　)。

A.沐浴前做好准备，调节水温43~45℃

B.下水前用水温计或手腕内侧测试水温，确保水温在适宜范围

C.新生儿入水前先用温水擦拭

D.淋浴龙头不直接淋在新生儿身上

E.沐浴前做好评估准备工作

答案：A

解析：新生儿沐浴前做好准备，调节水温37~42℃。

(10)**不属于**新生儿沐浴发生虚脱的原因为(　　)。

A.沐浴前未正确测量水温，水温不稳定　　B.新生儿哭闹时间长

C.沐浴前未做好评估　　　　　　　　　　D.沐浴时间过长

E.新生儿处于饥饿状态

答案：A

解析：新生儿沐浴发生虚脱的原因：①沐浴前未做好评估；②新生儿处于饥饿状态；③新生儿哭闹时间长；④沐浴时间过长。

七、操作模拟竞赛试题

1.题干　21床，张美丽，28岁，ID：660000，入院诊断"宫内孕36^{+3}周，单活胎，LOA，瘢痕子宫，病毒性肝炎(慢性乙型)，先兆早产"，昨日剖宫产分娩一男婴，出生时体重

3.0 kg，身长 48 cm，一般情况良好，温箱保温，现需进行沐浴。

2. 竞赛要求　请选手完成该新生儿首次沐浴。

3. 临床思维　能根据"先非感染，后感染"的原则进行沐浴，做好血体液隔离，早产儿沐浴时注意保温，使用液体石蜡清理皮肤褶皱处胎脂，能按照正确的顺序完成新生儿沐浴，能根据产妇病毒性肝炎，新生儿温箱保温进行针对性健康指导。

4. 模型及环境要求　新生儿模型，新生儿温箱湿化水低于警戒线下限。

5. 用物准备　婴儿用沐浴液、沐浴盆、大小毛巾、衣服、包被、尿布、75%乙醇、消毒棉签、水温计、体重秤、液体石蜡、梳子、快速手消毒液、分类垃圾桶、护理记录单、笔。

（杨卉）

第二节　新生儿抚触

新生儿抚触指经科学指导，对新生儿进行有序的、有技巧的按摩，让大量温和良好的刺激通过皮肤感受器传导到中枢神经系统，产生生理效应的操作方法。通过抚触刺激新生儿淋巴系统发育，能增强机体免疫力，改善消化系统，促进食物消化、吸收，促使屈伸肌肉平衡，使紧缩的肌肉得到舒展，平复新生儿情绪，减少哭闹，形成规律睡眠习惯，促进新生儿生长发育，还能增强新生儿与父母的交流，帮助新生儿获得安全感及建立对父母的信任感。

一、操作前准备

（1）自身准备：着装整洁，仪表规范；修剪指甲，洗手，戴口罩。

（2）环境准备：关闭门窗，柔和背景音乐和灯光，保护隐私。室温25~28℃，辐射台温度36~37℃。

（3）用物准备：护理盘、棉签、婴儿湿纸巾、婴儿润肤油、包被、尿布、大浴巾、替换衣物、快速手消毒剂、笔、医疗废物桶、生活垃圾桶。

二、操作步骤

（1）备齐用物，核对新生儿姓名及腕带信息。评估家属对操作的认知程度，向家属说明操作目的、告知有关事项，以取得配合。

（2）评估新生儿出生时间、出生体重、日龄、生命体征、有无并发症等，了解新生儿进食及睡眠情况。

（3）准备操作：铺柔软大毛巾于操作台，裸露新生儿用大毛巾包裹，置操作台，操作人员双手涂润肤油，摩搓双手，开始抚触。

（4）头面部：双手拇指置于眉心，其余四指自然置于新生儿头两侧，拇指由眉心至太阳穴滑动按摩前额6次；两手拇指置于下颌中央，其余四指置于新生儿脸颊两侧，双手拇指向外向上方向往耳后根按摩，画出一个微笑图，频率6次；双手指尖相对，双手同时从发际拂过头顶，向后按摩终于枕骨隆突，频率6次。

（5）胸部：（顺畅呼吸循环）双手置于新生儿两侧肋缘，右手从新生儿左下肋缘向上推向右肩，避开乳头，左手以同样的方法与右手交替进行按摩，在胸部交叉为1次，共6次。

（6）腹部：（促进肠胃蠕动）双手交替横放于新生儿右下腹，按升结肠→横结肠→降结肠方向，顺时针从右下腹→右上腹→左上腹→左下腹轻轻按摩，双手交替按摩，重复6次（或画出"I""L""U"，左手从新生儿右下腹滑向右上腹，画一个英文字母"I"，右手从新生儿右上腹经左上腹滑向左下腹，画一个倒"L"字母，右手从新生儿右下腹→左上腹→左下腹画一个倒"U"字母）。

（7）四肢：捏挤扭转，搓滚四肢。双手握住手臂，上下搓滚。同样方法按摩下肢，操作人员双手拇指指腹依次从掌根滑向指（趾）尖，伸展新生儿手掌（足底）。双手交替抚触手（足）背，依次从拇指至小指，从指根到指尖揉捏每一个手指（脚趾）关节，并提捏各指（趾）关节。

（8）背部：舒缓背部肌肉，新生儿俯卧位，双手横放从脊柱向两侧滑动按摩，由颈部从上往下交叉滑动到臀部。最后从发际沿头部正中滑至臀部。

（9）操作后处理：新生儿穿好衣服，更换尿片，根据情况进行脐部护理和臀部护理。送回母婴同室病房，核对新生儿腕带，指导母乳喂养及新生儿护理，记录新生儿（皮肤、脐带等）情况。

（10）用物及垃圾分类处理、洗手。

三、注意事项

（1）抚触开始时要轻，逐渐增加力量，以新生儿舒适合作为宜。抚触时间一般为每次5~15分钟。抚触过程中，应与新生儿进行情感交流。

（2）注意保暖，一般建议在沐浴后或两次哺乳之间，新生儿清醒，不疲倦、不烦躁时进行。病情危重，全身皮疹或有脓疱，发热、疾病发展期或未明确原因之前，过饱或过饿时暂不进行抚触。新生儿吃奶后1小时内避免进行抚触，以免引起新生儿吐奶。

（3）每次抚触不一定要做整套动作，根据新生儿情况选择进行抚触的部位。

（4）抚触避开新生儿的脐部和膀胱，根据新生儿对抚触的反应调整力度和方式。

（5）避免新生儿的眼睛接触润肤油。抚触后抱新生儿时，防止手上润滑油打滑而使新生儿滑脱。

（6）抚触时新生儿出现反复哭闹，肌张力紧张、肤色改变或呕吐时，应暂停该部位抚触，如情况仍不改善，应结束抚触。

（7）按摩油选择不刺激皮肤、不造成毛孔堵塞、易吸收的润肤油，抚触前先将油倒在手掌心（不可直接倒在新生儿皮肤上），并将手搓热，抚触过程中保持双手温热。

四、评分标准

新生儿抚触操作评分标准见表1-2。

表1-2　新生儿抚触操作评分表

项目	内容及评分标准	分值	得分
准备 （10分）	医嘱准备：打印执行单，签名，请人核对	4	
	环境准备：关闭门窗，柔和背景音乐和灯光，保护隐私。室温25~28℃，辐射台温度36~37℃	1	
	用物准备：物品齐全，摆放有序；质量合格	3	
	自身准备：着装整洁，仪表规范；修剪指甲，洗手，戴口罩	2	

续表1-2

项目	内容及评分标准	分值	得分
实施（70分）	核对解释：备齐用物，核对新生儿姓名及腕带信息。评估家属对操作的认知程度，向家属说明操作目的、告知有关事项，以取得配合。将新生儿抱至操作台上，注意动作轻柔，再次核对新生儿信息	8	
	评估检查：评估新生儿孕周、出生时间、出生体重、日龄、生命体征、有无并发症等，了解新生儿进食及睡眠情况	10	
	准备操作：铺柔软大毛巾于操作台，裸露新生儿用大毛巾包裹，置操作台，操作人员双手涂润肤油，摩搓双手，开始抚触	5	
	抚触：按从上到下、从前往后顺序进行依次抚触新生儿头面部、胸部、腹部、四肢、背部。操作过程中注意观察新生儿面色及呼吸情况。抚触时间、方法正确，全程与新生儿进行交流	20	
	操作后处理：新生儿穿好衣服，更换尿片，根据情况进行脐部护理和臀部护理	10	
	核对记录：洗手，再次核对，记录。将新生儿送回母婴同室婴儿床，核对腕带	4	
	健康宣教：指导母乳喂养及新生儿护理	10	
	用物处置：用物及垃圾分类处理、洗手	3	
评价（20分）	人文关怀：操作前告知家属操作目的；接触新生儿前保持双手暖和；抚触时注意动作轻柔，注意保暖，注意观察新生儿情况；做好安全保护	8	
	熟练度：操作熟练、规范、按时完成	8	
	健康宣教：有效沟通，有针对性	2	
	专业素养：精神面貌、自信心、协调性、整体状态等综合评估	2	
总分		100	

五、相关知识

1. 抚触对新生儿的影响

（1）抚触与新生儿黄疸：抚触能促进新生儿胎便排出，有效降低新生儿生理性黄疸的程度，减少新生儿黄疸发生；也能促进黄疸患儿的智力发育，有利于减少黄疸对新生儿智能发育的影响。

（2）抚触与早产儿呼吸暂停：早产儿的呼吸器官和呼吸中枢尚未发育成熟，呼吸功能尚不稳定，有30%~40%的早产儿呈现间歇性呼吸暂停，胎龄越小，发病率越高。对早产儿进行抚触，能有效防止呼吸暂停的发生，促进早产儿生长发育。

（3）抚触与新生儿硬肿症：抚触可以改善皮肤血液循环，增加皮肤弹性，使皮肤柔软，有光泽；能增强肌肉新陈代谢，使皮肤局部产生类组织胺物质，加速乳酸等排泄，从而使硬肿消失。

（4）抚触与新生儿窒息：有研究认为抚触可使体内 β 内啡肽分泌增加，神经营养因子释放增加，神经元凋亡减少，有利于修复部分受损的神经系统，进而改善新生儿神经行为评分；因此，患病的新生儿在病情稳定时接受抚触，能促进新生儿神经系统及行为发育，改善疾病预后。

（5）抚触与新生儿缺血缺氧性脑病：抚触可促进新生儿神经系统和脑部发育，通过抚触可使新生儿运动能力、定向力和活动程度更成熟。早期抚触干预能促进新生儿缺血缺氧引起的脑水肿消退，促进缺血缺氧性脑病新生儿神经行为的康复。

2. 新生儿抚触顺序

（1）传统法：额部→下颌→头面部→胸部→腹部→上肢→下肢→背部。

（2）改良法：背部→臀部→额部→下颌→头面部→胸部→腹部→上肢→下肢。改良法抚触顺序先从背部俯卧位开始再改仰卧位，可增加新生儿安全感，适用于抚触容易哭闹的新生儿。

3. 新生儿抚触操作并发症的预防及处理

抚触适用于正常新生儿、婴儿、早产儿、疾病恢复期婴儿，施行新生儿抚触，可能发生的并发症包括：疼痛、牵拉伤、呕吐、窒息等，需注意预防，如不慎发生，应正确处理。

（1）疼痛。

1）原因：①新生儿体位不正；②操作人员手法过重，精力不够集中；③操作人员双手不够光滑，佩戴首饰，指甲过长。

2）临床表现：吵闹、呼吸加快、肌肉收缩。

3）预防：①操作人员修剪指甲，取下首饰，保持双手光滑，以免伤及皮肤，操作前搓热双手；②操作时集中注意力，保持情绪温和，手法温柔；③操作力度适宜，避免引起疼痛；④保持新生儿体位舒适。

4）处理流程：新生儿出现吵闹、肌肉紧张→停止操作→评估疼痛的原因→如果皮肤有损伤→报告医生，对症处理→安抚新生儿→做好病情观察并记录→床旁交接。

（2）牵拉伤。

1）原因：操作人员动作粗暴。

2）临床表现：①触及关节时哭闹；②异常关节活动。

3）预防措施：①抚触关节部位用力适当；②操作手法温柔，禁止强制性操作。

4）处理流程：新生儿触及关节时出现吵闹、异常关节活动→停止操作→评估可能发生牵拉伤的部位及严重程度→报告医生→进行必要的检查及处理→安抚家属→做好病情观察并记录→床旁交接。

（3）呕吐、窒息。

1）原因：①操作前1小时内喂奶；②喂奶后未抱起新生儿拍背排出胃内气体。

2）临床表现：呛咳、吐奶、呼吸困难。

3）预防措施：①操作前半小时不喂奶，喂奶后及时抱起新生儿拍背排出胃内气体；②不在新生儿过饱时操作。

4）处理流程：①新生儿呕吐→停止操作→清除新生儿口鼻内奶液→保持呼吸道通畅→做好病情观察并记录→床旁交接；②新生儿呛奶、窒息→停止操作→清除新生儿口鼻内奶液→保持呼吸道通畅→吸氧→报告医生→做好病情观察并记录→安抚家属→如无好转则请新生儿科医生会诊治疗。

六、测试题

(1)不属于新生儿抚触目的的是(   )。

A.可刺激新生儿的淋巴系统，提高机体免疫力

B.促进新生儿睡眠时间

C.增进母子感情

D.促进新生儿食物营养吸收

E.有助于提前断奶

答案：E

解析：新生儿抚触能刺激新生儿淋巴系统发育，增强机体免疫力，改善消化系统，平复新生儿情绪，减少哭闹，形成规律睡眠习惯，促进新生儿生长发育，还能增强新生儿与父母的交流。

(2)新生儿抚触的顺序是(   )。

A.头面部→胸部→腹部→上肢→下肢→背部

B.头面部→上肢→下肢→胸部→腹部→背部

C.头面部→上肢→胸部→腹部→下肢→背部

D.头面部→胸部→上肢→腹部→下肢→背部

E.头面部→胸部→腹部→背部→上肢→下肢

答案：A

解析：新生儿抚触的顺序是头面部→胸部→腹部→上肢→下肢→背部。

(3)新生儿抚触的好处有(   )。

A.促进新生儿神经系统发育　　　　　　　B.促进血液循环，增加免疫力

C.促进消化系统功能　　　　　　　　　　D.减少焦虑，促进睡眠

E.以上都是

答案：E

解析：新生儿抚触能刺激新生儿淋巴系统发育，增强机体免疫力，改善消化系统，平复新生儿情绪，减少哭闹，形成规律睡眠习惯，促进新生儿生长发育，还能增强新生儿与父母的交流。

(4)新生儿抚触的时间为(   )。

A.3~5分钟　　　　B.5~15分钟　　　　C.10~20分钟　　　D.15~20分钟　　　E.20~30分钟

答案：B

解析：新生儿抚触的时间为5~15分钟。

(5)新生儿抚触每部位动作重复的次数是(   )。

A.2次　　　　　　　B.3次　　　　　　　C.2~3次　　　　　　　D.4~6次　　　　　　　E.5~7次

答案：D

解析：新生儿抚触每部位动作重复4~6次。

(6)新生儿抚触宜在(　　)进行。

A.沐浴时　　　　B.沐浴后　　　　C.进食后　　　　D.哭闹时　　　　E.饥饿时

答案：B

解析：新生儿抚触宜在沐浴后进行。

(7)新生儿抚触时需要避开的部位是(　　)。

A.耳郭　　　　B.下颌　　　　C.乳头　　　　D.剑突　　　　E.足底

答案：C

解析：新生儿抚触时需要避开乳头。

(8)**不属于**新生儿抚触操作并发症的是(　　)。

A.牵拉伤　　　B.疼痛　　　C.呕吐　　　D.感染　　　E.窒息

答案：D

解析：新生儿抚触操作并发症包括牵拉伤、疼痛、呕吐、窒息。

(9)下列说法**不正确**的是(　　)。

A.为了避免新生儿虚脱，宜在操作前半小时喂奶

B.喂奶后应抱起新生儿拍背排出胃内气体

C.抚触顺序先从背部俯卧位开始再改仰卧位，可增加新生儿安全感

D.每次抚触不一定要做整套动作

E.不在新生儿过饱时操作

答案：A

解析：不宜在操作前半小时喂奶，以免引起新生儿呕吐。

(10)引起新生儿疼痛的原因是(　　)。

A.新生儿体位不正　　　　　　　　　B.操作人员手法过轻，精力不够集中

C.背景音乐选择不当　　　　　　　　D.抚触顺序不正确

E.新生儿处于饥饿状态

答案：A

解析：引起新生儿疼痛的原因有：①新生儿体位不正；②操作人员手法过重，精力不够集中；③操作人员双手不够光滑，佩戴首饰，指甲过长。

七、操作模拟竞赛试题

1.题干　新生儿，男，孕36^{+4}周后剖宫产出生，体重3 kg，生后10天，纯母乳喂养，哭声响亮，面色红润，四肢肌张力良好，小便正常，1天未解大便。

2.竞赛要求　请选手完成新生儿抚触。

3.临床思维　能按照正确的顺序完成新生儿抚触，能对大便情况进行针对性评估及健康指导。重点关注操作时人文关怀护理。

4.模型及环境要求　新生儿模型。

5.用物准备　护理盘、棉签、婴儿湿纸巾、婴儿润肤油、包被、大浴巾、快速手消毒液、笔、分类垃圾桶、护理记录单。

(杨卉)

第三节　母乳喂养

母乳喂养是母亲的神圣职责,世界卫生组织及我国均大力提倡母乳喂养。母乳喂养可促进母婴健康,增进母婴感情;因此,给予无母乳喂养禁忌证的产妇正确的喂养指导具有非常重要的意义。

一、操作前准备

(1)自身准备:着装整洁,仪表规范,洗手,戴口罩。

(2)环境准备:整洁、安静、室温适宜(22~24℃),用床帘或屏风遮挡,保护隐私。

(3)用物准备:靠背椅、踏板、喂奶枕、清洁毛巾。

二、操作步骤

(1)核对产妇姓名及腕带信息,解释目的和有关事项。评估产妇分娩方式、身体状况及乳房充盈度、乳头形态、有无皲裂、泌乳量及母乳喂养方法掌握的程度等;评估新生儿状况(体重、吸吮能力、睡眠、大小便)。

(2)给新生儿换尿布,产妇清洗双手,必要时修剪指甲,用毛巾清洁乳头、乳晕。

(3)协助产妇采取舒适的体位,让产妇坐在高度合适的靠背椅上,背部紧靠椅背(用一个垫子或枕头放在背后),两腿自然下垂达到地面。哺乳侧脚可踩在踏板上。哺乳侧怀抱新生儿的胳膊下垫一个专用喂奶枕或家用软枕。

(4)指导产妇用前臂、手掌及手指托住新生儿头、颈、臀部,使其头部与身体保持一条直线,新生儿的脸贴近乳房,面向乳房,鼻尖对着乳头,身体转向并贴近母亲。

(5)指导产妇将拇指与其余四指分别放于乳房上、下方,呈"C"字形托起乳房。

(6)指导新生儿采用正确的含接姿势,用乳头刺激其口周围,使新生儿建立觅食反射。待新生儿张大嘴时,迅速将乳头及大部分乳晕送进新生儿口中。正确的含接姿势是新生儿的下颏贴在乳房上,嘴张得很大,嘴唇凸起,下颌接触乳房,新生儿嘴唇外翻,嘴上方的乳晕比下方多。吸吮时面颊鼓起,有深而慢的吸吮,有时有停顿,能看到吞咽动作或听到吞咽声。

(7)哺乳结束时,用示指轻轻按压新生儿下颌,退出乳头。

(8)哺乳后将新生儿竖抱,用空心掌轻轻拍打后背,使其胃内的空气排出,防止溢奶。

(9)母乳喂养完后协助产妇取舒适体位,进行健康宣教。

(10)洗手、记录。

三、操作注意事项

(1)母亲喂哺时保持心情愉快、体位舒适;环境安全,室温适宜,注意保护隐私。

（2）每次哺乳时都应该吸空一侧乳房后，再吸吮另一侧乳房；两侧乳房交替喂哺，及时排空双侧乳房。

（3）新生儿吸吮奶头时间不宜过长，一侧吃奶时间最好不超过20分钟。

（4）母乳喂养应遵循早开奶、早吸吮、按需哺乳的原则。

（5）喂哺过程中要观察新生儿的面色、呼吸、吸吮和吞咽等情况。

（6）每次哺乳后，需竖抱新生儿，用空心掌轻轻拍打后背1~2分钟，排出胃内空气，以防溢奶。

（7）不应让新生儿口含乳头睡觉，防止乳房堵住新生儿鼻孔而发生窒息。

（8）避免因含接姿势不正确造成乳头皲裂。

（9）哺乳结束后，可挤少许乳汁涂于乳头及乳晕处，预防乳头皲裂，并佩戴合适棉质乳罩。

（10）进行母乳喂养宣教，建议6个月内的婴儿应纯母乳喂养，并母乳喂养至2岁以上。

四、评分标准

母乳喂养指导操作评分标准见表1-3。

表1-3　母乳喂养指导操作评分表

项目	内容及评分标准	分值	得分
准备 （10分）	环境准备：清洁安静，室温适宜，用床帘或屏风遮挡，保护隐私	4	
	用物准备：物品齐全；质量合格	4	
	自身准备：着装整洁，仪表规范；洗手，戴口罩	2	
实施 （70分）	核对解释：携用物至床旁，核对产妇信息，解释操作目的和有关事项	5	
	评估：产妇分娩方式、身体状况及乳房充盈度、乳头形态、有无皲裂、泌乳量及母乳喂养方法掌握程度等；新生儿状况（体重、吸吮能力、睡眠、大小便）	5	
	给新生儿换尿布，产妇清洗双手，用毛巾清洁乳头、乳晕	5	
	协助产妇选择舒适的体位：让产妇坐在高度合适的靠背椅上，背部紧靠椅背，两腿自然下垂达到地面。哺乳侧脚可踩在踏板上。哺乳侧怀抱新生儿的胳膊下垫一个专用喂奶枕或家用软枕	5	
	托抱新生儿的方法：指导产妇用前臂、手掌及手指托住新生儿头、颈、臀部，使其头部与身体保持一直线，新生儿的脸贴近乳房，鼻尖对着乳头，新生儿身体转向并贴近母亲	10	
	指导产妇"C"字形托起乳房	5	
	含接姿势：用乳头刺激新生儿口周围，待新生儿张大嘴时，迅速将全部乳头及大部分乳晕送进新生儿口中。新生儿的下颏贴乳房，嘴唇外翻，有深而慢的吸吮，能看到吞咽动作和听到吞咽声	15	

续表1-3

项目	内容及评分标准	分值	得分
实施 (70分)	告知产妇应在一侧乳房被吸空后再让新生儿吸吮另一侧, 两侧乳房交替进行哺乳	5	
	哺乳结束时, 用示指轻轻按压新生儿下颏, 退出乳头。将新生儿竖抱, 用空心掌轻轻拍打后背, 防止溢奶	5	
	母乳喂养完后协助产妇取舒适体位, 进行健康宣教	7	
	洗手、记录	3	
评价 (20分)	人文关怀: 操作前告知产妇操作目的; 操作中询问产妇感受并观察产妇及新生儿情况; 操作后协助产妇取舒适卧位; 关注隐私保护及安全保护	8	
	熟练度: 操作熟练、手法正确、正确指导产妇有效母乳喂养	8	
	健康宣教: 有效沟通, 有针对性, 涉及母乳喂养等内容	2	
	专业素养: 精神面貌、自信心、协调性、整体状态等综合评估	2	
总分		100	

五、相关知识

1. 母乳喂养的好处

(1)对子代的好处: 母乳喂养可满足婴儿同时期生长发育的营养素需求; 可提供生命最早期的免疫物质, 减少婴儿疾病的发生; 促进子代胃肠道的发育, 提高对母乳营养素的消化、吸收和利用; 可促进神经系统发育; 可减少成年后代谢性疾病的发生。

(2)对母亲的好处: 促进母亲乳汁分泌; 促进子宫收缩, 减少产后出血, 加速子宫恢复; 有助于产后体重下降, 促进体形恢复; 具有生育调节的作用; 预防乳腺癌、卵巢癌的发生; 促进心理健康。

(3)对家庭及社会的好处: 经济、方便、卫生; 有利于提高全民的身体素质, 家庭和睦、社会安定。

2. 纯母乳喂养

除母乳外不给其他食物及饮料, 包括水 (除维生素、矿物质滴剂、药物外)。

3. 人工喂养

全部用母乳代用品喂养(包括葡萄糖水、果汁等), 喂养方式包括用胃管、匙或奶瓶。

4. 早吸吮

早吸吮是指出生后尽早开始吸吮母亲乳头。

5. 早期皮肤接触

正常分娩者母婴皮肤接触应在出生后60分钟以内开始, 剖宫产者母婴皮肤接触应在有应答后60分钟以内开始, 接触时间不能少于30分钟。

6. 初乳

产后 7 天内分泌的乳汁称初乳。初乳中含蛋白质比成熟乳多，尤其是含有分泌型 IgA。脂肪和乳糖则较成熟乳少。

7. 母乳喂养性黄疸

母乳喂养性黄疸也称"缺乏"母乳的黄疸，属于早发性黄疸，一般发生在出生后 3~4 天，持续时间一般不超过 10 天，多见于初产妇的婴儿，每天哺乳的次数较少。其处理措施为勤哺乳，24 小时应哺乳 8~12 次或更多。

8. 常见喂养体位

(1)侧卧位适用于：①剖宫产术后的母亲，以避免切口受到压迫；②母亲倍感疲惫，希望在婴儿吃奶时休息或睡觉；③乳房较大者，利于婴儿含接。

(2)摇篮式为产妇常用的哺乳姿势。

(3)抱球式适用于剖宫产的母亲或乳房较大、乳头内陷以及乳头扁平的母亲。

(4)交叉式适用于低体重儿、早产儿、口腔结构异常、含乳困难的婴儿进行母乳喂养。

9. 母乳喂养中常见问题的指导

(1)乳汁不足：乳汁分泌量除与产妇乳腺的发育情况、健康状况及营养状态等有关外，还与产妇精神因素及婴儿吸吮刺激密切相关。为保证足够的母乳，产后应做好早期皮肤接触、早吸吮、早开奶，指导产妇正确哺乳、按需哺乳、保证夜间哺乳，同时摄入足够的营养和水分，保持心情愉快。

(2)乳头皲裂：乳头皲裂常由于婴儿含接姿势不良所致，乳头表面有小裂口，母亲常感乳头疼痛。发生皲裂后，若症状较轻，可先喂健侧乳房，再喂患侧乳房。喂奶结束时，母亲用示指轻轻向下按压婴儿下颏，避免在口腔负压情况下拉出乳头而引起局部疼痛或皮肤损伤。每次哺乳后，挤出数滴乳汁涂于皲裂的乳头、乳晕上，有利于伤口愈合。若皲裂严重，母亲因疼痛拒绝哺乳时，应将乳汁挤出收集于一个消毒容器内，用杯子或小勺喂哺，直至皲裂好转。

(3)乳汁淤积：乳汁淤积主要由于产后开奶时间晚、婴儿含接姿势不当、固定喂奶时间造成乳汁在乳房内淤滞所致。预防方法主要是产后尽早开奶，确保正确的含接姿势，做到充分有效的吸吮，鼓励按需哺乳。如果婴儿能吸吮，应采取正确的含接姿势频繁喂哺，哺乳时先哺乳患侧，因饥饿的婴儿吸吮力强，有利于吸通乳腺管。若因乳房过度肿胀，婴儿无法吸吮时应先挤出少许乳汁，待乳晕变软后，再哺乳婴儿。挤奶前，可热敷乳房 1~2 分钟，喂哺后可以通过冷敷来减轻母亲乳房肿胀和疼痛感。

(4)平坦或凹陷乳头：平坦或凹陷乳头经孕期激素的作用、妊娠 37 周后乳头伸展练习和产后婴儿的吸吮可得到一定程度的改善。帮助母亲改变喂奶体位(如抱球式)或使用乳头保护罩以利于婴儿含接。也可采取用手刺激乳头、手动吸奶器或用空针筒抽吸乳头将乳头竖立，有利于婴儿含接。婴儿饥饿时可先吸吮平坦一侧，此时婴儿吸吮力强，容易吸住乳头和大部分乳晕。

10. 常见患病母亲的母乳喂养问题

(1)心脏病母亲：根据母亲的心功能选择新生儿喂养方式，心功能 Ⅰ~Ⅱ级者，鼓励并指导其母乳喂养；心功能Ⅲ~Ⅳ级者，不宜母乳喂养，指导并协助人工喂养。

（2）糖尿病母亲：妊娠合并糖尿病母亲分娩的新生儿均按高危儿处理，出生后密切监测新生儿血糖，早开奶，必要时及早喂糖水。鼓励产妇母乳喂养。

（3）乙肝表面抗原阳性母亲：目前主张乙肝表面抗原阳性母亲分娩的新生儿经主被动联合免疫后，可以母乳喂养。存在不宜哺乳指征者应暂停母乳喂养。

六、测试题

（1）母乳喂养时母亲托乳房的正确方法是（   ）。

A. 母亲在非常接近乳晕的地方托着乳房

B. 母亲以"剪刀式"托着乳房

C. 母亲用"C 字"手法托起乳房

D. 母亲用手指在婴儿鼻子前把乳房向下压一点

E. 母亲在婴儿吃奶时边吃边挤

答案：C

解析：指导产妇母乳喂养时需将拇指与其余四指分别放于乳房上、下方，呈"C"字形托起乳房。

（2）初乳是指产后（   ）内分泌的乳汁，呈淡黄色，质黏稠，易消化。

A. 5 天   B. 6 天   C. 7 天   D. 8 天   E. 14 天

答案：C

解析：产后 7 天内分泌的乳汁称初乳。

（3）产妇产后（   ）内应坚持纯母乳喂养。

A. 3 个月   B. 4 个月   C. 5 个月   D. 4~6 个月   E. 6 个月

答案：E

解析：产妇产后 6 个月内应坚持纯母乳喂养，不能加糖水、牛奶及其他母乳代用品。

（4）母乳不足的原因**不包括**（   ）。

A. 未早开奶、早吸吮   B. 夜间不喂或少喂

C. 婴儿吸吮次数太多   D. 未能实施按需哺乳

E. 母亲对喂养信心不足

答案：C

解析：母乳不足最常见的原因：未做到有效的母乳喂养（次数不够、时间短、姿势不对）。保证母乳充足的常见措施有：①建立母乳喂养意识和信心；②孕产期，哺乳期良好的乳房保健；③产后 60 分钟内开始早吸吮；④母婴同室，按需哺乳，不用奶瓶、橡皮奶头；⑤哺乳姿势及婴儿含接姿势正确；⑥用正确的挤奶方法排空乳房；⑦加强营养、适当休息、心情舒畅。

（5）24 小时母婴同室，医疗及其他操作所致母婴分离每天不超过（   ）。

A. 30 分钟   B. 1 小时   C. 2 小时   D. 15 分钟   E. 3 小时

答案：B

解析：母婴同室的定义是指 24 小时同室，医疗及其他操作所致母婴分离每天不超过 1 小时。

(6)下列**不属于**婴儿饥饿征象的是( )。

A. 吃手　　　　　　　　　　　　　　B. 张开嘴寻找乳头

C. 发出吸吮动作或响声　　　　　　　D. 烦躁或哭闹

E. 安静的入睡

答案：E

解析：婴儿饥饿的征象有：吃手、张开嘴寻找乳头、发出吸吮动作或响声、烦躁或哭闹等。

(7)母乳喂养对婴儿的好处**不包括**( )。

A. 容易消化吸收　　　　　　　　　　B. 减少病菌感染机会

C. 促进脑部发育　　　　　　　　　　D. 促进婴儿口腔发育

E. 经济、卫生、安全、方便

答案：E

解析：母乳含有免疫抗体，可防止婴儿发生腹泻、呼吸道和皮肤感染。母乳中含有神经系统发育的多种必需营养素，促进大脑发育，每一次的哺乳和母婴接触，都会为正在发育中的婴儿大脑提供建立连接的机会，每次都会产生更多的神经元。神经网络越多、质量越好，婴儿越聪明。

(8)初乳与过渡乳中含有较高的分泌型免疫蛋白( )，能增强呼吸道和消化道的抵抗力。

A. IgG　　　　B. IgE　　　　C. IgS　　　　D. IgA　　　　E. IgM

答案：D

解析：婴儿免疫功能未健全，对呼吸道、消化道等病原体的免疫力主要来源于乳汁，尤其是免疫球蛋白IgA。母乳中的IgA由母体浆细胞产生，其中90%是sIgA，sIgA能抵抗胃肠道 pH 的改变及消化酶的作用。初乳中轮状病毒 IgA 抗体滴度最高，并随哺乳期延长而降低至一个稳定水平，使得母乳喂养婴儿的轮状病毒腹泻的患病率明显低于人工喂养的婴儿；初乳中抗腺病毒、呼吸道合胞病毒的特异性 sIgA 阳性率亦显著高于成熟乳，对婴幼儿致病性大肠杆菌、大肠埃希菌感染有特异性保护作用。

(9)以下**不利于**乳汁分泌量增加的是( )。

A. 休息和放松　　　　　　　　　　　B. 挤奶前进行乳房按摩

C. 整夜睡眠　　　　　　　　　　　　D. 合理膳食

E. 保持心情愉悦

答案：C

解析：促进乳汁分泌的常见措施有：①建立母乳喂养信心；②孕产期，哺乳期良好的乳房保健；③产后1小时内开始早吸吮；④母婴同室，按需哺乳，夜间仍坚持母乳喂养。⑤哺乳姿势及婴儿含接姿势正确；⑥用正确的挤奶方法排空乳房；⑦加强营养、适当休息、心情舒畅。

(10)有关心脏病母亲母乳喂养下列描述正确的是( )。

A. 心功能Ⅰ级者不宜母乳喂养　　　　B. 心功能Ⅱ级者不宜母乳喂养

C. 心功能Ⅲ级者鼓励母乳喂养　　　　D. 心功能Ⅲ级者不宜母乳喂养

E. 心功能Ⅳ级者鼓励母乳喂养

答案：D

解析：根据母亲的心功能等级选择新生儿喂养方式，心功能Ⅰ～Ⅱ级者，鼓励并指导其母乳喂养；心功能Ⅲ～Ⅳ级者，不宜母乳喂养，指导并协助人工喂养。

七、操作模拟竞赛试题

1. 题干   05床，张红，28岁，ID：100001，因"G_1P_0，宫内孕40^{+1}周，乙肝小三阳、临产"入院。今晨6：00自然分娩一活女婴，产后2小时回母婴同室病房。

2. 竞赛要求   请选手对此产妇进行喂养指导。

3. 临床思维   正确评估产妇分娩方式、身体状况、乳房条件及新生儿状况。该产妇为乙肝小三阳，目前主张乙肝表面抗原阳性母亲分娩的新生儿经主被动联合免疫后，可以母乳喂养，选手能正确指导其母乳喂养，能对产妇进行针对性的健康宣教。

4. 模型及环境要求   乳房模型、婴儿模型、母婴同室病房。

5. 用物准备   靠背椅、踏板、喂奶枕、清洁毛巾、快速手消毒液、分类垃圾桶、护理记录单、笔。

（彭莉   石理红）

第四节　手法挤奶

手法挤奶可保持、促进泌乳，缓解奶胀、解除乳腺管堵塞及乳汁淤积，防止乳头干燥、皲裂等。手法挤奶的优势在于经济，方便，易学，不损伤乳头。

一、操作前准备

（1）自身准备：着装整洁，仪表规范；洗手，戴口罩。

（2）环境准备：整洁、安静、室温适宜，用床帘或屏风遮挡，保护隐私。

（3）用物准备：盛奶容器、储奶容器、清洁毛巾。

二、操作步骤

（1）核对产妇姓名及腕带信息。向产妇解释挤奶的目的及操作方法。

（2）产妇挤奶前修剪指甲，清洁双手；喝一杯热饮料，如果汁、牛奶；用温热水（37~38℃）清洁双乳；热敷（<50℃）双侧乳房3~5分钟；按摩产妇后背（有效刺激催乳素的分泌）。

（3）让产妇根据身体情况选择挤奶的体位姿势，以其感到舒适为准。将大口径、灭菌的盛奶容器靠近乳房。指导产妇身体略向前倾，用手将乳房托起，将乳头对着容器的开口。

（4）指导产妇将拇指和示指分别放在乳房的上下方，距乳头根部2 cm的乳晕上，将拇指与示指先向胸壁方向（内侧）轻轻下压，压力应作用在拇指与示指间乳晕下方的乳腺组织上，然后向外有节奏挤压、放松，放松时手指不应离开皮肤。一侧乳房挤压3~5分钟，两侧乳房交替进行，如此反复数次，持续20~30分钟。

（5）协助产妇取舒适体位，进行健康宣教，洗手、记录。

（6）挤出的母乳按要求储存。

（7）用物处理、洗手。

三、操作注意事项

（1）环境安全，温度适宜。注意保护隐私。

（2）手法挤奶前，指导产妇进食热饮料，放松心情等以促进泌乳反射。

（3）手法挤奶时，动作要轻柔，手法要正确。尽量让产妇自己做，避免引起剧烈疼痛。

（4）手法挤奶时，不要双手挤压乳房根部、挤压乳头、拉扯乳房、手指在乳房皮肤上滑动摩擦。

（5）挤奶时，做好手及储奶容器的清洁，保证乳汁不被细菌污染。

四、评分标准

手法挤奶操作评分标准见表1-4。

表1-4 手法挤奶操作评分表

项目	内容及评分标准	分值	得分
准备 (10分)	环境准备:整洁、安静、室温适宜,用床帘或屏风遮挡,保护隐私	4	
	用物准备:物品齐全;质量合格	2	
	自身准备:着装整洁,仪表规范;洗手、戴口罩	4	
实施 (70分)	核对解释:携用物至床旁,核对产妇信息,解释操作目的和有关事项	5	
	产妇挤奶前的准备:修剪指甲,清洁双手;喝一杯热饮,如果汁、牛奶等;用温热水(37~38℃)清洁双乳;热敷(<50℃)双侧乳房3~5分钟;按摩产妇后背(有效刺激催乳素的分泌)	5	
	产妇根据身体情况选择挤奶的体位姿势,以感到舒适为宜	2	
	将大口径、灭菌的盛奶容器靠近乳房	4	
	指导产妇的身体略向前倾,用手将乳房托起,将乳头对着容器的开口	4	
	将拇指和示指分别放在乳晕的上下方,距乳头根部2 cm。将拇指与示指先向胸壁方向(内侧)轻轻下压,压力应作用在拇指与示指间乳晕下方的乳腺组织上,然后向外有节奏挤压、放松。放松时手不应离开皮肤,如此数次,重复进行	25	
	一侧乳房至少挤压3~5分钟,两侧乳房交替进行	5	
	每次挤奶的持续时间以20~30分钟为宜	5	
	协助产妇取舒适体位,进行健康宣教,洗手、记录	5	
	按要求储存母乳	5	
	用物处置:用物处理、洗手	5	
评价 (20分)	人文关怀:操作前告知产妇操作目的;操作中询问产妇感受并观察其情况;关注隐私保护	8	
	熟练度:操作熟练、规范	8	
	健康宣教:有效沟通,有针对性,涉及操作、母乳喂养相关内容	2	
	专业素养:精神面貌、自信心、协调性、整体状态等综合评估	2	
总分		100	

五、相关知识

1. 适应证

①促进泌乳;②乳胀;③乳腺管堵塞或乳汁淤积;④母婴分离,母亲工作或外出时,母亲或婴儿生病时保持泌乳;⑤早产儿、低出生体重儿没有吸吮能力时。

2. 手法挤奶的时间

分娩后 6 小时之内开始挤奶，每 3 小时挤奶一次（每天不少于 8 次），夜间也要挤奶。

3. 手法挤奶前刺激泌乳反射

通过按摩母亲后背来刺激泌乳反射。母亲取坐位，向前弯曲，双臂交叉放在桌边；并将头枕于手臂上，脱去上衣，使乳房松弛、下垂，操作者沿脊柱两侧向下按摩；操作者双手握拳，伸出拇指，双拇指用力点压、按摩，以小圆周运动形式向下移动，方向为颈部到双肩胛旁；持续按摩 2~3 分钟。

4. 母乳保存方法

（1）挤出的新鲜母乳：室温 25℃ 以下可以保存 4 小时，注意母乳不能保存在 37℃ 以上的环境下。

（2）冷藏的母乳：冰箱冷藏室 4℃ 可保存 72 小时，冷藏盒 15℃ 可保存 24 小时，冷藏母乳可以使用母乳储存袋冷藏。

（3）挤出的母乳放在冷冻室内（−18℃ 以下）可保存 3~6 个月，喂奶前用温水将母乳温热至 37℃ 左右，但不能再次冷冻。存放有母乳的冷冻箱内不能混放其他物品。

六、测试题

（1）乳头疼痛最主要的原因是（　　）。

A. 婴儿只含接乳头、无效吸吮　　　　　B. 婴儿吸奶时口腔负压太大

C. 婴儿吃奶的时间太长　　　　　　　　D. 母亲乳房念珠菌感染

E. 母亲胸罩过紧

答案：A

解析：乳头疼痛及损伤的原因包括婴儿不恰当的体位、含乳姿势、乳腺炎、乳头扁平或凹陷、血管痉挛和婴儿腭的结构异常等。其中，婴儿不恰当的体位或含接不良是最常见的原因，占所有乳头疼痛原因的 90%。

（2）手法挤奶的适应证包括（　　）。

A. 乳腺管堵塞或乳汁淤积　　　　　　　B. 哺乳期乳胀

C. 母婴分离　　　　　　　　　　　　　D. 早产儿、低出生体重儿没有吸吮能力时

E. 以上均是

答案：E

解析：手法挤奶适应证：①促进泌乳；②乳胀；③乳腺管堵塞或乳汁淤积；④母婴分离，母亲工作或外出时，母亲或婴儿生病时保持泌乳；⑤早产儿、低出生体重儿没有吸吮能力时。

（3）手法挤奶时，下列操作正确的是（　　）。

A. 将示指和拇指分别放在乳晕上下方，距离乳头根部 4 cm 处

B. 将拇指和示指向胸壁方向轻轻下压，压力作用于乳晕下方的乳腺组织上，然后向乳头方向挤压

C. 放松时手暂离开皮肤

D. 以顺时针的顺序沿着乳头将乳头内的乳汁挤出

E. 将拇指和示指向胸壁方向轻轻下压，压的越深越有利于挤奶

答案：B

解析：手法挤奶：首先指导产妇将拇指和示指分别放在乳房的上下方，距乳头根部 2 cm 的乳晕上，将拇指与示指先向胸壁方向（内侧）轻轻下压，压力应作用在拇指与示指间乳晕下方的乳腺组织上，然后向外有节奏挤压、放松，放松时手不应离开皮肤。如此数次，重复进行。再以逆时针的顺序沿着乳头，依次按照同样挤奶的手法将乳晕下方主输乳导管的乳汁挤出。

（4）手法挤奶时，示指和拇指分别放在乳晕上下方，须距离乳头根部处（　　）。

A. 1 cm　　　　B. 2 cm　　　　C. 3 cm　　　　D. 4 cm　　　　E. 5 cm

答案：B

解析：手法挤奶首先指导产妇将拇指和示指分别放在乳房的上下方，距乳头根部 2 cm 的乳晕上。

（5）手法挤奶时，一侧乳房每次挤压（　　）。

A. 1~3 分钟　　B. 2~4 分钟　　C. 3~5 分钟　　D. 4~6 分钟　　E. 5~7 分钟

答案：C

解析：一侧乳房挤压 3~5 分钟，两侧乳房交替进行。

（6）手法挤奶时，每次挤奶时间应持续（　　）。

A. 6~8 分钟　　B. 10~15 分钟　　C. 15~20 分钟　　D. 20~25 分钟　　E. 20~30 分钟

答案：E

解析：每次挤奶的持续时间为 20~30 分钟。

（7）母婴分离时，应产后（　　）之内开始手法挤奶。

A. 半小时　　　B. 1 小时　　　C. 6 小时　　　D. 12 小时　　　E. 24 小时

答案：C

解析：手法挤奶的时间：分娩后 6 小时之内开始挤奶，每 3 小时挤一次（每天不少于 8 次），夜间也要挤奶。

（8）母婴分离时，为了保持泌乳应做到（　　）。

A. 每天挤奶 1 次　　　　　　　　　　B. 每天挤奶 2 次

C. 每天挤奶 3 次　　　　　　　　　　D. 每天挤奶 4 次

E. 每天挤奶 6~8 次或更多

答案：E

解析：手法挤奶的时间：分娩后 6 小时之内开始挤奶，每 3 小时挤奶一次（每天不少于 8 次），夜间也要挤奶。

（9）刺激泌乳反射的方法有（　　）。

A. 热敷乳房或热水淋浴

B. 按摩颈部和背部，帮助母亲放松

C. 喝些热饮

D. 轻轻按摩、抖动、拍打乳房，刺激乳头皮肤

E. 以上均是

答案：E

解析：手法挤奶前刺激泌乳反射的方法：湿热毛巾热敷乳房或热水淋浴；按摩颈部和背部，帮助母亲放松；喝些热饮如果汁、牛奶；轻轻按摩、抖动、拍打乳房，刺激乳头皮肤。

(10)母乳在4℃冷藏室可保存(　　)。

A.72小时　　　B.1个月　　　C.2个月　　　D.3个月　　　E.6个月

答案：A

解析：母乳在冰箱冷藏室4℃可保存72小时，冷藏盒15℃可保存24小时。

七、操作模拟竞赛试题

1.**题干**　20床，张女士，29岁，ID：111555，因"G_1P_0，宫内孕34周，早产临产"入院，入院4小时后自然分娩一活男婴，新生儿因"早产儿"转至新生儿科治疗，3天后产妇乳房胀痛。

2.**竞赛要求**　请选手完成手法挤奶指导。

3.**临床思维**　能正确分析乳房胀痛的主要原因与母婴分离有关。指导产妇进行手法挤奶，根据具体掌握情况进行纠正及补充。

4.**模型及环境要求**　产妇模型，乳房模型，母婴同室病房。

5.**用物准备**　盛奶容器、清洁毛巾、储奶容器、护理记录单、笔。

（彭莉　石理红）

第五节　新生儿脐部护理

新生儿脐部护理是预防新生儿脐炎、破伤风、败血症，减少围产儿死亡的关键环节。脐带残端是一个开放的伤口，血流丰富，如处理不当，致病菌易侵入，引起全身感染，严重者可导致新生儿败血症，危及新生儿生命；因此，做好脐部护理，是预防和治疗新生儿脐部感染的有效方法。

一、操作前准备

（1）自身准备：着装整洁，仪表规范；洗手，戴口罩。

（2）环境准备：整洁、安静、根据季节调节室温 24~26℃，关闭门窗。

（3）用物准备：远红外辐射台、治疗盘、弯盘、75%乙醇或 0.5%络合碘消毒液、无菌棉签、无菌手套、酌情准备 3%过氧化氢溶液、尿片、大毛巾。

二、操作步骤

（1）备齐用物至新生儿沐浴室或床旁，向产妇及家属说明操作目的、告知有关事项，以取得配合，共同核对新生儿腕带及胸牌信息。

（2）将新生儿平放于处置台，松解衣物，注意保暖。

（3）暴露脐部，观察脐部有无红肿、渗液、渗血，有无异常气味及脐部周围皮肤情况。

（4）脐部消毒：用 75%乙醇或 0.5%络合碘棉签消毒脐窝、脐轮周围皮肤及脐带残端，以顺时针方向从脐窝由内向外环形消毒至少 2 遍，消毒范围≥5 cm，消毒时棉签应到达脐带残端深部，动作轻柔，反复数次，直至局部清洁无分泌物。消毒过程中，密切观察新生儿面色、呼吸、哭声、反应等情况。新生儿出生 1~2 天内脐部可包扎，待脐部残端干燥后无须包扎，保持清洁干燥，使其易于脱落。

（5）结扎线或脐带夹如有脱落、脐带过长等情况，应根据情况重新结扎。出生 24~48 小时后剪脐带夹。

（6）处理完毕，穿好衣服，更换尿片，再次核对新生儿信息，放回婴儿床，整理新生儿床单位。

（7）指导产妇及家属脐部日常护理方法及注意事项。

（8）用物及垃圾分类处理、洗手、记录。

三、操作注意事项

（1）严格执行无菌操作，消毒时从脐窝由内向外消毒，不可由外向内，以免将周围皮肤上的细菌带入脐窝。

（2）操作中动作要轻柔，注意保暖。脐带未脱落前，勿强行剥落。

（3）脐部护理时，应密切观察脐部皮肤颜色、脐带有无渗血、特殊异味及脓性分泌物，发现异常及时报告医生。

（4）出院后脐部护理：①脐部护理前应洗净双手，脐部消毒护理应每日 1~2 次；②日常保持脐部干燥、清洁，勤换尿片，每天沐浴后进行脐部护理，并观察脐部有无红肿、有无特殊气味及脓性分泌物；③脐带脱落后应继续使用 75% 乙醇或 0.5% 络合碘棉签消毒脐轮直至分泌物消失。

四、评分标准

新生儿脐部护理操作评分标准见表 1-5。

表 1-5 新生儿脐部护理操作评分表

项目	内容及评分标准	分值	得分
准备 （10分）	医嘱准备：打印执行单，签名，请人核对	4	
	环境准备：整洁、安静、室温适宜，关闭门窗	1	
	用物准备：物品齐全，摆放有序；质量合格	4	
	自身准备：着装整洁，仪表规范，洗手，戴口罩	1	
实施 （70分）	核对解释：备齐用物至新生儿沐浴室或床旁，向产妇及家属说明操作目的、告知有关事项，取得配合，共同核对新生儿腕带及胸牌信息	8	
	评估新生儿：面色、哭声、大小便、保暖情况等	6	
	摆放体位及暴露脐部：新生儿取仰卧位，暴露脐部，观察脐部有无红肿、渗液、渗血，有无异常气味	8	
	脐部消毒：用 75% 乙醇或 0.5% 络合碘棉签消毒脐窝、脐轮周围皮肤及脐带残端，以顺时针方向从脐窝根部由内向外环形消毒至少 2 遍，消毒范围≥5 cm，消毒时棉签应到达脐带残端深部，动作轻柔，反复数次，直至局部清洁无分泌物	20	
	结扎线或脐带夹如有脱落、脐带过长等情况，应根据情况重新结扎	4	
	处理完毕，为新生儿穿好衣服，更换尿片，放回婴儿床，整理床单位	8	
	核对记录：洗手，再次核对，记录	4	
	健康宣教：指导产妇及家属脐部消毒护理方法，脐部异常情况的观察	8	
	用物处置：用物及垃圾分类处理、洗手	4	
评价 （20分）	人文关怀：操作前告知家属脐部护理的目的；操作中注意观察新生儿一般情况；操作后及时给予健康宣教	8	
	熟练度：操作熟练、规范；消毒液的选择、消毒范围、消毒方法正确	8	
	健康宣教：有效沟通，有针对性	2	
	专业素养：精神面貌、自信心、协调性、整体状态等综合评估	2	
总分		100	

五、相关知识

1. 适应证

(1)从脐带结扎至出生后28天内的新生儿。

(2)脐部有红肿、渗液、渗血、异常气味等脐部感染的新生儿。

2. 禁忌证

无。

3. 脐部护理的目的

保持新生儿脐部清洁干燥,预防脐部感染。

4. 新生儿脐炎的临床表现

(1)局部表现:①轻者表现为脐带根部或脐轮周围皮肤发红,脐窝湿润,伴少量浆液性分泌物;②重者表现为脐轮及脐周皮肤有明显红肿、发硬,具有较多的脓性分泌物,常伴臭味,可形成局部脓肿;③少数危重患儿可向周围皮肤或组织扩散,引起腹壁蜂窝组织炎、腹膜炎等。

(2)全身表现:①轻者仅有脐部改变,一般情况尚好;②重者可导致败血症,并有全身中毒症状,可伴有发热、吃奶少或拒奶、精神状态差、烦躁不安等表现。

5. 新生儿脐部感染的局部处理

(1)对脐部红肿有分泌物者,局部先用3%过氧化氢溶液清洗,再用75%乙醇或0.5%络合碘棉签消毒。

(2)有红色肉芽组织增生者,轻者用75%乙醇擦拭,重者可用5%~10%硝酸银溶液局部烧灼,注意烧灼时勿触及正常组织,以免引起皮肤灼伤。

(3)有明显脓液、脐周有扩散或出现全身症状者,除局部消毒处理外,还应遵医嘱使用抗生素治疗;并密切观察新生儿生命体征,尤其是体温变化。

六、测试题

(1)患儿,女,足月儿,生后5天。母乳喂养。出生第3天食奶量明显减少,第4天出现黄疸就诊。体检:体温37.8℃,脐部周围皮肤红肿,有臭味。该患儿可能的诊断是( )。

A. 新生儿脐炎 　　　　　　　　　　B. 新生儿败血症

C. 新生儿肺炎 　　　　　　　　　　D. 新生儿病理性黄疸

E. 新生儿生理性黄疸

答案:A

解析:新生儿脐炎严重者脐部及脐周皮肤明显红肿发硬,脓性分泌物多并带有臭味;可向周围皮肤或组织扩散引起腹壁蜂窝组织炎、腹膜炎、败血症等疾病,有发热、吃奶少等非特异性表现。

(2)脐部护理评估的要点是( )。

A. 评估新生儿生命体征 　　　　　　B. 评估新生儿脐部情况

C. 评估脐部周围皮肤情况 　　　　　D. 评估房间温、湿度

E. 以上均是

答案：E

解析：脐部护理评估要点包括：新生儿生命体征、脐部情况、脐部周围皮肤情况及病区温、湿度等。

（3）新生儿脐部感染常见的病原菌<u>不包括</u>(　　)。

A.金黄色葡萄球菌　　　　　　　　B.大肠埃希菌

C.溶血性链球菌　　　　　　　　　D.铜绿假单胞菌

E.克雷伯菌

答案：E

解析：引起新生儿脐部感染常见的病原菌包括：金黄色葡萄球菌、大肠埃希菌、溶血性链球菌、铜绿假单胞菌。

（4）患儿，女，出生4天。母乳喂养。出生第3天食奶量明显减少，第四天皮肤出现黄染而就诊。体检：体温36℃，脐部红肿伴有脓性分泌物，诊断为新生儿脐炎。局部皮肤可用的消毒液是(　　)。

A.30%乙醇　　　　　　　　　　　B.95%乙醇

C.0.1%新洁尔灭(苯扎溴铵)　　　　D.3%过氧化氢溶液

E.0.5%络合碘

答案：E

解析：新生儿脐炎护理：彻底清除感染伤口，从脐根部由内向外环形彻底清洗消毒。轻者可用0.5%络合碘及75%乙醇，每日2~3次；重度感染者，遵医嘱应用抗生素。

（5）新生儿脐部护理<u>不正确</u>的是(　　)。

A.脐带脱落后不必再用75%乙醇或0.5%络合碘消毒

B.使用尿布时，注意勿使其超越脐部

C.严密观察脐带有无红肿

D.观察脐带有无特殊气味及脓性分泌物

E.发现异常及时报告医生

答案：A

解析：脐部护理应注意观察新生儿脐部有无出血、渗血、皮肤红肿、脐窝有无脓性分泌物等，发现异常及时报告及处理；使用尿布时，注意勿使其超越脐部，以免大小便污染脐部；脐带脱落后应注意保持脐部清洁干燥，继续用75%乙醇或0.5%络合碘消毒直至分泌物消失。

（6）新生儿脐炎最常见的原因是(　　)。

A.产伤　　　　　　　　　　　　　B.断脐时细菌感染

C.喂养不当　　　　　　　　　　　D.患儿早产

E.患儿体温过低

答案：B

解析：新生儿脐炎病因多是断脐时或出生后处理不当而引起的细菌感染。

（7）新生儿脐部消毒常用的消毒液是(　　)。

A.70%乙醇　　B.75%乙醇　　　C.90%乙醇　　　D.1%络合碘　　　E.3%过氧化氢

答案：B

解析：新生儿脐炎护理常用的消毒液是75%乙醇或0.5%络合碘消毒液。

(8)新生儿破伤风的感染途径是(　　)。

A.宫内　　　　　　B.产道　　　　　　C.脐部　　　　　　D.口腔　　　　　　E.鼻腔

答案：C

解析：新生儿破伤风的主要感染途径为脐部。

(9)新生儿生后脐带脱落的时间一般为(　　)。

A.3~7天　　　　B.8~14天　　　　C.15~21天　　　　D.22~28天　　　　E.29~35天

答案：A

解析：新生儿生后脐带大多在3~7天脱落。

(10)新生儿脐带脱落后脐窝有分泌物时，正确的处理方法为(　　)。

A.先用3%过氧化氢溶液，再用硝酸银　　　　B.先用3%过氧化氢溶液，再用络合碘

C.先用络合碘，再用硝酸银　　　　D.先用75%乙醇，再用络合碘

E.先用75%乙醇，再用3%过氧化氢溶液

答案：B

解析：脐部有分泌物者使用3%过氧化氢溶液棉签清洗数次后再用75%乙醇或0.5%络合碘消毒，并保持干燥。

七、操作模拟竞赛试题

1.题干　新生儿，男，出生第7天，查体：T 37.0℃，P 148次/min，R 46次/min，新生儿吃奶好，精神反应可。脐带已脱落，脐轮红肿，脐带残端较多脓性分泌物，伴有臭味。

2.竞赛要求　请选手为该新生儿进行相应的脐部护理。

3.临床思维　选手能正确识别脐部异常的表现，脐轮红肿，脐带残端较多脓性分泌物，伴有臭味提示应按脐部感染护理：局部消毒处理，遵医嘱使用抗生素，密切观察新生儿生命体征，尤其是体温变化，并对产妇及家属进行针对性的健康指导。

4.模型及环境要求　新生儿模型。

5.用物准备　治疗盘、弯盘、75%乙醇或0.5%络合碘消毒液、无菌棉签、3%过氧化氢溶液、尿片、大毛巾、快速手消毒液、分类垃圾桶、护理记录单、笔。

（贺琳妍　姚娜）

第六节　新生儿预防接种技术

新生儿预防接种是指根据疾病预防控制规划，按照国家规定的免疫程序，在适宜的时间，给新生儿进行疫苗接种。疫苗接种适用范围广泛，执行快捷，效果显著，是目前疾病预防和控制的核心措施之一。

一、乙肝疫苗接种

1. 操作前准备

(1)自身准备：着装整洁，仪表规范；洗手，戴口罩。

(2)环境准备：整洁、安静、室内光线明亮。根据季节调节室温24~28℃，关闭门窗。

(3)用物准备：乙肝疫苗、铺有无菌治疗巾的乙肝疫苗专用盘、1 mL注射器、75%乙醇、医用消毒棉签、弯盘、砂轮、锐器盒、专用抢救盒、污物回收桶。

2. 操作步骤

(1)核对医嘱，核对新生儿信息、接种疫苗品种和剂量。

(2)评估新生儿全身情况，接种部位皮肤有无损伤；评估是否有接种禁忌证。

(3)向产妇及家属讲解接种疫苗的重要性及注意事项。进行接种告知，签署接种告知书，接种人员扫描疫苗包装盒上电子监管码。

(4)疫苗接种：①使用1 mL注射器抽取1人份疫苗，放于专用治疗盘内备用；②严格执行"三查八对一注意"，接种前须由2人核对乙肝疫苗(包括疫苗名称、剂量、批号、有效期等)、医嘱执行单、新生儿胸牌、腕带等信息；③新生儿取侧卧位，固定右上臂，暴露右上臂三角肌，使用75%乙醇消毒皮肤2遍，待干后左手将三角肌皮肤绷紧，右手以执毛笔式持注射器，针头与注射部位呈90°角刺入右上臂外侧三角肌中部肌肉内，深度为针梗的2/3，固定针栓，回抽无回血后注入药液，注射完毕，快速拔出针头，用无菌棉签按压注射部位。

(5)再次核对新生儿信息，整理好新生儿衣物。

(6)在预防接种登记本上登记疫苗接种时间、部位、疫苗批号、接种者签名；并将信息录入电脑。

(7)填写、发放预防接种本，进行健康宣教，告知接种后注意事项及后续疫苗接种相关事宜。

(8)整理用物，按医院感染控制规定处理医疗废物、洗手。

3. 操作注意事项

(1)环境安全，温度适宜。

(2)严格执行"三查八对一验证"，严格按要求管理疫苗。

(3)乙肝疫苗存放于2~8℃冰箱内避光保存，严格按要求执行冷链温度监测并记录。

使用前严格检查疫苗的有效期、品名、剂量和批号，如无瓶签或瓶签模糊不清、安瓿有破损、药液变质等情况一律弃用。

（4）接种前将疫苗摇匀，接种后注意观察有无局部反应及全身反应，有严重过敏者，应及时处理并上报相关部门。常规配备抢救药物及用物。

（5）新生儿出生 24 小时内完成疫苗接种。母亲为乙肝病毒携带者，新生儿须在出生 12 小时内注射乙肝疫苗，同时肌内注射乙肝免疫球蛋白 100 IU。

（6）做好乙肝疫苗全程接种告知，依时间规定到预防接种门诊接种。

（7）接种后的污染物，如注射器、安瓿、棉签等按规定处理。

4. 评分标准

乙肝疫苗接种操作评分标准见表 1-6。

表 1-6　乙肝疫苗接种操作评分表

项目	内容及评分标准	分值	得分
准备 **（10分）**	医嘱准备：打印执行单，签名，请人核对	2	
	环境准备：整洁、安静、室温适宜，光线明亮，关闭门窗	1	
	用物准备：物品齐全，摆放有序；质量合格	4	
	自身准备：着装整洁，仪表规范；洗手，戴口罩	1	
	药液检查：2 人核对疫苗的有效期、品名、剂量和批号，检查安瓿有无破损、药液有无变质	2	
实施 **（70分）**	核对解释：向产妇及家属讲解接种疫苗的重要性及注意事项，签署接种告知书，并扫描疫苗包装盒上电子监管码	8	
	评估及核对新生儿：评估新生儿全身情况，接种部位皮肤情况。2 人核对新生儿胸牌、腕带等信息情况	6	
	摆放体位：取侧卧位，固定右上臂，暴露右上臂三角肌	10	
	选择注射部位：右上臂外侧三角肌中部	4	
	注射过程：用 75% 乙醇消毒皮肤 2 遍，待干，左手绷紧皮肤，右手以执毛笔式持注射器，针头与注射部位呈 90° 角刺入肌肉内，深度为针梗的 2/3，固定针栓，回抽无回血后注入药液，注射完毕，快速拔出针头，用消毒干棉签按压注射部位 3~5 分钟	20	
	操作后核对：再次核对新生儿信息及药物，整理好新生儿衣物	4	
	记录：在医嘱执行单上签名及接种时间，并在预防接种登记本上登记疫苗接种时间、部位、疫苗批号、接种者签名。并将信息录入电脑	12	
	健康宣教：填写和发放预防接种本，进行健康宣教，告知接种后注意事项及后续疫苗接种	4	
	用物处置：用物及垃圾分类处理、洗手	2	

续表1-6

项目	内容及评分标准	分值	得分
评价 （20分）	人文关怀：操作前告知家属接种目的；操作中注意观察新生儿面色、哭声等情况，注意保暖；操作后及时告知注意事项及后续疫苗接种	6	
	熟练度：操作熟练、规范；注射部位、进针角度正确	8	
	健康宣教：有效沟通，有针对性	4	
	专业素养：精神面貌、自信心、协调性、整体状态等综合评估	2	
总分		100	

5. 相关知识

（1）疾病知识：病毒性肝炎是由肝炎病毒引起的以肝细胞变性坏死为主要病变的传染性疾病。根据病毒种类分为甲型、乙型、丙型、丁型、戊型等，其中乙型肝炎最常见，通过血液、体液和母婴传播，我国约50%慢性乙型肝炎病毒感染者是经母婴传播导致的。接种乙肝疫苗是预防乙型肝炎经济而有效的手段。

（2）疫苗知识：乙肝疫苗是基因工程疫苗，主要成分是乙肝病毒的表面抗原，不含有病毒遗传物质，不具备感染性和致病性，但具备免疫原性，能刺激机体产生保护性抗体。乙肝疫苗因抗原含量及政府招标采购厂家不同分为国家免疫规划疫苗（免费）和自费接种疫苗。

（3）疫苗免疫程序及免疫应答：国家免疫程序规定，乙肝疫苗应在新生儿出生后24小时内接种第一剂次，第二剂次在第一剂接种后1个月接种，第三剂次在第一剂次接种后6个月接种。按规定程序接种3剂后，大多数接种者能产生保护作用，但有部分人群接种3剂后仍不产生抗体，即无应答反应，针对该类人群，通常采取增加接种疫苗的剂量、更换接种疫苗的种类等方法。

（4）接种禁忌证：①对该疫苗的任何成分，包括辅料等过敏者；②有发热、患急性疾病、严重慢性疾病、慢性疾病急性发作期者；③患急性传染病或其他严重疾病者；④患脑病、未控制的癫痫和其他进行性神经系统疾病者；⑤接种部位局部有红肿、硬结、瘢痕、皮肤破损者。

（5）不良反应：常见不良反应为注射部位疼痛、触痛；罕见不良反应为一过性发热、局部红肿、硬结；极罕见发生局部无菌性化脓、过敏性皮疹、过敏性休克。

二、卡介苗接种

1. 操作前准备

（1）自身准备：着装整洁，仪表规范；洗手，戴口罩。

（2）环境准备：整洁、安静、室内光线明亮。根据季节调节室温24~28℃，关闭门窗。

（3）用物准备：卡介苗、铺有无菌治疗巾的卡介苗专用盘、1 mL注射器、75%乙醇、医用消毒棉签、弯盘、砂轮、冻干卡介苗、灭菌注射用水、锐器盒、专用抢救盒、卡介苗专用处理桶、污物回收盘、医嘱执行单。

2. 操作步骤

（1）核对医嘱，核对新生儿信息、接种疫苗品种和剂量。

（2）评估新生儿全身情况，接种部位皮肤有无破损；评估是否符合接种指征。

（3）向产妇及家属讲解接种疫苗的重要性及注意事项。进行接种告知，签署接种告知书，接种人员扫描疫苗包装盒上电子监管码。

（4）疫苗接种：①使用 1 mL 注射器吸取 1 人份疫苗，放于专用治疗盘内备用；②严格执行"三查八对一验证"，接种前须由 2 人核对卡介苗（包括疫苗名称、剂量、批号、有效期等）、医嘱执行单、新生儿胸牌、腕带等信息；③使用 75% 乙醇消毒左上臂三角肌皮肤 2 遍，待干后左手绷紧注射部位皮肤，右手以平执式持注射器，于左上臂三角肌外侧下缘处以针头斜面向上与皮肤呈 10°~15° 角刺入皮内（针头斜面须全部进入皮内），固定针栓，皮内注射药液 0.1 mL，使注射部位形成一个圆形隆起的直径为 6~8 mm 皮丘，皮肤变白，毛孔变大。注射完毕，将针管顺时针方向旋转 180° 角后，迅速拔出针头，无须按压注射部位。

（5）再次核对新生儿及药物信息，整理好新生儿衣物。

（6）在预防接种登记本上登记疫苗接种时间、部位、疫苗批号、接种者签名；并将信息录入电脑。填写、发放预防接种本，进行健康宣教，告知接种后注意事项及后续疫苗接种。

（7）整理用物，按医院感染规定处理废弃药液、注射器、安瓿、棉签等医疗废物，洗手。

3. 操作注意事项

（1）环境安全，温度适宜。

（2）严格执行"三查八对一验证"，严格按要求管理疫苗。

（3）卡介苗存放于 2~8℃ 冰箱内避光保存，严格按要求执行冷链温度监测并记录。使用前严格检查疫苗的有效期、品名、剂量和批号，如无瓶签或瓶签模糊不清、安瓿有破损、药液变色等情况一律弃用。

（4）接种前将疫苗充分溶解摇匀，接种后注意观察有无局部反应及全身反应，有严重过敏者，应及时处理并上报相关部门。常规配备抢救药物及用物。

（5）卡介苗注射前针头要拧紧，注射后将针头旋转 180° 后拔出，以免漏液，勿按压注射部位。

（6）卡介苗开启后超过 30 分钟未用完，应将疫苗废弃，不可再使用。

（7）新生儿出生 24 小时内完成疫苗接种。卡介苗接种后 2 周左右局部可出现红肿浸润，逐渐形成白色小脓疱，可自行吸收或穿破表皮形成浅表溃疡，一般 8~12 周后结痂，一般不需处理，注意局部清洁。脱痂后即形成凹陷瘢痕。如遇局部淋巴结肿大软化形成脓疱，应及时到医院就诊。

4. 评分标准

卡介苗接种操作评分标准见表 1-7。

表1-7　卡介苗接种操作评分表

项目	内容及评分标准	分值	得分
准备 (10分)	医嘱准备：打印执行单，签名，请人核对	2	
	环境准备：整洁、安静、室温适宜，光线明亮，关闭门窗	1	
	用物准备：物品齐全，摆放有序；质量合格	4	
	自身准备：着装整洁，仪表规范；洗手，戴口罩	1	
	药液检查：2人核对疫苗的有效期、品名、剂量和批号，检查安瓿有无破损、药液有无变色	2	
实施 (70分)	核对解释：向产妇及家属讲解接种疫苗的重要性及注意事项，签署接种告知书，并扫描疫苗包装盒上电子监管码	8	
	评估及核对新生儿：评估新生儿全身情况，接种部位皮肤情况。2人核对新生儿胸牌、腕带等信息情况	6	
	摆放体位：取侧卧位，固定左上臂，暴露左上臂三角肌	10	
	选择注射部位：左上臂三角肌外侧下缘	4	
	注射：消毒皮肤2遍，待干，左手绷紧皮肤，右手以平执式持注射器，于左上臂三角肌外侧下缘处以针头斜面向上与皮肤呈10°~15°角刺入皮内，固定针栓，皮内注射药液0.1 mL，使注射部位形成一个直径为6~8 mm皮丘，皮肤变白，毛孔变大，注射完毕，将针管顺时针方向旋转180°角后，迅速拔出针头，无须按压注射部位	20	
	操作后核对：再次核对新生儿信息及药物，整理好新生儿衣物	4	
	记录：执行单上记录接种时间及签名；在接种登记本上登记疫苗接种时间、部位、疫苗批号、接种者签名；将信息录入电脑	12	
	健康宣教：填写和发放预防接种本，进行健康宣教，告知接种后注意事项及后续疫苗接种	4	
	用物处置：用物及垃圾分类处理、洗手	2	
评价 (20分)	人文关怀：操作前告知家属接种目的；操作中注意观察新生儿面色、哭声等情况，注意保暖；操作后告知注意事项及后续疫苗接种	6	
	熟练度：操作熟练、规范；注射部位正确，有6~8 mm皮丘隆起	8	
	健康宣教：有效沟通，有针对性	4	
	专业素养：精神面貌、自信心、协调性、整体状态等综合评估	2	
总分		100	

5. 相关知识

（1）疾病知识：结核病是由结核分枝杆菌感染所引起的传染性疾病，主要通过呼吸道、飞沫等途径传播。全身脏器均可感染，以肺结核最多见，表现为咳嗽、倦怠、午后发热、痰中带血、体重减轻等。我国感染结核分枝杆菌人群已超过 4 亿。

（2）疫苗知识：卡介苗是一种减毒的活菌疫苗，为国家免疫规划的一类疫苗，由政府提供免费接种，接种程序为出生时接种一剂。卡介苗一般在出生后 24 小时内接种，以降低结核病的发病和死亡，尤其可大大降低粟粒性结核病和结核性脑膜炎的发病。

（3）卡介苗接种禁忌证：①对该疫苗的任何成分过敏者；②患有结核病、急性传染病、肾脏疾病、心脏病、湿疹及其他皮肤病者；③有免疫缺陷、免疫功能低下、患自身免疫疾病或正在接受免疫抑制治疗者；④有发热、患急性疾病、严重慢性疾病、慢性疾病急性发作期者；⑤患脑病、未控制的癫痫和其他进行性神经系统疾病者；⑥接种部位局部有红肿、硬结、瘢痕、皮肤破损者。

（4）不良反应：常见不良反应为接种后 2 周左右接种部位出现红肿浸润，逐渐形成白色小脓疱，可自行吸收或穿破表皮形成浅表溃疡，8~12 周后自行结痂。还可能出现接种同侧腋下淋巴结肿大，一过性发热反应。严重淋巴结反应较罕见。极罕见不良反应：发生骨髓炎、过敏性皮疹和过敏性紫癜。

（5）卡介苗补种原则：①<3 月龄未接种卡介苗的婴儿可直接补种；②3 月龄~3 岁儿童应先行结核菌素纯蛋白衍生物（TB-PPD）或卡介苗蛋白衍生物（BCG-PPD）试验，阴性者方可补种；③≥4 岁儿童不再补种；④已接种卡介苗的儿童，即使卡痕未形成也不再接种。

三、测试题

（1）乙肝疫苗注射方法正确的是（　　　）。

A. 皮下注射，进针角度 10°~15°　　　　B. 皮下注射，进针角度 15°~30°

C. 皮下注射，进针角度 30°~40°　　　　D. 持毛笔式，进针角度 90°

E. 皮内注射，进针角度 10°~15°

答案：D

解析：乙肝疫苗正确注射方法为以持毛笔式角度 90°垂直进针。

（2）卡介苗注射时进针角度是（　　　）。

A. 10°~15°　　　　B. 15°~30°　　　　C. 30°~40°　　　　D. 60°~90°　　　　E. 30°~60°

答案：A

解析：卡介苗正确注射方法为皮内注射，进针角度 10°~15°。

（3）新生儿乙肝疫苗国家免疫程序是（　　　）。

A. 按 0、1、6 月龄接种 3 剂　　　　B. 1 年内接种 3 剂

C. 5 年内加强 1 剂　　　　D. 1 年内接种 4 剂

E. 按 0、3、6 月龄接种 3 剂

答案：A

解析：新生儿乙肝疫苗国家免疫程序为 0 月龄、1 月龄、6 月龄接种 3 剂。

（4）儿童接种卡介苗是为了预防（　　　）。

A. 结核病　　　　B. 肺炎　　　　C. 流感　　　　D. 流脑　　　　E. 乙型肝炎病毒

答案：A

解析：儿童接种卡介苗是为了预防结核病，增强对结核病的抵抗力。

（5）接种部位消毒应由内向外螺旋式进行，消毒范围直径应大于（ ）。

A. 1 cm B. 2 cm C. 3 cm D. 4 cm E. 5 cm

答案：E

解析：接种部位消毒应由内向外螺旋式进行，消毒范围直径应大于5 cm。

（6）卡介苗的保存方式为（ ）。

A. 1~10℃，冷藏 B. 2~8℃，避光冷藏

C. −18℃，冷冻 D. 室温存放

E. 2~6℃，避光冷藏

答案：B

解析：卡介苗应置于2~8℃冰箱内避光冷藏。

（7）卡介苗超过（ ）未用完，应将疫苗废弃。

A. 0.5小时 B. 1小时 C. 2小时 D. 3小时 E. 4小时

答案：A

解析：卡介苗开启后超过30分钟未用完，应将疫苗废弃，不可再使用。

（8）乙肝疫苗不主张臀部注射的主要原因，下列说法正确的是（ ）。

A. 易损伤坐骨神经 B. 易损伤腓总神经

C. 臀部肌肉丰富，疫苗吸收太快 D. 臀部脂肪丰富，妨碍疫苗吸收

E. 臀部注射疼痛感增强

答案：D

解析：因为臀部脂肪丰富，可能妨碍疫苗有效吸收。

（9）正确开启疫苗的方法，下列说法正确的是（ ）。

A. 首先将疫苗安瓿尖端的疫苗弹至底部，用砂轮在安瓿颈部锯一圈，用75%的酒精棉签消毒安瓿颈部，用无菌纱布包在安瓿颈部将其折断

B. 用砂轮在安瓿颈部锯一圈，用75%乙醇棉签消毒安瓿颈部，用无菌纱布包住安瓿颈部将其折断

C. 首先将疫苗安瓿尖端的疫苗弹至体部，用75%乙醇棉签消毒安瓿颈部，用镊子敲开安瓿

D. 首先将安瓿尖端的疫苗弹至体部，再用砂轮在安瓿颈部锯一圈，用无菌纱布包住安瓿颈部将其折断

E. 将疫苗安瓿尖端的疫苗弹至底部，用砂轮在安瓿颈部锯一圈，用络合碘棉签消毒安瓿颈部，用无菌纱布包在安瓿颈部将其折断

答案：A

解析：将疫苗安瓿尖端的疫苗弹至底部，用砂轮在安瓿颈部锯一圈，用75%乙醇棉签消毒安瓿颈部，用无菌纱布包在安瓿颈部将其折断。

（10）下列哪项不是影响疫苗效价的因素（ ）。

A. 温度 B. 冻结

C. 阳光直射 D. 有效期

E. 新生儿体重

答案：E

解析：疫苗效价受到温度、阳光注射、有效期等因素影响，已冻结的疫苗不可再继续使用。

四、操作模拟竞赛试题

1. 题干 10床，张某，28岁，ID：1744196，乙肝大三阳患者，因"G_2P_0，宫内孕 37^{+4} 周，部分性前置胎盘"入院。入院后完善相关检查，行剖宫产娩出一活女婴，体重 2480 g，Apgar 评分 1 分钟 9 分，5 分钟 10 分。

2. 竞赛要求 请选手完成新生儿预防接种。

3. 临床思维 正确评估新生儿状况，是否有接种禁忌证。该产妇有乙肝大三阳，新生儿应在出生 12 小时内（越早越好）注射乙肝免疫球蛋白 100 IU，同时在不同部位接种 10 μg 乙肝疫苗；目前最新指南指出卡介苗接种时无须出生体重 ≥2500 g，选手均能正确判断，严格按照免疫程序要求实施预防接种。并能对产妇及家属进行针对性的健康指导，包括预防接种程序及注意事项、母亲为乙肝携带者的喂养指导。

4. 模型及环境要求 新生儿模型，预防接种台。

5. 用物准备 乙肝疫苗、乙肝免疫球蛋白、铺有无菌治疗巾的专用盘、1 mL 注射器、75%乙醇、医用消毒棉签、弯盘、砂轮、锐器盒、专用抢救盒、污物回收盘、医嘱执行单、快速手消毒液、笔。

（贺琳妍 姚娜）

第七节　新生儿暖箱的使用

新生儿暖箱是为早产儿或危重患儿救治提供恒定温度和湿度的保暖设备，能够为患儿创造一个温度与湿度均相适宜的环境，保持患儿的体温恒定，促进患儿的生长和疾病的康复。

一、操作前准备

（1）自身准备：着装整洁，仪表规范；洗手，戴口罩。

（2）环境准备：整洁、安静，调节室温至26~28℃。

（3）用物准备：新生儿暖箱、灭菌注射用水、一次性医用垫巾、新生儿体重秤、体温计。

二、操作步骤

（1）核对医嘱，备齐用物至床旁，核对患儿姓名及腕带信息，向产妇及家属做好解释工作，以取得配合。

（2）评估出生体重、日龄，测量体温，观察皮肤情况。

（3）检查暖箱性能是否完好，暖箱水槽内加入灭菌注射用水至水位线，暖箱内铺一次性医用垫巾。

（4）连接电源，预热暖箱。根据患儿体重、出生日龄及胎龄调节所需的温度和湿度，不同体重患儿的暖箱温度见表1-9，湿度一般为60%~80%；如果患儿体温不升，箱温应设置为比患儿体温高1℃，预热时间为30~60分钟。

（5）当暖箱温度、湿度达到预设值后，患儿着单衣，裹尿布，将患儿放入暖箱中。必要时安放皮肤温度监测探头。

（6）使用肤控模式调节箱温时，应将体温探头用胶布牢靠固定于患儿剑突和脐之间的腹部平坦部位，一般设置探头肤温为36~36.5℃。

（7）记录箱温和患儿体温，患儿体温未升至正常前需30~60分钟记录一次体温情况；体温稳定后，1~4小时测体温一次。

（8）告知产妇及家属暖箱的使用注意事项。

（9）患儿出暖箱：核对医嘱及新生儿腕带信息；为患儿穿好衣服，包好包被，放入婴儿床；关闭暖箱电源，进行终末消毒处理。

（10）用物及垃圾分类处理、洗手。

三、操作注意事项

（1）注意保持患儿体温为36.5~37.5℃，使用肤控模式时应注意探头是否脱落，造成患儿体温不升的假象，导致箱温调节失控。

（2）病室温度应该设置在26~28℃，以减少辐射散热，暖箱避免放置在阳光直射、有对流风或取暖设备附近，以免影响箱内温度。

（3）护理操作应尽量在箱内集中进行，如喂奶、换尿布、清洁皮肤、观察病情及检查等，并尽量减少开门次数和时间，以免导致箱温波动。

（4）入箱操作、检查、接触患儿前后，必须进行手卫生，防止交叉感染。

（5）注意观察患儿情况和箱温状况，如遇暖箱报警，应及时查找原因，避免暖箱温度骤然升降，导致患儿体温变化而造成不良影响。

（6）保持暖箱清洁，每日用清水擦拭暖箱内外，若遇污渍应及时清洁，并每日更换灭菌注射用水；暖箱使用完毕后及时进行终末消毒，拆卸暖箱各部件，使用一次性医用消毒湿巾或500~1000 mg/L含氯消毒剂擦拭，定期进行细菌监测。

四、评分标准

新生儿暖箱使用操作评分标准见表1-8。

表1-8　新生儿暖箱使用操作评分表

项目	内容及评标准	分值	得分
准备 （10分）	医嘱准备：打印医嘱单，签名，双人核对	4	
	环境准备：整洁、安静、调节室温26~28℃	1	
	用物准备：物品齐全，摆放有序；质量合格	4	
	自身准备：着装整洁，仪表规范；洗手，戴口罩	1	
实施 （70分）	核对解释：携用物至床旁，核对患儿信息；向产妇及家属解释操作目的、有关事项	8	
	评估患儿：体重、日龄、皮肤情况	6	
	检查暖箱：连接电源，暖箱水槽内加入灭菌注射用水	6	
	预热暖箱：预热时间为30~60分钟	10	
	选择合适温湿度：根据患儿体重、出生日龄、胎龄选择合适温度，湿度一般为60%~80%	10	
	入暖箱：患儿着单衣、裹尿片，将患儿放入暖箱，取舒适体位，将体温探头用胶布牢靠固定于患儿剑突和脐之间的腹部平坦部位，设置探头肤温为36~36.5℃	8	
	核对记录：洗手，再次核对，记录箱温和患儿体温	4	
	健康宣教：告知产妇及家属暖箱的使用注意事项	8	
	用物处置：用物及垃圾分类处理、洗手	2	
	出暖箱：核对医嘱及新生儿腕带信息；为患儿穿好衣服，包好包被，放入婴儿床；关闭暖箱电源，进行终末消毒处理	8	

续表1-8

项目	内容及评标准	分值	得分
评价 (20分)	人文关怀：操作前告知家属操作目的；操作中观察患儿体温及暖箱温度；操作后为患儿取舒适卧位	8	
	熟练度：操作熟练、规范、按时完成；暖箱温度设置准确	8	
	健康宣教：有效沟通，有针对性，涉及操作、疾病等相关内容	2	
	专业素养：精神面貌、自信心、协调性、整体状态等综合评估	2	
总分		100	

五、相关知识

1. 入暖箱条件

①体重<2000 g 的患儿；②体温偏低或不升，如新生儿硬肿病者；③需要急救、裸体观察或治疗的新生儿；④需要保护性隔离，如剥脱性皮炎者。

2. 出暖箱条件

①体重增长至 2000 g 以上；②室温 22~24℃能够维持正常体温；③一般情况良好，吸吮能力良好；④在暖箱中生活 1 个月以上，体重不到 2000 g，但一般情况良好者，遵医嘱灵活决定。

3. 暖箱温度

暖箱温度应根据患儿出生体重及日龄设置。不同体重患儿的暖箱温度见表1-9。

表 1-9　不同体重患儿的暖箱温度

出生体重(kg)	暖箱温度			
	35℃	34℃	33℃	32℃
1.0~1.5	出生 10 天内	10 天后	3 周后	5 周后
1.5~2.0		出生 10 天内	10 天后	4 周后
2.0~2.5		出生 2 天内	2 天后	3 周后
≥2.5			出生 2 天内	2 天后

六、测试题

(1)新生儿暖箱的湿度一般为(　　　　)。

A. 20%~30%　　　B. 40%~50%　　　C. 45%~55%　　　D. 55%~60%　　　E. 60%~80%

答案：E

解析：根据患儿体重及出生日龄调节所需温湿度，湿度一般为 60%~80%。

(2)暖箱发出警报声,作为当班护士首先应该( )。

A.安抚家属   B.继续将婴儿置于暖箱

C.暖箱水槽内加水   D.报告值班医生,切断暖箱电源

E.立刻将婴儿抱出暖箱,做好保暖

答案:E

解析:暖箱报警,应首先将婴儿抱出暖箱,再检查原因,必要时更换暖箱。

(3)使用肤控模式调节箱温时,应将探头置于患儿( )。

A.腹部   B.头部   C.胸部   D.手掌   E.大腿内侧

答案:A

解析:使用肤控模式调节箱温时,将探头置患儿腹部平坦部位。

(4)使用肤控模式调节箱温时,探头肤温设置为( )。

A.36~36.5℃   B.36.5~37℃

C.37.5~38℃   D.38.5~39℃

E.39.5~40℃

答案:A

解析:使用肤控模式调节箱温时,一般设置探头肤温为36~36.5℃。

(5)患儿早上7:00入暖箱,责任护士8:00接班,需间隔多久记录箱温和患儿体温( )。

A.30~40分钟   B.40~50分钟   C.30~60分钟   D.60~70分钟   E.90分钟

答案:C

解析:入暖箱最初需30~60分钟记录一次体温情况;体温稳定后,1~4小时测体温1次。

(6)患儿入暖箱后,患儿体温应保持为( )。

A.36~36.5℃   B.36.5~37.5℃

C.37.5~38℃   D.38.5~39℃

E.40℃

答案:B

解析:患儿入暖箱后,保持患儿体温应为36.5~37.5℃。

(7)以下**不符合**新生儿入暖箱的条件是( )。

A.体重<2000 g者   B.体温偏低或不升

C.新生儿硬肿病   D.需要保护性隔离者

E.体重2500 g,一般情况良好

答案:E

解析:入暖箱条件:体重<2000 g者;体温偏低或不升,如新生儿硬肿病;需要保护性隔离,如剥脱性皮炎者。

(8)以下符合新生儿出暖箱的条件是( )。

A.体重增长至1500 g以上

B.室温18~22℃能够维持正常体温

C. 新生儿体温偏低

D. Apgar 评分 5 分钟 >6 分

E. 体重 >2000 g，吸吮能力好，一般情况良好者

答案：E

解析：出暖箱条件：体重增长至 2000 g 以上；室温 22~24℃能够维持正常体温；一般情况良好，吸吮能力良好有力；在暖箱中生活 1 个月以上，体重不到 2000 g，一般情况良好者。

（9）患儿，体重 2500 g，出生第 2 天，医生开医嘱"新生儿持续暖箱治疗"，请问暖箱温度应该设为（　　）。

A. 35℃　　　　　B. 34℃　　　　　C. 33℃　　　　　D. 32℃　　　　　E. 31℃

答案：C

解析：新生儿体重 ≥2500 g，出生 2 天内，暖箱温度应设置为 33℃。

（10）患儿，出生体重 2000 g，入新生儿持续暖箱 2 天，暖箱温度为（　　），护士两次巡视病房发现患儿体温均为 34℃，暖箱温度应设置为（　　）。

A. 34℃，37℃　　B. 35℃，34℃　　C. 35℃，36℃　　D. 34℃，35℃　　E. 35℃，35℃

答案：D

解析：新生儿体重 2000~2500 g，出生 2 天内，暖箱温度应设置为 34℃。患儿体温不升，箱温应设置为比患儿体温高 1℃。

七、操作模拟竞赛试题

1. 题干　20 床，李某之婴，早产儿，宫内孕 36^{+2} 周，顺产出生，男孩，体重 2800 g，Apgar 评分 1 分钟 8 分，5 分钟 10 分，经新生儿科医生完善健康评估后，遵医嘱入新生儿持续暖箱。

2. 竞赛要求　请选手完成新生儿暖箱操作。

3. 提示卡　患儿放入暖箱 2 小时后，暖箱出现报警音，家属十分焦急。（选手进行记录时出示）

4. 临床思维　选手能够根据患儿出生体重、日龄正确设置暖箱温度和湿度，患儿为早产儿，体重 2800 g，暖箱温度应设置为 33℃，湿度一般为 60%~80%，同时进行针对性的健康指导。选手发现暖箱报警时能够及时查找原因、正确处理，且能安抚家属。

5. 模型及环境要求　新生儿模型、室温 26~28℃。

6. 用物准备　新生儿暖箱、灭菌注射用水、一次性医用垫巾、新生儿体重秤、体温计、快速手消毒液、分类垃圾桶、护理记录单、笔。

（廖蓉　周昔红）

第八节　新生儿蓝光照射

新生儿蓝光照射又称"光疗"，是一种治疗高胆红素血症的辅助方法。主要作用是通过一定波长的光线使新生儿血液中脂溶性的未结合胆红素转变为水溶性异构体，使其易于从胆汁和尿液中排出体外，从而降低血清胆红素水平。

一、操作前准备

(1)自身准备：着装整洁，仪表规范；洗手，戴口罩。

(2)环境准备：整洁、安静，调节室温至26～28℃。

(3)用物准备：新生儿暖箱、光疗灯、遮光眼罩、会阴遮盖物(尿片)、一次性医用垫巾。

二、操作步骤

(1)携用物至床旁，核对患儿姓名及腕带信息，向产妇及家属说明操作目的、做好解释工作，以取得配合。

(2)评估患儿出生体重、日龄、生命体征、皮肤黄疸及反应等情况，测量体温。

(3)检查光疗灯的线路及灯管亮度，暖箱性能是否完好，新生儿暖箱水槽内加入灭菌用水。

(4)连接电源，预热暖箱。根据患儿体重调节暖箱温度、湿度。

(5)将患儿全身皮肤裸露，以增强照射皮肤面积，用尿片遮盖外生殖器。

(6)入光疗箱，记录开始照射的时间。

(7)维持患儿体温稳定，每4小时测量体温、脉搏、呼吸一次；喂哺的时间间隔不超过3小时。

(8)在光疗过程中，需经常变换患儿体位，仰卧位、俯卧位交替；专人巡视，防窒息。

(9)严密观察患儿精神反应、哭声、肌张力、原始反射、皮肤颜色和完整性、大小便，有无变化及黄疸进展程度(部位及颜色)并记录。

(10)光疗结束后，关闭灯源，脱下眼罩，测量体温，清洁全身皮肤，更换尿片。

(11)患儿出箱后清洁消毒光疗设备，记录出箱时间及灯管使用时间。

三、操作注意事项

(1)患儿入箱前需进行皮肤清洁，禁忌在皮肤上涂粉剂和油类以免影响光疗效果；尿片尽量缩小面积，男婴注意保护阴囊；佩戴遮光眼罩，避免光线损伤患儿的视网膜；遮挡光疗设备，避免对产妇及其他患儿造成影响；为患儿剪短指甲，防止患儿烦躁引起皮肤抓伤。

(2)严密观察患儿光疗时的病情变化，监测血清胆红素变化以判断疗效；注意黄疸的部位、程度；注意吸吮能力、哭声的变化；注意皮肤有无破损，随时观察眼罩、会阴遮盖物有无脱落。

（3）光疗时应充分暴露患儿皮肤广泛照射，使患儿皮肤均匀受光。单面照射者，应2小时更换体位一次。因患儿光疗时容易移动体位，需注意观察患儿在光疗箱中的位置，及时纠正不良体位，避免局部皮肤长时间受压而致压力性损伤。

（4）患儿光疗时，体温维持在36.5~37.2℃，如体温高于37.8℃或者低于35℃，应暂时停止光疗。

（5）光疗过程中，患儿易哭闹、出汗，不显性失水比正常小儿高2~3倍，应及时补充水分，记录出入量。如患儿出现烦躁、嗜睡、高热、皮疹、拒奶、脱水及青铜综合征等表现时，及时报告医生，妥善处理。

（6）光疗超过24小时会造成体内核黄素缺乏，一般进行光疗的同时或光疗后应补充核黄素，以防止继发的红细胞谷胱甘肽还原酶活性降低导致的溶血。

（7）记录灯管使用时间，达到设备规定时限须更换灯管。保持灯管及反射板的清洁，防止灰尘影响光照强度。

（8）光疗结束后，关闭电源，做好仪器的清洁、消毒，放置在干净，温度、湿度变化较小、无阳光直射的场所。

四、评分标准

新生儿蓝光照射操作评分标准见表1-10。

表1-10　新生儿蓝光照射操作评分表

项目	内容及评分标准	分值	得分
准备 （10分）	医嘱准备：打印医嘱单，签名，双人核对	4	
	环境准备：整洁、安静、室温26~28℃	1	
	用物准备：物品齐全，摆放有序；质量合格	4	
	自身准备：着装整洁，仪表规范；洗手，戴口罩	1	
实施 （70分）	核对解释：携用物至床旁，核对患儿信息；向产妇及家属解释操作目的、有关事项	8	
	评估患儿：出生体重、出生日龄、生命体征、皮肤黄疸、反应等情况，测量体温	8	
	检查光疗箱：光疗灯性能是否完好，连接电源，预热光疗箱	6	
	入光疗箱：将患儿全身皮肤裸露；佩戴遮光眼罩；用尿片遮盖外生殖器，男婴注意保护阴囊；修剪指甲，以防抓伤皮肤；将患儿放入光疗箱，记录开始照射时间	14	
	体位：取舒适体位，光疗时使患儿皮肤均匀受光，并尽量使身体广泛照射，仰卧、俯卧位交替	10	
	健康宣教：告知产妇及家属光照疗法的注意事项	8	
	核对记录：洗手，再次核对，记录	4	
	光疗结束后：关闭灯源，脱下眼罩，为患儿穿好衣服，更换尿片，包好包被，放入婴儿床；关闭电源，仪器进行终末消毒处理	10	
	用物处置：用物及垃圾分类处理、洗手	2	

续表1-10

项目	内容及评分标准	分值	得分
评价 (20分)	人文关怀：操作前详细告知家属操作目的；严密监测患儿黄疸的部位、程度及其变化，注意吸吮能力、哭声的变化；注意皮肤有无破损，随时观察眼罩、会阴部遮盖物有无脱落	8	
	熟练度：操作熟练、规范、按时完成	8	
	健康宣教：有效沟通，有针对性，涉及操作、疾病等相关内容	2	
	专业素养：精神面貌、自信心、协调性、整体状态等综合评估	2	
总分		100	

五、相关知识

(一)生理性黄疸

生理性黄疸是由于新生儿早期胆红素代谢的特点所致，血清未结合胆红素增高到一定范围内的黄疸。足月儿多于出生后2~3天出现，出生后4~5天达高峰，轻者仅限于巩膜、面颈部黄染，重者可延及躯干、四肢，一般无症状，出生后2周之内消退。早产儿由于血浆白蛋白偏低，肝功能较足月儿更不成熟，黄疸程度较重，消退较慢，最长可延长至出生后2~4周。生理性黄疸必须排除病理性黄疸的各种原因后方可确定。

(二)病理性黄疸

1. 新生儿出现以下情况之一者考虑为病理性黄疸

(1)出现早：出生后24小时内出现黄疸，血清总胆红素(total serum bilirubin, TSB)>102 μmol/L(6 mg/dL)。

(2)程度重：血清总胆红素足月儿>220.6 μmol/L(12.9 mg/dL)、早产儿>257 μmol/L(15 mg/dL)。

(3)加重快：每日上升超过85 μmol/L(5 mg/dL)。

(4)持续时间长：黄疸持续时间，足月儿>2周，早产儿>4周；或进行性加重。

(5)黄疸退而复现。

2. 病理性黄疸的分类

(1)感染性病理性黄疸。

1)新生儿肝炎由TORCH病毒感染引起，包括T(toxoplasma，弓形虫)、R(rubellavirus，风疹病毒)、C(cytomegalicvirus，CMV，巨细胞病毒)、H(herpessimplexvirus，HSV，单纯疱疹病毒)、O(other，包括先天性梅毒及其他病毒，如乙型肝炎病毒、细小病毒B19等)，常在出生后1~3周或更晚出现，患儿可表现为厌食、呕吐，肝功能受损及肝脏肿大。

2)新生儿败血症及其他感染，由于细菌感染导致红细胞破坏过多所致。

(2)非感染性病理性黄疸。

1)新生儿溶血病：见于母婴血型不合如 ABO 或 Rh 血型不合等，以 ABO 血型不合溶血病最常见。

2)胆道闭锁：其病因尚不清楚，可能与胆道先天性发育异常或宫内感染(病毒)所致的胆管炎、纤维化，最终导致闭锁有关。临床特点：表现为进行性加重的黄疸；进行性肝肿大；进行性肝功能损害；大便颜色由黄色转变为白色；出生后 3 个月左右出现肝硬化，要求在 3 个月内作出诊断，否则失去手术机会。

3)母乳喂养性黄疸：原因尚不明，目前认为与母乳中 β-葡萄糖醛酸苷酶活性过高，使肠道内未结合胆红素生成增加有关。常与生理性黄疸同时出现，血清胆红素可高达 342 μmol/L(20 mg/dL)，婴儿反应通常表现良好，黄疸于 4~12 周开始逐渐消退，停止母乳喂养 1~3 天，婴儿黄疸减轻或消退有助于诊断。

4)其他：如红细胞酶缺陷，葡萄糖-6-磷酸脱氢酶(G-6-PD)、丙酮酸激酶和己糖激酶，遗传性球形红细胞增多症、遗传学椭圆形细胞增多症、地中海贫血、半乳糖症、果糖不耐受症、酪氨酸血症等。

3.胆红素脑病

由于极度增高的游离胆红素透过血脑屏障，在脑组织聚集、结合、沉积，造成神经细胞损害，最常受累部位是基底节。胆红素脑病患儿血清胆红素常在 342 μmol/L(20 mg/dL)以上，早产儿尤易发生。本病多见于出生后 1 周内，最早可于出生后 1~2 天出现神经症状。临床将其分为 4 期：

(1)警告期：表现为嗜睡、反应低下、吸吮无力、拥抱反射减弱、肌张力减低等，偶有尖叫和呕吐，此期持续 12~36 小时。

(2)痉挛期：出现抽搐、角弓反张和发热(多于抽搐同时发生)。轻者仅有双眼凝视，重者出现肌张力增高、呼吸暂停、双手紧握、双臂伸直内旋，甚至出现角弓反张，此期持续 12~36 小时。

(3)恢复期：吃奶及反应好转，抽搐次数减少，角弓反张逐渐消失，肌张力逐渐恢复，此期约持续 2 周。

(4)后遗症期：核黄疸四联症。①手足徐动：经常出现不自主、无目的和不协调的动作；②眼球运动障碍：眼球向上转动障碍，形成日落眼；③听觉障碍：耳聋，对高频音失听；④牙釉质发育不良：牙呈绿色或深褐色。此外，也可留有脑瘫、智力落后、抽搐、抬头无力和流涎等后遗症。

六、测试题

(1)属于新生儿生理性黄疸的表现是(　　　)。

A.黄疸出现过早　　　　　　　　　B.黄疸程度过重

C.黄疸退而复现　　　　　　　　　D.黄疸消退延迟

E.7~10 天消退

答案：E

解析：生理性黄疸是新生儿出生后 2~14 天内，单纯由于新生儿胆红素代谢特点所致，无临床症状，肝功能正常，血清未结合胆红素增加。足月儿生理性黄疸多于出生后 2~3 天出现，出生后 4~5 天为高峰，出生后 7~10 天消退。早产儿生理性黄疸可延长至出生后 2~4 周消退。

(2)关于新生儿病理性黄疸下列**错误的**是(　　)。

A.出生后 24 小时内出现黄疸

B.早产儿血清总胆红素>205 μmol/L

C.足月儿黄疸持续>2 周，早产儿黄疸持续>4 周

D.黄疸退而复现

E.血清结合胆红素>32 μmol/L

答案：B

解析：早产儿血清总胆红素>257 μmol/L，考虑为病理性黄疸。

(3)进行光照疗法，患儿准备**不包括**(　　)。

A.测量体温　　　　　　　　　　　B.入光疗箱前，进行母乳喂养

C.裹尿片，保护外生殖器　　　　　D.戴好光疗眼罩

E.进行新生儿抚触，全身抹润肤油

答案：E

解析：光疗前，禁忌在患儿皮肤涂抹粉剂和油剂。

(4)足月儿，母乳喂养，出生后 3 天因黄疸入院，血清总胆红素 289 μmol/L，母亲血型为 O 型、Rh 阳性，父亲血型为 AB 型、Rh 阳性，该患儿黄疸最有可能的原因是(　　)。

A.围产期感染　　　　　　　　　　B.胆道闭锁

C.免疫功能低下　　　　　　　　　D.葡萄糖-6-磷酸酶缺乏

E.母婴血型不合

答案：E

解析：病理性黄疸最常见的原因为新生儿母婴血型不合溶血病，该案例母亲血型为 O 型，父亲血型为 AB 型，存在母婴血型不合。

(5)新生儿生理性黄疸的主要原因(　　)。

A.新生儿胆道狭窄　　　　　　　　B.新生儿胆汁黏稠

C.新生儿胆囊小　　　　　　　　　D.出生后红细胞破坏过多

E.胆红素生成相对较多

答案：E

解析：新生儿生理性黄疸是由于胆红素在体内聚集，而引起的皮肤、黏膜、体液及其他组织被黄染的现象。

(6)足月新生儿生理性黄疸常发生于出生后(　　)。

A.1~2 天　　　B.2~3 天　　　C.3~4 天　　　D.4~5 天　　　E.5~6 天

答案：B

解析：新生儿生理性黄疸的特点：足月儿于出生后 2~3 天出现黄疸，早产儿多于出生后 3~5 天出现。

(7)蓝光治疗期间患儿体温升高至 39℃，应采取的措施是(　　)。

A.将患儿抱出光疗箱　　　　　　　B.乙醇擦浴

C.在箱中加入冷水　　　　　　　　　　D.不需处理

E.调节蓝光灯与患儿的距离

答案：A

解析：患儿光疗时，如体温高于37.8℃或者低于35℃，应暂时停止光疗。

(8)使用蓝光箱进行光照疗法时，一般采用的波长为(　　)。

A.425~475 nm　　　　　　　　　　　B.350~420 nm

C.420~450 nm　　　　　　　　　　　D.380~420 nm

E.320~475 nm

答案：A

解析：临床上光照疗法多采用蓝光照射治疗，其中波长425~475 nm的蓝光最为有效。

(9)使用单面光疗箱应每(　　)小时更换一次体位。

A.1　　　　　B.2　　　　　C.3　　　　　D.4　　　　　E.6

答案：B

解析：单面照射者，每2小时更换体位一次，使全身皮肤均匀受光。

(10)新生儿蓝光照射治疗的适应证为(　　)。

A.新生儿高胆红素血症

B.极低出生体重儿预防性光疗

C.产前诊断溶血症，出生后4天黄疸逐渐下降

D.母乳喂养性黄疸

E.换血前后的辅助治疗

答案：A

解析：光照疗法主要作用是通过一定波长的光线使新生儿血液中脂溶性的未结合胆红素转变为水溶性异构体，使其易于从胆汁和尿液中排出体外，从而降低血清胆红素水平。

七、操作模拟竞赛试题

1.**题干**　20床患儿，女，出生20小时出现无明显诱因的颜面部黄染。无发热，嗜睡，抽搐等症状，精神状态良好及吃奶可，四肢张力正常，新生儿反射可引出。辅助检查：血型为B型；血清总胆红素205 μmol/L，肝功能检查无异常。其母亲血型为O型。入院后完善相关检查，遵医嘱予以光照疗法。

2.**竞赛要求**　请选手完成蓝光照射治疗操作。

3.**临床思维**　出生后24小时内出现的黄疸，血清总胆红素超过102 μmol/L，应考虑为病理性黄疸。母亲血型为O型，考虑为溶血性黄疸可能性大。应继续密切观察患儿黄疸的进展程度，吃奶、反应情况，遵医嘱完善相关检查，能进行针对性护理措施及对家属实施健康指导。

4.**模型及环境要求**　新生儿模型、室温26~28℃。

5.**用物准备**　新生儿暖箱、光疗灯、遮光眼罩、会阴遮盖物(尿片)、一次性医用垫巾、卫生纸、快速手消毒液、分类垃圾桶、护理记录单、笔。

（廖蓉　姚娜）

第九节　多普勒听胎心音

多普勒听胎心音是一种传统、经济、简便且易行的监测方法，一般于妊娠 12 周可用多普勒胎心仪经孕妇的腹壁能探测到胎心音。

一、操作前准备

(1)自身准备：着装整洁，仪表规范；洗手，戴口罩。

(2)环境准备：清洁安静、室温适宜，用床帘或屏风遮挡，保护隐私。

(3)用物准备：多普勒胎心仪、耦合剂、卫生纸。

二、操作步骤

(1)携用物至床旁，核对姓名及腕带信息。向孕妇及家属解释操作目的，以取得配合。嘱孕妇排空膀胱。必要时拉好床帘或屏风遮挡，保护隐私。

(2)评估孕妇妊娠史、孕周、胎方位、胎动、宫缩情况；评估腹部皮肤、腹壁张力等情况。

(3)协助孕妇取半卧位或半坐卧位，双腿放平，腹肌放松。

(4)暴露腹部，四步触诊法确定胎背位置。

(5)将胎心音探头涂耦合剂放置于胎心音区，开启多普勒胎心仪，听诊 1 分钟。

(6)听诊完毕，用纸巾擦净孕妇腹部与胎心音探头上的耦合剂。

(7)告知孕妇胎心率数值，协助孕妇整理衣物，取舒适体位，整理床单位。

(8)指导孕妇自测胎动方法，结合孕妇妊娠情况做好健康宣教。

(9)用物及垃圾分类处理、洗手、记录。

三、操作注意事项

(1)孕妇了解多普勒听胎心音的意义及配合方法。

(2)注意保护隐私，冬季注意保暖。

(3)多普勒胎心仪仅能获得每分钟胎心率，不能分辨出胎心率变异、瞬间变化及胎心与宫缩、胎动的关系，应注意同时观察孕妇的脉搏，与孕妇脉搏区分。

(4)观察胎心音变化，告知孕妇胎心音正常值范围，胎心>160 次/min 或<110 次/min，给予吸氧并及时报告医生处理。

(5)听诊时应注意胎心音的节律及速率，应与子宫杂音、腹主动脉音及脐带杂音相鉴别。

(6)观察孕妇有无胸闷、气促等不适。

(7)若有宫缩，应在宫缩间歇时听诊。潜伏期每小时听诊胎心音 1 次，活跃期每 15～

30 分钟听诊 1 次，每次听诊 1 分钟。

四、评分标准

多普勒听胎心音操作评分标准见表 1-11。

表 1-11　多普勒听胎心音操作评分表

项目	内容及评分标准	分值	得分
准备 (10分)	医嘱准备：核对医嘱、执行单；签名	3	
	环境准备：清洁安静，室温适宜，用床帘或屏风遮挡，保护隐私	2	
	用物准备：物品齐全；质量合格	3	
	自身准备：着装整洁，仪表规范；洗手，戴口罩	2	
实施 (70分)	核对解释：携用物至床旁，核对孕妇信息；向孕妇及家属解释操作目的和有关事项，嘱孕妇排空膀胱；协助孕妇取半卧位或半坐卧位，双腿放平，腹肌放松	12	
	评估孕妇：妊娠史、孕周、胎方位、胎动、宫缩等情况	3	
	暴露腹部，四步触诊法了解胎方位，判断胎背位置	8	
	涂耦合剂，听诊，如有宫缩在宫缩间歇期听诊	5	
	听诊记数 1 分钟	5	
	注意胎心的频率、节律、强弱，与腹主动脉杂音、脐带杂音相鉴别	10	
	告知孕妇胎心音的正常范围及此次所测的结果，洗手，记录	5	
	擦净皮肤和探头，不污染床单和衣服	5	
	协助孕妇取舒适体位，整理床单位	5	
	健康宣教：告知孕妇自我监测胎动的方法及重要性	10	
	用物处置：用物及垃圾分类处理、洗手	2	
评价 (20分)	人文关怀：操作前告知孕妇该操作目的；操作中询问孕妇感受并观察其情况；操作后及时告知检查结果；关注隐私保护及保暖	8	
	熟练度：操作熟练、规范、按时完成	8	
	健康宣教：指导全面，有针对性	2	
	专业素养：精神面貌、自信心、协调性、整体状态等综合评估	2	
总分		100	

五、相关知识

1.适应证

适用于妊娠 12 周以上的孕妇。

2.禁忌证

无。

3.胎心音

妊娠 12 周用多普勒胎心仪经孕妇的腹壁能探测到胎心音，妊娠 18~20 周时，用一般听诊器经孕妇腹壁能听到胎心音。胎心音呈双音，第一音与第二音很接近，似钟表的"滴答"声，速度较快，每分钟 110~160 次。胎心音应与子宫杂音、腹主动脉音、胎动音及脐带杂音相鉴别。

胎心音在靠近胎儿背部的孕妇腹壁上听诊时清晰而响亮，妊娠 24 周前，胎心音听诊部位多在脐下正中或稍偏左、右；妊娠 24 周后，听诊部位为：①枕先露时，胎心音在孕妇脐左(右)下方；②臀先露时，胎心音在孕妇脐左(右)上方；③肩先露时，胎心音在孕妇脐部下方最清楚。当孕妇腹壁紧、子宫较敏感、确定胎背有困难时，可以借助胎心音和胎先露来综合分析判断胎位。

胎心率是产程中重要的观察指标。临产后应严密监测胎心频率、节律性及宫缩后胎心有无变异。潜伏期宫缩间歇时每隔 1~2 小时听胎心音一次；进入活跃期后，应每 15~30 分钟听胎心音一次；第二产程宫缩频而强，应密切监测胎儿有无急性缺氧，每 5 分钟听胎心音一次，必要时用胎心监护仪监测。宫缩时胎头受压，胎儿脑血流量一过性减少，导致胎儿一时性缺氧，胎儿心率一过性减慢，但每分钟不应<100 次，宫缩后胎心率能迅速恢复至原来水平为早期减速。若宫缩后胎心率减慢且不能迅速恢复，或胎心率<110 次/min 或>160 次/min，均提示胎儿缺氧，应边找原因边处理，立即予吸氧、左侧卧位等处理。

正常情况下，胎心率为 110~160 次/min，并应排除感染、药物或产程中操作等影响；观察 10 分钟持续胎心率>160 次/min，为心动过速，胎心率≥180 次/min，为重度心动过速；持续胎心率<110 次/min，为心动过缓，胎心率<100 次/min，为重度心动过缓。

六、测试题

(1)下列关于胎心评估描述**错误的**是(   )。

A.正常胎心率为 110~160 次/min

B.临产后应严密监测胎心的频率、节律和宫缩后胎心有无变异

C.于宫缩间歇时听胎心音，注意与孕妇的脉搏区分

D.多普勒胎心仪能分辨瞬间变化，识别胎心率的变异及其与宫缩的关系

E.胎心监护仪可观察胎心率的变异及其与宫缩、胎动的关系

答案：D

解析：多普勒胎心仪仅用于听诊胎心音，无法识别胎心率的变异及其与宫缩的关系。

(2)孕妇行多普勒听胎心音宜采取的体位是(   )。

A.仰卧位   B.左侧卧位

C.右侧卧位   D.半卧位或半坐卧位

E.平卧位

答案：D

解析：听诊胎心音前，协助孕妇取半卧位或半坐卧位，双腿放平，腹肌放松。

(3)正常胎心率为(   )。

A.100~140 次/min   B.100~160 次/min

C. 140~160 次/min D. 120~140 次/min

E. 110~160 次/min

答案：E

解析：正常情况下，胎心率为 110~160 次/min。

(4)孕妇，孕 35 周，胎方位为骶右前，在孕妇腹壁上听诊胎心音，最清楚的部位可能在脐( )。

A. 左上方 B. 右上方 C. 左下方 D. 右下方 E. 周围

答案：B

解析：听诊部位为：①枕先露：胎心音在孕妇脐左(右)下方；②臀先露：胎心音在孕妇脐左(右)上方；③肩先露：胎心音在孕妇脐部下方最清楚。骶右前时胎背位于孕妇脐部右上方。

(5)临床上听诊胎心音一般在妊娠( )周。

A. 12~14 B. 14~16 C. 16~18 D. 18~20 E. 20 周以上

答案：D

解析：妊娠 18~20 周经孕妇腹壁能听到胎儿心音。

(6)枕右前位时胎儿的枕骨在母体骨盆的( )。

A. 左前方 B. 右后方 C. 右前方 D. 左后方 E. 中央

答案：C

解析：枕先露时，胎头枕骨位于母体骨盆的左前方，应为枕左前位，余类推。

(7)关于胎心音描述正确的是( )。

A. 妊娠 18~20 周经腹壁可听及

B. 为单音

C. 妊娠 24 周后，在胎儿肢体侧听得最清楚

D. 胎心率与孕妇心率近似

E. 胎心音节律快，不易和其他声音混淆

答案：A

解析：胎心音呈双音，需与子宫杂音、腹主动脉音、胎动音及脐带杂音相鉴别，子宫杂音、腹主动脉音与孕妇脉搏相一致。妊娠 24 周后，胎心音多在胎背所在侧听得最清楚。

(8)在孕妇腹壁上听诊，节律与母体心率相一致的声音是( )。

A. 胎心音 B. 子宫血流杂音

C. 胎动音 D. 肠蠕动音

E. 脐带杂音

答案：B

解析：胎心音呈双音，需与子宫杂音、腹主动脉音、胎动音及脐带杂音相鉴别，子宫杂音与腹主动脉音及孕妇脉搏相一致。

(9)节律与胎心率相一致的声音是( )。

A. 腹主动脉音 B. 子宫血流杂音

C. 胎动音 D. 脐带杂音

E.肠蠕动音

答案：D

解析：脐带杂音为脐带血流受阻出现的与胎心率一致的吹风样低音。

(10)用多普勒胎心仪听到胎心后，计数(　　)秒。

A.30　　　　　　　B.60　　　　　　　C.80　　　　　　　D.90　　　　　　　E.120

答案：B

解析：听诊胎心音前先用四步触诊法确定胎背位置，靠近胎背上方的孕妇腹壁处听诊1分钟。

七、操作模拟竞赛试题

1.题干　17床，王某，28岁，ID：662233，因"G_2P_0，宫内孕 38^{+6} 周，单活胎，妊娠期糖尿病"入院。入院后完善相关检查，遵医嘱多普勒听胎心音每日3次。

2.竞赛要求　请选手用多普勒胎心仪听取胎心音，并评价胎心音是否正常。

3.临床思维　能正确运用四步触诊法判断胎背位置，多普勒胎心仪胎心探头放置位置在胎背处，该案例胎位为LSA，听诊部位为脐左上方。另外，能根据孕妇妊娠期糖尿病进行针对性健康指导。

4.模型及环境要求　孕妇模型，胎位设置为LSA，胎头未入盆。

5.用物准备　器械车、多普勒胎心仪、耦合剂、卫生纸、快速手消毒液、分类垃圾桶、护理记录单、笔。

（石理红）

第十节　胎动计数

胎动计数是孕妇自我监护胎儿在子宫内生长发育情况以及了解胎儿在子宫内安危的一种简便、安全又可靠的手段之一。胎动正常是胎儿存活、宫内情况良好的标志。胎动异常可能提示胎儿宫内缺氧、脐带受压等不良妊娠状态，如不及时纠正，有可能导致胎死宫内。

一、操作前准备

(1)自身准备：着装整洁，仪表规范；洗手，戴口罩。

(2)环境准备：清洁安静、室温适宜，用床帘或屏风遮挡，保护隐私。

(3)用物准备：计数工具(如小纸团、胎动计数 APP)、计时器。

二、操作步骤

(1)携用物至床旁，核对姓名及腕带信息。向孕妇及家属解释操作目的，以取得配合。嘱孕妇排空膀胱。必要时拉好床帘或用屏风遮挡，保护隐私。

(2)评估孕妇妊娠史、孕周、胎位、胎动、宫缩情况。

(3)协助孕妇取舒适体位。

(4)孕妇自感胎动 1 次，拿出 1 个计数工具计数。

(5)1 小时后统计计数工具的数量，或孕妇 1 个小时内自觉胎动的次数。

(6)协助孕妇取舒适体位，整理床单位。

(7)结合孕妇妊娠情况做好健康宣教。

(8)洗手、记录。

三、操作注意事项

(1)孕妇了解胎动计数的意义及配合方法。

(2)注意保护隐私，根据季节调节好室温。

(3)胎动计数时间为每天早、中、晚固定时间，安静的状态下，各数 1 小时胎动，把 3 次胎动加起来乘以 4 得出 12 小时的胎动数。胎儿连续的活动只能计数 1 次，如果间隔大于 3 分钟则计数 2 次。

(4)如刚开始感觉胎动减少，可先进食少量甜食、适当活动后再观察胎动有无改善。

(5)如胎动的规律和强度较平时明显改变时，则应引起重视(与肠蠕动相鉴别)。

(6)腹部脂肪较厚的孕妇可将手掌置于腹部感觉胎动情况。

四、评分标准

胎动计数操作评分标准见表 1-12。

表 1-12　胎动计数操作评分表

项目	内容及评分标准	分值	得分
准备 (10分)	医嘱准备：核对医嘱，签名	3	
	自身准备：着装符合规范；洗手，戴口罩	2	
	环境准备：清洁安静，室温适宜，用床帘或屏风遮挡，保护隐私	4	
	物品准备：用物齐全、摆放有序	1	
实施 (70分)	携用物至床旁，核对孕妇信息；向孕妇及家属解释操作目的和有关事项，嘱孕妇排空膀胱；协助孕妇取舒适体位	20	
	评估孕妇孕周大小、胎方位、胎动及宫缩等情况	8	
	孕妇自感胎动1次，拿出1个计数工具计数	8	
	记数1小时，统计计数工具的数量	10	
	协助孕妇取舒适体位，整理床单位	8	
	做好健康宣教，告知孕妇胎动的正常范围，告知孕妇自我监测胎动的方法及重要性	10	
	洗手、记录	6	
评价 (20分)	人文关怀：关注孕妇感受，满足需要及心理支持；协助孕妇取舒适卧位；关注隐私保护及保暖	6	
	熟练度：指导及记录规范	4	
	健康宣教：有效沟通，指导全面，有针对性	8	
	专业素养：精神面貌、自信心、协调性、整体状态等综合评估	2	
总分		100	

五、相关知识

1. 适应证

适用于孕20周以上的孕妇。

2. 禁忌证

无。

3. 胎动

（1）大多数孕妇于妊娠18~20周自觉胎动，妊娠28周以后，正常胎动次数≥10次/2小时。随妊娠周数增加，胎动次数也增多，但至妊娠晚期因羊水量减少和空间减小，胎动次数又逐渐减少。腹壁薄且松弛的孕妇，腹壁可见胎动。如果胎动计数<10次/2小时或比以往监测规律减少50%者则应考虑是否有胎儿宫内缺氧，应及时报告医生，并做相应护理处置（嘱左侧卧位、吸氧等）。

（2）胎动有一定规律，健康的胎儿有睡眠周期，胎动常在睡眠周期消失，持续20~40分钟；胎儿还有"生物钟"习性，通常在上午8：00~12：00胎动均匀，中午后2：00~

3：00 胎动最少，晚上 6：00~12：00 胎动最为频繁。如孕妇无条件每天测 3 次胎动，可在每天晚上 6：00~10：00 测 1 小时。

（3）胎动过频是胎儿缺氧的早期表现，缺氧晚期失代偿期则胎动减弱、次数减少，进而消失。胎动与胎儿行为状态有关，凡能影响胎儿行为的因素都可影响胎动数，如孕妇饥饿、主动或被动吸烟，使用麻醉、镇静或解痉药物及胎儿神经系统发育异常或功能异常都可导致胎动减少；而撞击、强光、声音刺激、推动胎儿等可使胎动增多。胎动计数会受孕妇工作性质、羊水量、孕妇的腹壁厚度、胎盘位置、药物等因素影响，个体差异大。因此，胎动减少不能作为胎儿窘迫的唯一依据。

六、测试题

（1）孕妇自觉胎动，多数开始于（　　　）。

A. 妊娠 14~16 周　　　　　　　　　　B. 妊娠 16~18 周

C. 妊娠 18~20 周　　　　　　　　　　D. 妊娠 20~22 周

E. 妊娠 12 周

答案：C

解析：大多数孕妇于妊娠 18~20 周开始自觉胎动。

（2）正常胎动次数应为（　　　）。

A. 1~3 次/2 小时　　　　　　　　　　B. 3~5 次/2 小时

C. 5~7 次/2 小时　　　　　　　　　　D. 6~8 次/2 小时

E. ≥10 次/2 小时

答案：E

解析：大多数孕妇于妊娠 18~20 周开始自觉胎动，正常胎动次数≥10 次/2 小时。

（3）胎儿睡眠周期为（　　　）。

A. 10 分钟　　　　B. 20 分钟　　　　C. 30 分钟　　　　D. 40 分钟　　　　E. 20~40 分钟

答案：E

解析：胎动有一定规律，健康的胎儿有睡眠周期，胎动常在睡眠周期消失，持续 20~40 分钟。

（4）关于胎动次数，下述哪项提示胎儿缺氧（　　　）。

A. 胎动<10 次/2 小时　　　　　　　　B. 胎动<12 次/2 小时

C. 胎动<15 次/2 小时　　　　　　　　D. 胎动<6 次/小时

E. 胎动<8 次/小时

答案：A

解析：如果胎动次数<10 次/2 小时或比以往监测规律减少 50% 以上则应考虑是否有胎儿宫内缺氧，应及时报告医生，并做相应处置。

（5）以下测定胎儿安危的最简便而又较准确的方法是（　　　）。

A. 胎动监测　　　　　　　　　　　　B. 胎心监测

C. 胎心计数　　　　　　　　　　　　D. 胎儿心电图

E. 以上都不正确

答案：A

解析：胎动监测是评价胎儿宫内情况最简便有效的方法之一，胎动正常，是胎儿存活、宫内情况良好的标志。

（6）在平静状态下，关于胎动计数下列描述正确的是（   ）。

A. 12 小时内胎动计数不得小于 15 次

B. 胎动 2 次/小时

C. 妊娠晚期胎动次数增多

D. 嘱孕妇每天早晨各数 1 小时胎动

E. 是孕妇自我检测胎儿宫内情况的一种重要手段

答案：E

解析：大多数孕妇于妊娠 18～20 周开始自觉胎动，正常胎动次数≥10 次/2 小时。妊娠周数越多，胎动越活跃，但至妊娠末期胎动渐减少。胎动计数时间为每天早、中、晚固定时间、安静的状态下，各数 1 小时，并记录。胎动计数是孕妇自我监护胎儿在子宫内生长发育情况以及了解胎儿在子宫内安危的一种简便、安全而又可靠的手段之一。

（7）下列哪项**不是**胎动减少的因素（   ）。

A. 声音刺激   B. 孕妇饥饿

C. 孕妇主动或被动吸烟   D. 孕妇使用麻醉、镇静药物

E. 胎儿神经系统发育异常

答案：A

解析：孕妇饥饿、主动或被动吸烟，使用麻醉、镇静或解痉药物及胎儿神经系统发育异常或功能异常都可导致胎动减少；而撞击、强光、声音刺激、推动胎儿等可使胎动增多。

（8）关于胎动**不正确**的是（   ）。

A. 孕妇开始自觉胎动在妊娠 18～20 周   B. 随妊娠进展胎动增多

C. 缺氧早期，胎动频繁   D. 胎动可自测

E. 经腹壁可见胎动

答案：B

解析：大多数孕妇于妊娠 18～20 周自觉胎动，妊娠 28 周以后，正常胎动次数≥10 次/2 小时。随妊娠周数增加，胎动次数也增多，但至妊娠晚期因羊水量减少和空间减小，胎动次数又逐渐减少。

（9）胎儿缺氧的早期表现是（   ）。

A. 胎动频繁   B. 胎动消失

C. 胎动减弱   D. 胎动次数减少

E. 胎动增强

答案：A

解析：胎动过频是胎儿缺氧的早期表现，缺氧晚期失代偿期则胎动减弱、次数减少，进而消失。

（10）下列哪项**不是**胎动增多的因素（   ）。

A. 撞击   B. 强光

C. 声音刺激 　　　　　　　　　　　　D. 推动胎儿

E. 孕妇使用解痉药物

答案：E

解析：孕妇饥饿、主动或被动吸烟、使用麻醉、镇静或解痉药物及胎儿神经系统发育异常或功能异常都可导致胎动减少；而撞击、强光、声音刺激、推动胎儿等可使胎动增多。

七、操作模拟竞赛试题

1. **题干**　17 床，李某，26 岁，ID：626262，因"G_3P_1，宫内孕 38^{+4} 周，妊娠合并肝内胆汁淤积症，自诉全身皮肤瘙痒 3 天"入院。入院后完善相关检查，遵医嘱行胎动计数。

2. **竞赛要求**　请选手完成胎动计数。

3. **提示卡**　孕妇胎动计数 5 次/2 小时。（完成胎动计数后出示该提示卡）

4. **临床思维**　该案例为妊娠合并肝内胆汁淤积症，存在胎儿窘迫高危因素，应仔细询问孕妇近期胎动情况，进行正确的胎动计数，如果胎动计数<10 次/2 小时或比以往监测规律减少 50%者则应考虑有胎儿宫内缺氧的可能。提示卡显示，该孕妇胎动计数为 5 次/2 小时，应立即报告医生，并做相应护理处置，如嘱左侧卧位，吸氧，胎心监护等。

5. **模型及环境要求**　孕妇模型，环境清洁安静，光线充足，温度适宜。

6. **用物准备**　计数工具（如小纸团、胎动计数 APP）、计时器、快速手消毒液、护理记录单、笔。

（石理红）

第十一节　宫高腹围的测量

宫高、腹围可用于初步判断孕周，并间接了解胎儿生长发育状况，估计胎儿体重。有助于动态观察胎儿发育，及时发现胎儿宫内发育迟缓、巨大儿或羊水过多等妊娠异常，使其有可能通过及时治疗得到纠正。

一、操作前准备

（1）自身准备：着装整洁，仪表规范；洗手，戴口罩。
（2）环境准备：清洁安静、室温适宜，用床帘或屏风遮挡，保护隐私。
（3）用物准备：检查床、皮尺。

二、操作步骤

（1）备齐用物到孕妇床旁，核对姓名及腕带信息。
（2）向孕妇及家属说明操作目的、告知有关事项，以取得配合。嘱孕妇排空膀胱。
（3）注意保护孕妇隐私，必要时用床帘或屏风遮挡，冬季注意保暖。
（4）协助孕妇取仰卧屈膝位，头部稍垫高，双腿略屈曲稍分开，腹肌放松。
（5）操作者站立于孕妇右侧，先摸清宫底高度，用软皮尺一端置于耻骨联合上缘，另一端沿腹壁正中线至子宫底最高点，读出厘米数为宫高数，以厘米（cm）为单位记录。
（6）操作者用软皮尺以脐水平绕孕妇腹部一周，读出厘米数为腹围数，以厘米（cm）为单位记录。
（7）协助孕妇取舒适体位，整理床单位，洗手，记录。
（8）结合孕妇妊娠情况，正确判断此次宫高、腹围测量的结果并告知孕妇及家属。
（9）做好健康宣教，结合孕妇妊娠情况告知相关知识。
（10）用物处理、洗手。

三、操作注意事项

（1）操作者使用软皮尺时不可扭曲，测量时松紧度合适，先摸清耻骨联合上缘及子宫底最高点，以便于准确测量数值。
（2）注意观察腹形大小。如腹部过大、宫底高度大于妊娠月份，应考虑双胎妊娠、巨大儿、羊水过多的可能；腹部过小、宫底过低者，应考虑胎儿宫内发育迟缓或孕周推算错误等；腹部两侧向外膨出、宫底位置较低者，肩先露可能性大；腹部向前突出或向下悬垂者，应考虑伴有骨盆狭窄的可能。
（3）正常情况下，宫底高度在妊娠36周时最高，至孕足月时稍有下降。
（4）指导孕妇测量前避免过多活动，测量时放松，测量时间过长时避免仰卧位低血压。

（5）测量时注意动作轻柔。

四、评分标准

宫高腹围测量操作评分标准见表1-13。

表1-13　宫高腹围测量操作评分表

项目	内容及评分标准	分值	得分
准备 （10分）	医嘱准备：核对医嘱、执行单；签名	4	
	环境准备：清洁安静，室温适宜，用床帘或屏风遮挡，保护隐私	2	
	用物准备：物品齐全；质量合格	2	
	自身准备：着装整洁，仪表规范；洗手，戴口罩	2	
实施 （70分）	核对解释：携用物至床旁，核对孕妇信息；向孕妇及家属解释操作目的和有关事项，嘱孕妇排空膀胱；协助孕妇取仰卧屈膝位	10	
	评估孕妇：评估孕周大小、胎方位、胎动情况	5	
	测量宫高：用软皮尺沿孕妇腹壁正中线，测量耻骨联合上缘中点至子宫底的距离	15	
	测量腹围：软皮尺贴紧皮肤，平脐绕孕妇腹部一周	15	
	协助孕妇整理衣物，取舒适体位，整理床单位，洗手，记录	8	
	告知孕妇宫高、腹围结果	5	
	健康宣教：指导孕妇自测胎动方法；结合孕妇妊娠情况告知相关知识	10	
	用物处置：用物处理、洗手	2	
评价 （20分）	人文关怀：操作前告知孕妇该操作目的；操作中询问孕妇感受并观察其情况；操作后及时告知检查结果；关注隐私保护及保暖	8	
	熟练度：操作熟练、规范、按时完成	8	
	健康宣教：指导全面，有针对性	2	
	专业素养：精神面貌、自信心、协调性、整体状态等综合评估	2	
总分		100	

五、相关知识

1.适应证

适用于孕20周以上孕妇。

2.禁忌证

无。

3.宫高、腹围

妊娠晚期可根据宫底高度和孕妇腹围结合推断胎儿体重见表1-14。

表 1-14　胎儿体重与宫高、腹围的关系

项目	估算方法
胎头衔接	胎儿体重 = 宫高（cm）×腹围（cm）+200（g）
胎头浮动或臀位	胎儿体重 = 宫高（cm）×腹围（cm）
胎膜已破，胎头衔接	胎儿体重 = 宫高（cm）×腹围（cm）+300（g）

随着妊娠的进展子宫逐渐增大。手测子宫底高度或尺测耻骨联合上子宫底高度，可初步判断子宫大小与孕周是否相符。子宫底高度因孕妇的脐耻间距离、胎儿的发育情况、单胎、多胎、羊水量等有差异，高度增长过快或过缓均有可能为异常。不同孕龄的子宫高度和子宫长度见表 1-15。

表 1-15　不同孕龄的子宫高度和子宫长度

妊娠周数	妊娠月份	手测子宫底高度	尺测子宫底高度（cm）
12 周末	3 个月末	耻骨联合上 2~3 横指	
16 周末	4 个月末	脐耻之间	
20 周末	5 个月末	脐下 1 横指	18（15.3~21.4）
24 周末	6 个月末	脐上 1 横指	24（22.0~25.1）
28 周末	7 个月末	脐上 3 横指	26（22.4~29.0）
32 周末	8 个月末	脐与剑突之间	29（25.3~32.0）
36 周末	9 个月末	剑突下 2 横指	32（29.8~34.5）
40 周末	10 个月末	脐与剑突之间或略高	33（30.0~35.3）

六、测试题

（1）妊娠 24 周子宫底高度为（　　　）。

A.脐下 1 横指　　　　　　　　　　　　B.脐上 1 横指

C.脐上 2 横指　　　　　　　　　　　　D.脐上 3 横指

E.脐与剑突之间

答案：B

解析：妊娠 24 周时，子宫底高度位于脐上 1 横指的位置。

（2）测量宫高、腹围时，操作者应站立于孕妇的（　　　）。

A.左侧　　　　B.右侧　　　　C.前面　　　　D.后面　　　　E.都可以

答案：B

解析：行宫高、腹围测量时，操作者站立于孕妇右侧。

（3）正常情况下，宫底高度在妊娠(　　)时最高，至孕足月时稍有下降。

A.32周　　　　B.34周　　　　C.36周　　　　D.38周　　　　E.40周

答案：C

解析：正常情况下，宫底高度在妊娠36周时最高，至孕足月时稍有下降。

（4）测量宫高、腹围时，孕妇宜采用(　　)。

A.平卧位　　B.左侧卧位　　C.右侧卧位　　D.半卧位　　E.仰卧屈膝位

答案：E

解析：测量宫高、腹围前，协助孕妇取仰卧屈膝位。

（5）腹围结果是以(　　)为单位。

A.分米　　　B.厘米　　　C.毫米　　　D.米　　　E.以上均不正确

答案：B

解析：腹围测量用皮尺以脐水平绕腹部一周，读出厘米数为所测得的腹围数。

（6）孕妇尺测子宫底高度为24 cm,初步判断孕周为(　　)。

A.12周末　　B.16周末　　C.18周末　　D.20周末　　E.24周末

答案：E

解析：孕24周末，手测子宫底为脐上1横指，尺测子宫底高度为24 cm。

（7）关于宫高、腹围测量前后需注意的事项，**错误的**是(　　)。

A.测量前孕妇避免过多活动　　　　B.测量时指导孕妇放松

C.长时间测量时避免仰卧位低血压　　D.孕妇取仰卧屈膝位，头部稍垫高

E.测量前孕妇可多活动

答案：E

解析：孕妇取仰卧屈膝位，头部稍垫高，双腿略屈曲稍分开，腹肌放松。测量前孕妇避免过多活动，测量时指导孕妇放松。长时间测量时避免仰卧位低血压。

（8）妊娠20周，尺测子宫底高度为(　　)。

A.18 cm　　B.24 cm　　C.26 cm　　D.29 cm　　E.32 cm

答案：A

解析：妊娠20周末，尺测子宫底高度为18 cm(15.3~21.4 cm)。

（9）孕妇宫底高度在脐与剑突之间，该孕妇孕周为(　　)。

A.26周末　　B.28周末　　C.30周末　　D.32周末　　E.34周末

答案：D

解析：妊娠32周末，子宫底高度位于脐与剑突之间。

（10）孕妇腹部过小、宫底过低者，应考虑(　　)。

A.胎儿宫内发育迟缓或孕周推算错误　　B.双胎妊娠

C.巨大儿　　　　　　　　　　　　D.羊水过多

E.胎儿肩先露

答案：A

解析：腹部过大、宫底高度大于妊娠月份，应考虑双胎妊娠、巨大儿、羊水过多的可能；腹部过小、宫底过低者，应考虑胎儿宫内发育迟缓或孕周推算错误。

七、操作模拟竞赛试题

1. 题干   16 床，陈某，30 岁，ID：665566，因"G_3P_0，宫内孕 36 周，妊娠期高血压"入院。入院后完善相关检查，遵医嘱行宫高、腹围测量。

2. 竞赛要求   请选手完成宫高、腹围测量。

3. 提示卡   宫高测量值为 29 cm，请判断是否正常。（选手完成宫高、腹围测量后出示）

4. 临床思维   妊娠 36 周末正常宫高应为 32 cm，该孕妇宫高为 29 cm，相当于 32 周末，与孕周不相符，有胎儿生长受限可能，与该孕妇妊娠期高血压疾病致胎盘灌流及胎盘功能下降引起胎儿生长受限有关。

5. 模型及环境要求   孕妇模型，环境安静。

6. 用物准备   器械车、检查床、软皮尺、快速手消毒液、护理记录单、笔。

（石理红）

第十二节　观察宫缩

　　宫缩，即子宫收缩。子宫收缩力是临产后的主要产力，贯穿于分娩的全过程。临产后的子宫收缩能使宫颈管缩短消失、宫口扩张、胎先露下降和胎儿、胎盘娩出。

一、操作前准备

　　(1)自身准备：着装整洁，仪表规范；洗手，戴口罩。
　　(2)环境准备：整洁、安静、室温适宜，用床帘或屏风遮挡，保护隐私。
　　(3)用物准备：计时器、快速手消毒液。

二、操作步骤

　　(1)备齐用物至床旁，核对孕妇姓名及腕带信息。向孕妇及家属说明操作目的、告知有关事项，以取得配合。嘱孕妇排空膀胱。
　　(2)协助孕妇摆体位，取半卧位略向左斜(坐位或侧卧位)，以防仰卧位低血压。
　　(3)评估孕妇年龄、妊娠情况、妊娠史、孕周大小、胎位、胎动及宫缩情况；评估腹部皮肤、腹形及腹壁张力情况；冬季注意保暖。
　　(4)暴露腹部，四部触诊法判断胎背位置。操作者将手放置于宫底两横指处。计时器置于手中。
　　(5)启动计时器，记录宫缩持续时间和间歇期时间。
　　(6)观察宫缩强度，连续观察3次宫缩情况。
　　(7)观察完毕整理孕妇衣物，协助孕妇取舒适体位，整理床单位。
　　(8)告知孕妇宫缩情况，指导孕妇自测宫缩方法，结合孕妇妊娠情况告知相关知识。
　　(9)洗手、记录。

三、操作注意事项

　　(1)避免膀胱充盈。
　　(2)保护孕妇的隐私，专人守护，及时观察宫缩变化。注意保暖。
　　(3)观察宫缩情况及孕妇有无胸闷、气促、头晕等症状，发现异常及时报告处理。

四、评分标准

　　观察宫缩操作评分标准见表1-16。

表 1-16   观察宫缩操作评分表

项目	内容及评分标准	分值	得分
准备 （10分）	医嘱准备：打印执行单，签名，请人核对	4	
	环境准备：整洁、安静、室温适宜，用床帘或屏风遮挡，保护隐私	1	
	用物准备：物品齐全；质量合格	4	
	自身准备：着装整洁，仪表规范；洗手，戴口罩	1	
实施 （70分）	核对解释：携用物至床旁，核对孕妇信息；向孕妇或家属解释操作目的、有关事项；协助孕妇排空膀胱，取半卧位略向左斜（坐位或侧卧位）	8	
	评估孕妇：年龄、妊娠情况、妊娠史、孕周大小、胎位、胎动及宫缩情况；腹部皮肤、腹形及腹壁张力情况	5	
	协助摆体位，暴露腹部；四部触诊判断胎背位置；观察者将手放置在宫底下两横指处	12	
	观察宫缩：启动计时器，记录宫缩持续时间和间歇期时间	20	
	体位：观察完毕取舒适体位，整理孕妇衣物及床单位	5	
	将宫缩情况告知孕妇	5	
	健康宣教：指导孕妇自测宫缩方法，告知孕妇临产相关知识和应对宫缩疼痛的方法	10	
	洗手记录：洗手、记录宫缩情况	5	
评价 （20分）	人文关怀：操作前告知孕妇操作目的；操作中询问孕妇感受并观察其情况；操作后及时告知宫缩结果、协助孕妇取舒适卧位，关注隐私保护及安全保护	8	
	熟练度：操作熟练、规范、观察准确	8	
	健康宣教：有效沟通，有针对性	2	
	专业素养：精神面貌、自信心、协调性、整体状态等综合评估	2	
总分		100	

五、相关知识

1. 适应证

流产、先兆早产、足月、先兆临产、临产孕妇均需要观察宫缩。

2. 禁忌证

无。

3. 宫缩特点

（1）节律性：宫缩的节律性是临产重要标志。正常的宫缩是宫体肌不随意、有节律的阵发性收缩并伴有疼痛，每次阵痛由弱渐强（进行期），维持一定的时间（极期），随后由强渐弱（退行期），直至消失进入间歇期，间歇期子宫肌肉松弛。宫缩如此反复出现，直至分娩结束。临产开始时，宫缩持续约30秒，间歇期5~6分钟。随产程进展宫缩间歇期渐短，持续时间渐长。当宫口开全(10 cm)后,宫缩持续时间长达60秒,间歇期仅1~2分钟。宫缩强度也随产程进展逐渐增加,宫腔压力于临产初期升至25~30 mmHg,至第一产程末增为40~60 mmHg,于第二产程高达100~150 mmHg,而间歇期宫腔压力为6~12 mmHg,伴随节律性宫缩产生阵发性宫缩痛,宫缩痛强度随宫腔压力增加而加重。出现宫缩时,子宫血流减少,宫缩间歇期子宫血流增加。

(2)对称性:正常宫缩起自两侧宫角部,迅速向宫底中线集中,左右对称,再以2 cm/s的速度向子宫下段扩散,约需15秒均匀地扩展至整个子宫,此为子宫收缩力的对称性。

(3)极性:宫缩以宫底部最强、最持久,向下逐渐减弱,宫底部收缩力的强度几乎是子宫下段的2倍,此为子宫收缩力的极性。

(4)缩复作用:宫缩时子宫体部肌纤维缩短变宽,间歇时肌纤维不能恢复到原长度,经反复收缩使肌纤维越来越短,宫腔容积逐渐缩小,这种现象称缩复作用。其目的是迫使先露部持续下降和宫颈管逐渐消失。

4.子宫收缩乏力

临床上子宫收缩乏力分为协调性子宫收缩乏力和不协调性子宫收缩乏力。

(1)协调性子宫收缩乏力:又称低张性子宫收缩乏力,子宫收缩仍保持原来的节律性、对称性、极性。但在收缩高峰时,宫腔内压上升甚微,通常压力<15 mmHg,持续时间短,间歇期长且不规律,10分钟内宫缩少于2次。宫缩高峰期时,宫体隆起不明显,按压宫底时肌壁有凹陷,不能使宫颈扩张,可使产程延长,甚至停滞。根据宫缩乏力的发生时期可分为原发性宫缩乏力和继发性宫缩乏力。协调性宫缩乏力多属于继发性宫缩乏力,对胎儿影响不大。

(2)不协调性子宫收缩乏力:又称高张性子宫收缩乏力。子宫收缩失去正常的节律性、对称性、极性,宫缩的兴奋点不是起源于两侧子宫角部,而发生在其他部位,子宫收缩波由下向上扩散,收缩波小而不规律,频率高,节律不协调。其特点是宫缩时宫底部不强,子宫下段强,间歇时宫壁张力仍持续而不放松。这种宫缩不能使宫口如期扩张、不能使胎先露如期下降,为无效宫缩。产妇表现为自觉宫缩强,持续腹痛,拒按,精神紧张,烦躁不安,体力消耗,严重时出现水电解质紊乱、尿潴留、肠胀气等,同时可出现胎儿宫内窘迫。产科检查下腹部有压痛,胎位不清,胎心不规律,早期宫口扩张缓慢或停滞,胎先露部下降延缓或停滞,潜伏期延长。

六、测试题

(1)分娩时最主要的产力是(　　　)。

A.子宫收缩力 　　　　　　　　　B.腹肌收缩力

C.腹压 　　　　　　　　　　　　D.膈肌收缩力

E.肛提肌收缩力

答案:A

解析:子宫收缩力是临产后的主要产力,贯穿于分娩全过程。

(2)当宫口开全10 cm时宫缩持续时间长达(　　　),间歇期长达(　　　)。

A.60秒,1~2分钟 　　　　　　　B.60秒,2~3分钟

C. 60 秒, 2 分钟   D. 50 秒, 1~2 分钟

E. 50 秒, 2 分钟

答案：A

解析：当宫口开全时，宫缩持续时间长达 60 秒，间歇期 1~2 分钟。

(3) 临产后的正常宫缩节律为(　　　)。

A. 进行期、极期、退行期、间歇期   B. 进行期、退行期、极期、间歇期

C. 进行期、极期、间歇期、退行期   D. 进行期、间歇期、极期、退行期

E. 间歇期、进行期、退行期、极期

答案：A

解析：临产后的正常的宫缩节律为进行期、极期、退行期、间歇期。

(4) 正常的宫缩起自(　　　)。

A. 两侧宫角部   B. 一侧宫角部

C. 子宫下段   D. 子宫底部

E. 两侧宫角及子宫底部

答案：A

解析：正常的宫缩起自两侧宫角部。

(5) 宫缩最强、最持久是(　　　)。

A. 子宫中部   B. 子宫底部   C. 子宫中下段   D. 子宫下段   E. 子宫上段

答案：B

解析：宫缩以宫底部最强、最持久。

(6) 李某，孕 39 周，宫口开大 10 cm，床旁扪及宫缩间歇时间 1~2 分钟，持续时间 60 秒，胎心基线 110 次/min，处理正确的是(　　　)。

A. 指导产妇用力   B. 完善术前准备，急诊手术

C. 静脉滴注缩宫素，尽早阴道分娩   D. 行水囊引产术

E. 静脉滴注硫酸镁，协调宫缩

答案：A

解析：当宫口开全 10 cm 后宫缩持续时间长达 60 秒，间歇期 1~2 分钟，正确处理应指导产妇用力。

(7) 观察宫缩时，正常宫缩在进入间歇期前，每次(　　　)。

A. 由弱渐强，维持一定时间，由强渐弱   B. 由强渐弱，维持一定时间，由弱渐强

C. 由弱渐强，维持一定时间，由弱渐强   D. 由强渐弱，维持一定时间，由强渐弱

E. 维持一定时间

答案：A

解析：观察宫缩时，每次宫缩由弱渐强，维持一定时间，由强渐弱，直至进入间歇期。

(8) 观察宫缩时，扪及宫缩最佳位置为(　　　)。

A. 宫底下 4 横指   B. 宫底下 3 横指

C. 宫底下 2 横指   D. 宫底下 1 横指

E. 宫底最高点

答案：C

解析：宫缩最佳位置为宫底下 2 横指。

(9)子宫收缩力的特点**不包括**( )。

A.节律性 B.对称性 C.极性 D.缩复作用 E.膈肌收缩

答案：E

解析：正常子宫收缩力的特点有：节律性，对称性，极性，缩复作用。

(10)下列提示宫缩压力正常的是( )。

A.初期升至 25～30 mmHg，第一产程末增为 40～60 mmHg，于第二产程高达 100～150 mmHg

B.初期升至 25～30 mmHg，第一产程末增为 50～80 mmHg，于第二产程高达 100～150 mmHg

C.初期升至 30～45 mmHg，第一产程末增为 50～80 mmHg，于第二产程高达 100～150 mmHg

D.初期升至 30～45 mmHg，第一产程末增为 50～80 mmHg，于第二产程高达 100～150 mmHg

E.初期升至 25～30 mmHg，第一产程末增为 60～90 mmHg，于第二产程高达 120～180 mmHg

答案：A

解析：宫缩强度随产程进展增加，宫腔压力于初期升至 25～30 mmHg，第一产程末增为 40～60 mmHg，于第二产程高达 100～150 mmHg。

七、操作模拟竞赛试题

1.题干 20 床，张某，28 岁，ID：666555，因"G_2P_0，宫内孕 39^{+4} 周，脐带绕颈 1 周，自诉不规律宫缩 6 小时"入院。入院后完善相关检查，查宫颈消，宫口开大 1 cm，S^{-2}。

2.竞赛要求 请选手观察孕妇宫缩情况并判断宫缩是否正常。

3.提示卡 产妇自觉宫缩强，持续腹痛，拒按，烦躁不安，宫缩间歇时间为 6～7 分钟，持续时间 10 秒，宫缩间歇期腹痛不能完全缓解。（在完成观察 3 次宫缩后出示该提示卡）

4.临床思维 根据出示的提示卡，该产妇有可能存在不协调性宫缩乏力，选手能根据孕妇宫缩情况采取相应措施并进行针对性健康指导。

5.模型及环境要求 孕妇模型，胎位设置为 ROA。

6.用物准备 计时器、快速手消毒液、分类垃圾桶、护理记录单、笔。

（赵文 曹建云）

第十三节　按摩子宫

按摩子宫能刺激产后子宫收缩，预防和减少产后出血。具有安全、有效、便利、省时的优点，在宫缩乏力性产后出血中应用效果良好，能很好控制病情，减少产后出血及并发症的发生，降低产后出血产妇的死亡率。

一、操作前准备

（1）自身准备：着装整洁，仪表规范；洗手，戴口罩。

（2）环境准备：整洁、安静、室温适宜，用床帘或屏风遮挡，保护隐私。

（3）用物准备：无菌包放置治疗巾1块、孔巾及中单各1块、弯盘、无齿镊或弯血管钳1把、无菌手套1双、清洁大浴巾1条、消毒垫巾1块、0.5%络合碘棉球若干、无菌纱布若干。

二、操作步骤

（1）备齐用物至床旁，核对产妇姓名及腕带信息。向产妇及家属说明操作目的、告知有关事项，以取得配合。嘱产妇排空膀胱，必要时遵医嘱予以导尿，取膀胱截石位。

（2）按摩子宫的方法有两种，分别为腹壁按摩宫底和腹部-阴道双手压迫子宫法。

1）腹壁按摩宫底：术者一手的拇指在子宫前壁，其余4指在子宫后壁，握住子宫底部，均匀而有节奏地按摩子宫并压迫宫底，挤出宫腔内积血，是最常用的方法。若效果不佳，可选用腹部-阴道双手压迫子宫法。

2）腹部-阴道双手压迫子宫法：一手戴无菌手套伸入阴道，握拳置于阴道前穹隆，顶住子宫前壁，另一手在腹部按压子宫后壁，使宫体前屈，两手相对紧压并均匀有节律地按摩子宫或按压子宫。

（3）按压时间以子宫恢复正常收缩并能保持收缩状态为止，按摩时配合使用缩宫素。

（4）协助产妇取舒适体位，整理床单位。

（5）正确评估产后出血量、颜色及性状，并做好记录。

（6）指导产妇产后相关知识。

（7）用物及垃圾分类处理、洗手。

三、操作注意事项

（1）按摩子宫前，应协助产妇排空膀胱，必要时行导尿术。

（2）按摩子宫的手法应正确，用力均匀；按摩子宫一定要有效，评价有效的标准是子宫轮廓清楚、收缩有皱褶、阴道或子宫切口出血减少。

（3）严格执行无菌操作。

（4）保护产妇的隐私。

（5）应严密观察生命体征、子宫收缩、阴道出血情况。按摩的同时，应明确子宫收缩不良及产后出血的原因，不可盲目按压，延误病情处理。

四、评分标准

按摩子宫操作评分标准见表1-17。

表1-17　按摩子宫操作评分表

项目	内容及评分标准	分值	得分
准备 （10分）	医嘱准备：打印执行单，签名，请人核对	4	
	环境准备：整洁、安静、室温适宜，用床帘或屏风遮挡，保护隐私	1	
	用物准备：物品齐全，摆放有序；质量合格	4	
	自身准备：着装整洁，仪表规范；洗手，戴口罩	1	
实施 （70分）	核对解释：携用物至床旁，核对产妇信息；向产妇或家属解释操作目的、有关事项；协助产妇排空膀胱，必要时导尿，取膀胱截石位	6	
	评估产妇：了解产妇分娩及产后出血情况；是否有子宫收缩乏力高危因素；评估子宫收缩情况，是否存在子宫软、轮廓不清，按摩子宫时阴道有大量流血	10	
	腹壁按摩宫底：拇指在子宫前壁，其余4指在子宫后壁，握住子宫底部，均匀而有节奏地按摩子宫	15	
	腹部—阴道双手压迫子宫法：一手戴无菌手套伸入阴道，握拳置于阴道前穹隆，顶住子宫前壁，另一手在腹部按压子宫后壁，使宫体前屈，两手相对紧压并均匀有节律地按摩子宫	15	
	体位：按摩后更换垫巾，取舒适体位，整理床单位	4	
	分析：正确评估出血量、颜色及性状	10	
	记录：洗手，记录	3	
	健康宣教：指导产妇产后相关知识	5	
	用物处置：用物及垃圾分类处理、洗手	2	
评价 （20分）	人文关怀：操作前告知产妇操作目的；操作中询问产妇感受并观察其情况；操作后及时指导、协助产妇取舒适卧位，保护产妇隐私及安全保护	8	
	熟练度：操作熟练、规范；按摩方法正确	8	
	健康宣教：有效沟通，有针对性，涉及操作、疾病等相关内容	2	
	专业素养：精神面貌、自信心、协调性、整体状态等综合评估	2	
总分		100	

五、相关知识

1.适应证

自然分娩或剖宫产术后的产妇；产后出血的产妇。

2.禁忌证

无。

3.子宫收缩乏力性出血

子宫收缩乏力性出血是产后出血最常见原因，占产后出血总数的70%~80%。正常情况下，胎儿娩出后，由于子宫平滑肌的收缩和缩复作用使胎盘剥离面迅速缩小；同时，其周围的螺旋动脉得到生理性结扎，血窦关闭，使出血得到控制。所以，任何影响子宫平滑肌收缩及缩复功能的因素，均可引起子宫收缩乏力性出血，常见因素如下：

（1）全身性因素：产妇精神过度紧张，对分娩恐惧；临产后过多使用镇静药、麻醉药或子宫收缩抑制药；产妇体力衰竭或体质虚弱；合并全身性疾病等。

（2）局部因素：①子宫肌壁损伤，如剖宫产、子宫肌瘤剔除术、子宫穿孔修复等子宫手术史，或多产、急产造成子宫肌纤维受损；②子宫肌纤维过度伸展，如羊水过多、巨大胎儿、多胎妊娠；③子宫肌纤维发育不良，如妊娠合并子宫肌瘤或子宫畸形；④子宫肌水肿及渗血，如妊娠期高血压疾病、严重贫血、宫腔感染等；⑤胎盘早剥致子宫胎盘卒中以及前置胎盘等均可引起子宫收缩乏力。

4.产后出血量的评估方法

产后出血诊断的标准在于出血量的正确测量和估计，错误估计将会丧失抢救时机，但临床上估计的出血量往往低于实际失血量。较客观检测出血量的方法有：

（1）称重法：事先称重产包、手术包、敷料包和卫生巾等，产后再称重，前后重量相减所得的结果，换算为失血量（血液比重为1.05 g/mL）。

（2）容积法：收集产后出血（可用弯盘或专用的产后接血容器），然后用量杯测量出血量。

（3）面积法：将血液浸湿的面积按10 cm×10 cm为10 mL计算。

（4）休克指数（shock index，SI）：用于未做失血量收集或外院转诊产妇的失血量估计，为粗略计算。SI=脉率/收缩压。SI=0.5，血容量正常；SI=1.0，失血量为10%~30%（500~1500 mL）；SI=1.5，失血量为30%~50%（1500~2500 mL）；SI=2.0，失血量为50%~70%（2500~3500 mL）。

（5）血红蛋白测定：血红蛋白每下降10 g/L，失血400~500 mL。但是在产后出血早期，由于血液浓缩，血红蛋白值常不能准确反映实际出血量。

六、测试题

（1）因子宫收缩乏力导致的大出血，首要处理为（   ）。

A.使用宫缩药、按摩子宫、宫腔内填塞纱布条或结扎血管等办法达到止血

B.无须处理，观察出血变化

C.检查宫颈裂伤情况

D. 检查阴道裂伤情况

E. 报告医生

答案：A

解析：产后因子宫收缩乏力导致的大出血，可通过使用宫缩药、按摩子宫、宫腔内填塞纱布条或结扎血管等办法达到止血。

(2)产妇自然分娩，产后 2 小时在产房观察的内容**不包括**(　　)。

A. 宫底高度 　　　　　　　　　B. 阴道流血量

C. 膀胱充盈 　　　　　　　　　D. 生命体征

E. 乳汁分泌情况

答案：E

解析：产后 2 小时在产房需观察宫底高度、阴道流血量、膀胱充盈、生命体征。

(3)阴道分娩产后出血是指(　　)。

A. 胎儿娩出后 24 小时内出血量超过 500 mL

B. 胎盘娩出后 24 小时内出血量超过 500 mL

C. 胎儿娩出后 24 小时内出血量超过 400 mL

D. 胎盘娩出后 24 小时内出血量超过 400 mL

E. 胎儿娩出后 2 小时内出血量超过 200 mL

答案：A

解析：阴道分娩产后出血是指胎儿娩出后 24 小时内出血量超过 500 mL，剖宫产超过 1000 mL。

(4)针对软产道损伤引起的产后出血所采取的有效措施是(　　)。

A. 按摩子宫　　B. 清宫　　　C. 修复缝合　　D. 应用宫缩药　　E. 宫腔填塞

答案：C

解析：软产道损伤所致的出血，应彻底止血，按解剖层次缝合伤口，不留死腔。

(5)产后出血约 80% 发生在产后(　　)。

A. 1 小时内　　B. 2 小时内　　C. 3 小时内　　D. 4 小时内　　E. 6 小时内

答案：B

解析：产后出血约 80% 发生在产后 2 小时内。

(6)检测正确休克指数为(　　)。

A. SI＝0.5，血容量正常

B. SI＝1.0，失血量 10%～35%(500～2000 mL)

C. SI＝1.5，失血量 35%～55%(2000～3000 mL)

D. SI＝2.0，失血量 55%～70%(3000～3500 mL)

E. 以上都对

答案：A

解析：SI＝0.5，血容量正常；SI＝1.0，失血量 10%～30%(500～1500 mL)；SI＝1.5，失血量 30%～50%(1500～2500 mL)；SI＝2.0，失血量 50%～70%(2500～3500 mL)。

(7)剖宫产分娩者产后出血的定义正确的是( )。

A.胎儿娩出 24 小时内，出血量≥400 mL

B.胎儿娩出 24 小时内，出血量≥1000 mL

C.胎儿娩出 12 小时内，出血量≥400 mL

D.胎儿娩出 12 小时内，出血量≥500 mL

E.胎儿娩出 12 小时内，出血量≥1000 mL

答案：B

解析：剖宫产产后出血是指胎儿娩出后 24 小时内出血量超过 1000 mL。

(8)常用估计产后出血量的方法有( )。

A.称重法或容积法   B.休克指数法

C.血红蛋白测定   D.监测生命体征、尿量和精神状态

E.监测体温法

答案：A

解析：常用估计出血量的方法为称重法或容积法。

(9)张某，阴道分娩后 12 小时测心率 100 次/min，血压 90/52 mmHg，估计该产妇产后出血量为( )。

A.500 mL~1000 mL   B.1000 mL~1500 mL

C.1500 mL~2000 mL   D.2500 mL~3000 mL

E.3500 mL~4000 mL

答案：A

解析：休克指数(SI)=脉率/收缩压，该产妇 SI 为 1.11，出血量为 500 mL~1000 mL。

(10)腹部-阴道双手压迫子宫法正确的是( )。

A.一手戴无菌手套伸入阴道，握拳置于阴道前穹隆，顶住子宫前壁，另一手在腹部按压子宫后壁，使宫体前屈，两手相对紧压并均匀有节律地按摩子宫

B.一手戴无菌手套伸入阴道，握拳置于阴道后穹隆，顶住子宫后壁，另一手在腹部按压子宫后壁，使宫体前屈，两手相对紧压并均匀有节律地按摩子宫。

C.一手戴无菌手套伸入阴道，另一手拇指置于宫底部前壁，其余四指置于宫底后壁，有节奏的按摩，刺激子宫收缩，将血排出

D.一手戴无菌手套伸入阴道，另一手拇指握拳置于宫底后壁，有节奏的按摩，刺激子宫收缩，将血排出

E.一手戴无菌手套伸入阴道，握拳置于阴道前穹隆，顶住子宫后壁，另一手在腹部按压子宫后壁，使宫体前屈，两手相对紧压并均匀有节律地按摩子宫

答案：A

解析：一手戴无菌手套伸入阴道，握拳置于阴道前穹隆，顶住子宫前壁，另一手在腹部按压子宫后壁，使宫体前屈，两手相对紧压并均匀有节律地按摩子宫。

七、操作模拟竞赛试题

1. 题干　20 床，张红，28 岁，ID：666555，阴道分娩，胎儿重 4200 克，产程时间为 20 小时，产后 2 小时未自解小便，膀胱充盈，子宫软，轮廓不清，阴道出血 300 mL。

2. 竞赛要求　请选手进行子宫按摩。

3. 临床思维　产妇子宫软，轮廓不清，阴道出血 300 mL，存在子宫收缩乏力，应马上进行子宫按摩。按摩的同时，应明确子宫收缩不良的可能原因(巨大儿，膀胱充盈)，配合使用缩宫素处理，排空膀胱，严密观察生命体征、子宫收缩、阴道出血情况。另外，能根据产妇情况进行针对性健康指导。

4. 模型及环境要求　产妇模型，模拟出血垫。

5. 用物准备(腹部–阴道双手压迫子宫法时)　无菌包内放置治疗巾 1 块、孔巾、中单各 1 块、弯盘、无齿镊或弯血管钳 1 把、无菌手套 1 双、清洁大浴巾 1 条、消毒垫巾 1 块、0.5%络合碘棉球若干、无菌纱布若干、分类垃圾桶、护理记录单、笔。

(赵文　曹建云)

第二章

产科常用检查及手术

第一节　四步触诊

四步触诊是产科医务人员必须掌握的基本技能，可检查子宫大小，了解胎方位、胎产式、胎先露及胎先露是否衔接，评估子宫敏感度。

一、操作前准备

（1）自身准备：着装整洁，仪表规范；洗手，戴口罩。
（2）环境准备：整洁、安静、室温适宜，用床帘或屏风遮挡，保护隐私。
（3）用物准备：一次性垫巾。

二、操作步骤

（1）备齐用物至床旁，核对孕妇姓名及腕带信息。向孕妇解释检查的重要性，告知有关事项，以取得配合。嘱孕妇排空膀胱。
（2）评估孕妇年龄、妊娠情况、孕产史、孕周大小、胎位、胎动及宫缩情况。
（3）暴露孕妇腹部，嘱其双腿略屈曲分开，放松腹肌，臀部垫一次性垫巾。
（4）视诊：注意腹形及大小，腹部有无妊娠纹、手术瘢痕及水肿等。
（5）触诊：在做前3步手法时，检查者面向孕妇头侧；做第4步手法时，检查者则应面向孕妇足端。
第1步手法：检查者将双手置于子宫底部，了解子宫外形并评估宫底高度，估计胎儿大小与孕周数是否相符；然后以两手指腹相对轻推，判断宫底部的胎儿部分，胎头硬而圆且有浮球感，胎臀软而宽且形状不规则。
第2步手法：检查者左右手分别置于腹部左右侧，一手固定，另一手轻轻深按检查，两手交替，触及平坦饱满者为胎背，可变形的高低不平部分是胎儿肢体，有时感到胎儿肢体活动。

第 3 步手法：检查者右手拇指与其余 4 指分开，置于耻骨联合上方握住胎先露部，进一步查清是胎头还是胎臀，左右推动以确定是否衔接。若胎先露部仍浮动，表示尚未入盆；若已衔接，则胎先露部不能被推动。

第 4 步手法：检查者左右手分别置于胎先露部的两侧，向骨盆入口方向向下深按，再次核对胎先露部的诊断是否正确，并确定胎先露部入盆的程度。

（6）检查完后协助孕妇取舒适体位并及时记录，进行健康指导。

（7）用物及垃圾分类处理、洗手。

三、操作注意事项

（1）注意检查者的力度，不可太过用力，使孕妇不感到痛为宜。

（2）检查者站在孕妇右侧进行检查，先面向孕妇，做第 4 步手法时再面向孕妇足端。

（3）孕妇排尿后仰卧，头部稍垫高，露出腹部，双腿略屈曲稍分开，使腹肌放松。

（4）四步触诊应在宫缩间歇期进行。

（5）保护孕妇的隐私，注意保暖。

四、评分标准

四步触诊操作评分标准见表 2-1。

表 2-1 四步触诊操作评分表

项目	内容及评分标准	分值	得分
准备 （10分）	医嘱准备：核对医嘱、执行单；签名	4	
	环境准备：清洁安静，室温适宜，用床帘或屏风遮挡，保护隐私	2	
	用物准备：物品齐全；质量合格	1	
	自身准备：着装整洁，仪表规范；洗手，戴口罩	3	
实施 （70分）	核对解释：携用物至床旁，核对孕妇信息，解释操作目的和有关事项，嘱其排空膀胱	10	
	评估孕妇：年龄、妊娠情况、孕产史、孕周大小、胎位、胎动及宫缩情况	5	
	操作者站在孕妇右侧，暴露其腹部，双腿略屈曲分开，放松腹肌，臀部垫一次性垫巾	5	
	视诊：观察孕妇的腹形及大小，腹部有无妊娠纹、手术瘢痕和水肿	10	
	触诊第一步：双手置于子宫底，了解子宫外形、摸清宫底高度，双手指腹相对轻推，判断宫底部的胎儿部分	5	
	触诊第二步：双手置于腹部左右两侧，一手固定，另一手轻轻深按，检查胎儿的躯干及肢体部分，两手交替检查	5	

续表 2-1

项目	内容及评分标准	分值	得分
实施 (70分)	触诊第三步：右手置于耻骨联合上方，拇指与其余 4 指分开，握住胎儿先露部左右推动以确定是否衔接	5	
	触诊第四步：面向孕妇足端，双手分别置于胎先露部的两侧，向骨盆入口方向向下深压，再次确定胎先露部及胎先露部入盆的程度	5	
	检查完后协助孕妇取舒适体位并记录	5	
	健康宣教：指导孕妇自测胎动方法；结合孕妇妊娠情况告知相关知识	10	
	用物处置：用物及垃圾分类处理、洗手	5	
评价 (20分)	人文关怀：操作前告知孕妇操作目的；操作中询问孕妇感受并观察其情况；操作后及时告知检查结果、协助孕妇取舒适卧位；关注隐私保护及保暖	8	
	熟练度：操作熟练、规范、按时完成	8	
	健康宣教：有效沟通，有针对性，涉及操作、疾病等相关内容	2	
	专业素养：精神面貌、自信心、协调性、整体状态等综合评估	2	
总分		100	

五、相关知识

1. 胎体

妊娠 20 周后，经腹壁可触及子宫内的胎体。妊娠 24 周后，运用四步触诊法可以区分胎头、胎背、胎臀及胎儿肢体。胎头圆而硬，用手经腹部轻触胎头并轻推，有胎儿浮动又回弹的感觉，称为浮球感，亦称为浮沉胎动感。

2. 胎姿势、胎产式、胎先露、胎方位

妊娠 28 周前，羊水相对较多、胎儿在子宫内的活动范围较大，胎儿位置不固定。妊娠 32 周及以后，胎儿生长迅速、羊水相对减少，胎儿贴近子宫壁，胎儿的位置与姿势相对恒定。但也有极少数胎儿的姿势和位置在妊娠晚期发生改变，胎方位在分娩期仍可改变。

(1)胎姿势：指胎儿在子宫内的姿势。正常胎姿势为胎头俯屈，颏部与胸壁贴近，脊柱略前弯，四肢屈曲交叉于胸腹部前方。为适应妊娠晚期子宫腔的形状，整个胎体呈头端小、臀端大的纵椭圆形。由于胎儿在宫内位置和姿势的不同，因此，有不同的胎产式、胎先露及胎方位。

(2)胎产式：指胎体纵轴与母体纵轴之间的关系。胎体纵轴与母体纵轴平行者称纵产式，占足月妊娠分娩总数的 99.75%；胎体纵轴与母体纵轴垂直者称横产式，仅占足月妊娠分娩总数的 0.25%；胎体纵轴与母体纵轴交叉者称斜产式，斜产式属暂时的，在分娩过程中可转为纵产式，偶尔转成横产式。

(3)胎先露：指最先进入骨盆入口的胎儿部分。纵产式有头先露和臀先露，横产式有肩先露。头先露可根据胎头屈曲程度不同分为枕先露、前囟先露、额先露及面先露；臀先

露可分为单臀先露、完全臀先露、不完全臀先露，不完全臀先露可分为单足先露、双足先露等。偶见胎头先露或臀先露与胎手或胎足同时入盆，称为复合先露。

（4）胎方位：指胎儿先露部的指示点与母体骨盆的关系。枕先露以枕骨、臀先露以骶骨、面先露以颏骨、肩先露以肩胛骨为指示点。每个指示点与母体骨盆左、右、前、后、横的不同位置构成不同的胎位。头先露、臀先露各有 6 种胎方位，肩先露有 4 种胎方位，如枕先露时，胎头枕骨位于母体骨盆左前方，就称为枕左前位，以此类推。

六、测试题

（1）监测孕妇宫缩最简单有效的方法是（　　）。
A. 视诊法　　　　　　　　　　　　B. 触诊法
C. 叩诊法　　　　　　　　　　　　D. 听诊法
E. 电子胎儿监护仪
答案：B
解析：监测孕妇宫缩最简单有效的方法是触诊法。

（2）可运用四步触诊法区分胎头、胎臀、胎背和四肢一般在（　　）。
A. 孕 18 周后　　B. 孕 20 周后　　C. 孕 22 周后　　D. 孕 24 周后　　E. 孕 25 周后
答案：D
解析：妊娠 24 周后，运用四步触诊法可以区分胎头、胎背、胎臀及胎儿肢体。

（3）为孕妇行腹部四步触诊的目的**不包括**（　　）。
A. 第一步了解宫底高度及宫底是胎头还是胎臀
B. 第二步是分辨胎背及胎儿四肢位置
C. 还可以了解有无胎儿畸形
D. 第三步可查清胎先露是胎头还是胎臀
E. 第四步是再一次核对胎先露及胎先露入盆程度
答案：C
解析：行腹部四步触诊的目的可了解胎方位、胎产式、胎先露及胎先露是否衔接。

（4）衔接是指胎头双顶径进入（　　）。
A. 骨盆最大平面　　　　　　　　　B. 骨盆最小平面
C. 骨盆出口平面　　　　　　　　　D. 骨盆入口平面
E. 中骨盆平面
答案：D
解析：衔接是指胎头双顶径进入骨盆入口平面，颅骨的最低点接近或达到坐骨棘水平。

（5）孕妇腹壁上胎心音听诊最佳位置是（　　）。
A. 胎儿背侧　　B. 胎儿臀侧　　C. 胎儿腹侧　　D. 胎儿头侧　　E. 胎儿足侧
答案：A
解析：孕妇腹壁上胎心音听诊最佳位置是胎儿背侧。

(6)胎方位为(   )。

A. 胎儿身体纵轴与母体身体纵轴平行   B. 胎儿身体纵轴与母体身体纵轴垂直

C. 最先进入骨盆入口的胎儿部分   D. 胎头在孕妇宫腔内的方向

E. 胎儿先露部的指示点与母体骨盆的关系

答案：E

解析：胎儿先露部的指示点与母体骨盆的关系称为胎方位。

(7)**不属于**纵产式的是(   )。

A. 枕先露   B. 面先露   C. 臀先露   D. 肩先露   E. 膝先露

答案：D

解析：胎体纵轴与母体纵轴垂直者称横产式，肩先露属于横产式。

(8)初产妇，28 岁，临产后阴道检查发现矢状缝位于骨盆左斜径上，小囟门位于骨盆左后方，大囟门位于骨盆右前方，护士判断该胎儿胎位是(   )。

A. 枕左前位   B. 枕右前位   C. 枕左后位   D. 枕右后位   E. 臀位

答案：C

解析：该胎儿胎头枕骨位于母体骨盆左后方，为枕左后位。

(9)正常妊娠 16 周末，手测子宫底高度为(   )。

A. 腹部不能触及   B. 耻骨联合上 2~3 横指

C. 脐耻之间   D. 脐下 2 横指

E. 耻骨联合上刚能触及

答案：C

解析：正常妊娠 16 周末手测子宫底高度为脐耻之间，妊娠 12 周末子宫底高度为耻骨联合上 2~3 横指。

七、操作模拟竞赛试题

1. 题干　18 床，王某，24 岁，ID：666553，因"G_1P_0，宫内孕 39 周，胎膜早破，近临产"平车推送入院。孕妇精神佳，平卧位，T 37.0℃，P 96 次/min，R 20 次/min，BP 120/70 mmHg。医嘱：四步触诊，听胎心音，每小时 1 次。

2. 竞赛要求　请选手完成四步触诊。

3. 临床思维　应了解胎产式、胎先露、胎方位及胎先露是否衔接，该案例有胎膜早破，如胎头未衔接，四步触诊后应给予孕妇抬高臀部。产妇为近临产，应注意观察产妇宫缩情况，四步触诊时应在宫缩间歇期进行。

4. 模型及环境要求　孕妇模型，胎位设置为 ROA，胎头未入盆。

5. 用物准备　一次性垫巾、快速手消毒液、分类垃圾桶、护理记录单、笔。

(周昔红　申玥涵)

第二节 骨盆外测量

骨盆外测量包括测量髂棘间径、髂嵴间径、骶耻外径、坐骨结节间径(或称出口横径)。已有充分的证据表明测量髂棘间径、髂嵴间径、骶耻外径并不能预测产时头盆不称,无须常规测量。但怀疑骨盆出口狭窄时,可测量坐骨结节间径和耻骨弓角度。

一、操作前准备

(1)自身准备:着装整洁,仪表规范;洗手,戴口罩。

(2)环境准备:整洁、安静、室温适宜,用床帘或屏风遮挡,保护隐私。

(3)用物准备:骨盆外测量仪、骨盆出口测量器、手套、一次性垫单、液体石蜡。

二、操作步骤

(1)备齐用物至床旁,核对孕妇姓名及腕带信息。向孕妇解释检查的目的、告知有关事项,以取得配合。了解孕妇产检情况、现病史、既往分娩史,关注有无骨盆外伤,手术史。嘱孕妇排空膀胱。

(2)孕妇仰卧于检查床上,臀下垫一次性垫单。

(3)检查者洗手后站立于孕妇右侧,校准骨盆外测量器,进行测量。

1)髂棘间径:孕妇伸腿仰卧位,测量两侧髂前上棘外缘的距离。

2)髂嵴间径:孕妇伸腿仰卧位,测量两侧髂嵴外缘最宽的距离。

3)骶耻外径:孕妇取左侧卧位,左腿屈曲,右腿伸直,测量第5腰椎棘突下缘(相当于米氏菱形窝上角)至耻骨联合上缘中点的距离。

4)坐骨结节间径:孕妇取仰卧位,两腿向腹部弯曲,双手抱膝,充分向两侧外上展开;检查者面向孕妇,立于孕妇两腿之间。测量两坐骨结节内侧缘的距离。

5)出口后矢状径:坐骨结节间径<8cm者应测量出口后矢状径。检查者戴手套,右手示指伸入孕妇肛门向骶骨方向,拇指置于孕妇体外骶尾部,找到骶骨尖端。将骨盆出口测量器一端置于坐骨结节间径的中点,另一端放在骶骨尖端处,测量器标出的数字即为出口后矢状径。

6)耻骨弓角度:检查者戴一次性检查手套,用左右手拇指指尖斜着对拢,放置在耻骨联合下缘,左右两拇指平放在耻骨降支上,测量两拇指间角度,为耻骨弓角度。

(4)检查完后协助孕妇取舒适体位并及时记录。

(5)用物及垃圾分类处理、洗手。

三、操作注意事项

(1)检查者位于孕妇右侧进行检查。

（2）骨盆外测量应在宫缩间歇期进行。

（3）保护孕妇的隐私，注意保暖。男性医务人员为孕妇进行骨盆测量时，应请一名女性医务人员陪同。

四、评分标准

骨盆外测量操作评分标准见表2-2。

表2-2　骨盆外测量操作评分表

项目	内容及评分标准	分值	得分
准备 （10分）	医嘱准备：核对医嘱、执行单；签名	4	
	环境准备：清洁安静，室温适宜，用床帘或屏风遮挡，保护隐私	1	
	用物准备：物品齐全；质量合格	4	
	自身准备：着装整洁，仪表规范；洗手，戴口罩	1	
实施 （70分）	核对解释：携用物至床旁，核对孕妇信息，解释操作目的和有关事项，嘱其排空膀胱	10	
	评估孕妇：现病史、既往分娩史，关注有无骨盆外伤，手术史	3	
	孕妇仰卧于检查床上，臀下垫一次性垫单	4	
	检查者洗手后站立于孕妇右侧，校准骨盆外测量器	3	
	髂棘间径：孕妇伸腿仰卧位，测量两侧髂前上棘外缘的距离	5	
	髂嵴间径：孕妇伸腿仰卧位，测量两侧髂嵴外缘最宽的距离	5	
	骶耻外径：孕妇左侧卧位，右腿伸直，左腿屈曲，测量第5腰椎棘突下缘至耻骨联合上缘中点的距离	5	
	坐骨结节间径：孕妇仰卧位，两腿屈曲，双手抱膝，测量两侧坐骨结节内侧缘之间的距离	5	
	出口后矢状径：坐骨结节间径<8 cm者应测量出口后矢状径。检查者戴手套，涂液体石蜡，右手示指伸入孕妇肛门向骶骨方向，拇指置于孕妇体外骶尾部，找到骶骨尖端。骨盆出口测量器一端置于坐骨结节间径的中点，另一端放在骶骨尖端处，测量两者间的距离	5	
	耻骨弓角度：戴一次性检查手套，两拇指尖斜着对拢，放于耻骨联合下缘，两拇指平放在耻骨降支上，测量两拇指之间的角度	5	
	检查完后协助孕妇取舒适体位并记录	5	
	健康宣教：告知检查结果，结合孕妇妊娠情况告知相关知识	10	
	用物处置：用物及垃圾分类处理、洗手	5	

续表2-2

项目	内容及评分标准	分值	得分
评价 (20分)	人文关怀：操作前告知孕妇操作目的；操作中询问孕妇感受并观察其情况；操作后及时告知检查结果、协助孕妇取舒适卧位；关注隐私保护及保暖	8	
	熟练度：操作熟练、规范、按时完成；数据测量准确	8	
	健康宣教：有效沟通，有针对性，涉及操作、疾病等相关内容	2	
	专业素养：精神面貌、自信心、协调性、整体状态等综合评估	2	
总分		100	

五、相关知识

1. 骨盆外测量各径线正常值及意义

（1）髂棘间径：正常值23~26 cm，此径线可间接推测骨盆入口横径。

（2）髂嵴间径：正常值25~28 cm，此径线也可间接推测骨盆入口横径。

（3）骶耻外径：正常值18~20 cm，此径线可间接推测骨盆入口前后径长度。

（4）坐骨结节间径：或称出口横径，正常值8.5~9.5 cm。此径线可直接推测骨盆出口横径长度。

（5）出口后矢状径：正常值8~9 cm，出口后矢状径与坐骨结节间径之和>15 cm，表示无明显骨盆出口狭窄。

（6）耻骨弓角度：正常值为90°，小于80°为异常。此角度反映骨盆出口横径的宽度。

2. 骨盆内测量

阴道分娩前或产时，需要确定骨产道情况时，可进行以下骨盆内测量。

（1）对角径：耻骨联合下缘至骶岬前缘中点的距离。检查者将一手的食、中指伸入阴道，用中指尖触到骶岬上缘中点，示指上缘紧贴耻骨联合下缘，另一手示指固定标记此接触点，抽出阴道内的手指，测量中指尖到此接触点距离即为对角径。正常值为12.5~13 cm，此值减去1.5~2.0 cm为骨盆入口前后径长度，又称真结合径。

（2）坐骨棘间径：测量两坐骨棘间的距离，正常值约为10 cm。测量方法是一手示指、中指放入阴道内，分别触及两侧坐骨棘，估计其间的距离。

（3）坐骨切迹宽度：代表中骨盆后矢状径，其宽度为坐骨棘与骶骨下部间的距离，即骶棘韧带宽度。将阴道内的示指置于韧带上移动，若能容纳3横指为正常，否则属中骨盆狭窄。

3. 异常骨盆

骨盆径线过短或形态异常，致使骨盆腔小于胎先露部可通过的限度，阻碍胎先露部下降，影响产程顺利进展，称为狭窄骨盆。狭窄骨盆可为一个径线过短或多个径线同时过短，也可为一个平面狭窄或多个平面同时狭窄。原因可为先天性发育异常、出生后营养不良、疾病及外伤等。

（1）骨盆入口平面狭窄：以扁平型骨盆为代表，主要为骨盆入口平面前后径狭窄。根据形态变异将扁平骨盆分为2种。①单纯性扁平骨盆:骨盆入口呈横扁圆形,骶岬向前下突出,骨盆入口前后径缩短而横径正常,骶凹存在,髂棘间径与髂嵴间径比例正常;②佝偻病性扁平骨盆:骨盆入口呈横的肾形,骶岬向前突出,骨盆入口前后径明显缩短,骶凹消失,骶骨下段变直后移,尾骨前翘,坐骨结节外翻使耻骨弓角度及坐骨结节间径增大。

(2)中骨盆平面狭窄:主要见于男性骨盆及类人猿型骨盆,以坐骨棘间径及中骨盆后矢状径狭窄为主。

(3)骨盆出口平面狭窄:常伴有中骨盆平面狭窄,多见于男性骨盆,以坐骨结节间径及骨盆出口后矢状径狭窄为主。骨盆入口各径线值正常,骨盆侧壁内收及骶骨直下使坐骨切迹<2横指、耻骨弓角度<90°,呈漏斗型骨盆。可导致继发性宫缩乏力及第二产程延长甚至停滞,胎头双顶径不能通过骨盆出口平面。

(4)骨盆三个平面狭窄:骨盆外形属于女型骨盆,但骨盆入口、中骨盆及骨盆出口平面均狭窄,每个平面径线均小于正常值2 cm或更多,称为均小骨盆,常见于身材矮小、体形匀称的女性。

(5)畸形骨盆:指骨盆丧失正常形态及对称性。常见的有骨软化症骨盆和偏斜骨盆。偏斜骨盆特征为骨盆两侧的侧斜径(一侧髂后上棘与对侧髂前上棘间径)或侧直径(同侧髂后上棘与髂前上棘间径)之差>1 cm。有尾骨骨折史可致尾骨尖前翘或骶尾关节融合使骨盆出口前后径明显变短,导致骨盆出口平面狭窄而影响分娩。

六、测试题

(1)骨盆外测量的径线**不包括**(　　)。

A.髂棘间径　　　　　　　　　B.髂嵴间径

C.骶耻外径　　　　　　　　　D.坐骨棘间径

E.坐骨结节间径

答案:D

解析:骨盆外测量包括测量髂棘间径、髂嵴间径、骶耻外径、坐骨结节间径或称出口横径。

(2)怀疑骨盆出口狭窄时,可测量坐骨结节间径和(　　)。

A.髂棘间径　　B.耻骨弓角度　　C.骶耻外径　　　D.坐骨棘间径　　E.髂嵴间径

答案:B

解析:怀疑骨盆出口狭窄时,可测量坐骨结节间径和耻骨弓角度。

(3)坐骨结节间径正常值为(　　)。

A.18~20 cm　　B.23~26 cm　　C.25~28 cm　　D.12.5~13 cm　　E.8.5~9.5 cm

答案:E

解析:坐骨结节间径或称出口横径,正常值8.5~9.5 cm。

(4)耻骨弓角度正常值为(　　)。

A.60°　　　　B.80°　　　　C.90°　　　　D.100°　　　　E.120°

答案:C

解析:耻骨弓角度正常值为90°,小于80°为异常。此角度反映骨盆出口横径的宽度。

(5)坐骨棘间径正常值为(　　)。

A.8 cm　　　　B.9 cm　　　　C.10 cm　　　　D.11 cm　　　　E.12 cm

答案：C

解析：坐骨棘间径指两坐骨棘间的距离，正常值约为 10 cm。

(6)有关对角径描述正确的是(　　)。

A.耻骨联合上缘至骶岬前缘中点的距离　　B.耻骨联合上缘至骶岬前缘上方的距离

C.耻骨联合上缘至骶岬前缘下方的距离　　D.耻骨联合下缘至骶岬前缘下方的距离

E.耻骨联合下缘至骶岬前缘中点的距离

答案：E

解析：对角径是指耻骨联合下缘至骶岬前缘中点的距离。

(7)有关坐骨切迹宽度描述正确的是(　　)。

A.坐骨切迹宽度为坐骨结节与骶骨下部间的距离

B.坐骨切迹宽度代表中骨盆后矢状径

C.若能容纳 2 横指为正常

D.坐骨切迹宽度为坐骨棘与骶骨上部间的距离

E.坐骨切迹宽度代表中骨盆横径

答案：B

解析：坐骨切迹宽度代表中骨盆后矢状径，其宽度为坐骨棘与骶骨下部间的距离，即骶棘韧带宽度。将阴道内的示指置于韧带上移动，若能容纳 3 横指为正常，否则属中骨盆狭窄。

(8)均小骨盆是指每个平面径线均小于正常值(　　)或更多。

A.1 cm　　　　B.1.5 cm　　　　C.2 cm　　　　D.2.5 cm　　　　E.3 cm

答案：C

解析：均小骨盆者的骨盆外形属于女型骨盆，但骨盆入口、中骨盆及骨盆出口平面均狭窄，每个平面径线均小于正常值 2 cm 或更多。

(9)有关单纯性扁平骨盆描述**错误的**是(　　)。

A.骨盆入口呈横扁圆形　　　　　　B.骶岬向前下突出

C.骨盆入口前后径缩短而横径正常　　D.骶凹不存在

E.髂棘间径与髂峰间径比例正常

答案：D

解析：单纯性扁平骨盆入口呈横扁圆形，骶岬向前下突出，骨盆入口前后径缩短而横径正常，骶凹存在，髂棘间径与髂峰间径比例正常。

(10)骨盆外测量的数值正确的是(　　)。

A.髂棘间径 18~20 cm　　　　B.髂棘间径 21~23 cm

C.髂峰间径 23~26 cm　　　　D.髂峰间径 25~28 cm

E.骶耻外径 19~21 cm

答案：D

解析：髂棘间径正常值为 23~26 cm，髂峰间径正常值为 25~28 cm，骶耻外径正常值为 18~20 cm。

七、操作模拟竞赛试题

1. 题干　18 床，张某，29 岁，ID：666555，因"G_1P_0，宫内孕 40 周，不规则腹胀 3 小时"入院。入院检查：腹形呈尖腹，LOA，先露未衔接，胎心 140 次/min，不规则宫缩。阴道检查宫口开大 1 cm，S^{-3}。

2. 竞赛要求　请选手完成骨盆外测量。

3. 临床思维　腹形呈尖腹，LOA，先露未衔接，应注意是否有单纯性扁平骨盆，是否存在骨盆入口平面狭窄。

4. 模型及环境要求　孕妇模型。

5. 用物准备　骨盆外测量仪、骨盆出口测量器、治疗车，方盘（放骨盆外测量器等）、手套、一次性垫单、液体石蜡、快速手消毒液、分类垃圾桶、护理记录单、笔。

（周昔红）

第三节　电子胎心监护

电子胎心监护在产前和产时应用广泛，可连续记录胎心率的动态变化，观察胎心率受胎动、宫缩影响时的动态变化，反映胎心率与胎动、子宫收缩之间的关系，预测胎儿宫内储备能力。

一、操作前准备

(1)自身准备：着装整洁，仪表规范；洗手，戴口罩。

(2)环境准备：整洁、安静、室温适宜，用床帘或屏风遮挡，保护隐私。

(3)用物准备：电子胎心监护仪、耦合剂、卫生纸、腹部固定带两根。

二、操作步骤

(1)备齐用物至床旁，核对孕妇姓名及腕带信息。向孕妇及家属说明操作目的、告知有关事项，以取得配合。嘱孕妇排空膀胱。

(2)协助孕妇摆体位，取半卧位略向左斜(坐位或侧卧位)，以防仰卧位低血压，胎膜破裂且胎先露高浮者取仰卧位。

(3)评估孕妇年龄、妊娠情况、妊娠史、孕周大小、胎位、胎动及宫缩情况；评估腹部皮肤、腹形及腹壁张力情况；冬季注意保暖。

(4)暴露腹部，四步触诊法判断胎背位置。将胎心音探头涂耦合剂放置于胎心音区，宫腔压力探头放置于宫底两横指处，用专用腹带固定。将胎动计数器置于孕妇手中，并告知其使用方法。

(5)启动电子胎心监护仪，无宫缩时将宫腔压力归零，设置走纸速度。

(6)观察胎心音、宫缩、胎动显示及描记情况。

(7)连续监测20分钟。如果20分钟内无胎动或胎动不明显，须延长监测时间。

(8)监护完毕撤去探头，清洁皮肤和探头。

(9)协助孕妇取舒适体位，整理床单位。

(10)正确判读胎心监护图形，将胎心监护结果告知孕妇，记录。

(11)指导孕妇自测胎动方法，结合孕妇妊娠情况告知相关知识。

(12)用物及垃圾分类处理、洗手。

三、操作注意事项

(1)向孕妇解释电子胎心监护的意义及配合方法。

(2)避免空腹行电子胎心监护。

(3)固定带松紧适宜，随时调整探头位置。

（4）保护孕妇的隐私，专人守护，及时观察胎心音变化。注意保暖。

（5）观察胎心音变化及孕妇有无胸闷、气促、头晕等症状，发现异常及时报告处理。

（6）正常妊娠者孕34~36周，胎心监护作为产检首查项目，孕37周以后每周一次；有妊娠合并症及并发症者，可根据情况从孕28~30周开始做胎心监护。

（7）胎儿反应正常时，进行胎心监护20分钟，异常时可根据情况酌情延长监护时间。

四、评分标准

电子胎心监护操作评分标准见表2-3。

表2-3　电子胎心监护操作评分表

项目	内容及评分标准	分值	得分
准备 （10分）	医嘱准备：打印执行单，签名，请人核对	4	
	环境准备：整洁、安静、室温适宜，用床帘或屏风遮挡，保护隐私	1	
	用物准备：物品齐全，摆放有序；质量合格	4	
	自身准备：着装整洁，仪表规范；洗手，戴口罩	1	
实施 （70分）	核对解释：携用物至床旁，核对孕妇信息；向孕妇或家属解释操作目的、有关事项；协助孕妇排空膀胱，取半卧位略向左斜（坐位或侧卧位）以防仰卧位低血压	8	
	评估孕妇：年龄、妊娠情况、妊娠史、孕周大小、胎位、胎动及宫缩情况；腹部皮肤、腹形及腹壁张力情况	6	
	放置探头：协助摆体位，暴露腹部；四步触诊判断胎背位置；将胎心探头涂耦合剂放置于胎心音区，宫缩压力探头放置在宫底下两横指处，用专用固定带固定；将胎动计数器置于孕妇手中，并告知其使用方法	10	
	行胎心监护：启动监测仪，调节宫腔压力参数，设置走纸速度；观察胎心音、宫缩、胎动显示及描记情况；连续监测20分钟，20分钟内无胎动或胎动不明显，延长监测时间	11	
	监护完毕撤去探头，清洁皮肤和探头；取舒适体位，整理床单位	4	
	图文分析：正确判读胎心监护图形；告知孕妇此次胎心监护结果	15	
	核对记录：洗手，再次核对，记录	4	
	健康宣教：指导孕妇自测胎动方法；告知妊娠相关知识	10	
	用物处置：用物及垃圾分类处理、洗手	2	
评价 （20分）	人文关怀：操作前告知孕妇操作目的；操作中询问孕妇感受并观察其情况；操作后及时告知胎心监护结果、协助孕妇取舒适卧位，注意胎膜早破且胎先露高浮者抬高臀部；关注隐私保护及安全保护	8	
	熟练度：操作熟练、规范、按时完成；胎心探头、宫缩探头放置位置正确	8	
	健康宣教：有效沟通，有针对性，涉及操作、疾病等相关内容	2	
	专业素养：精神面貌、自信心、协调性、整体状态等综合评估	2	
总分		100	

五、相关知识

1. 适应证

妊娠 32 周以上、产时孕妇；胎心率或胎动异常者。

2. 禁忌证

无。

3. 电子胎心监护的评价指标及意义

（1）胎心率基线：指任何 10 分钟内胎心率平均水平（胎心加速、减速和显著变异的部分除外），至少观察 2 分钟以上的图形，该图形可以是不连续的。①正常胎心率基线：110~160 次/min；②胎儿心动过速：胎心率基线>160 次/min；③胎儿心动过缓：胎心率基线<110 次/min。

（2）基线变异：指每分钟胎心率自波峰到波谷的振幅改变。按照振幅波动程度分为：①变异消失：振幅波动完全消失；②微小变异：振幅波动≤5 次/min；③中等变异（正常变异）：振幅波动 6~25 次/min；④显著变异：振幅波动>25 次/min。

（3）加速：指基线胎心率突然显著增加，开始到波峰时间<30 秒。从胎心率开始加速至恢复到基线胎心率水平的时间为加速时间。妊娠≥32 周胎心加速标准为胎心加速≥15 次/min，持续时间>15 秒，但不超过 2 分钟；妊娠<32 周胎心加速标准为胎心加速≥10 次/min，持续时间>10 秒，但不超过 2 分钟。延长加速是指胎心加速持续 2~10 分钟。胎心加速≥10 分钟则考虑胎心率基线变化。

（4）早期减速：指伴随宫缩出现的减速，通常是对称性地、缓慢地下降到最低点再恢复到基线。减速的开始到胎心率最低点的时间≥30 秒，减速的最低点常与宫缩的峰值同时出现；一般来说，减速的开始、最低值、恢复与宫缩的起始、峰值及结束同步。

（5）晚期减速：指伴随宫缩出现的减速，通常是对称性地、缓慢地下降到最低点再恢复到基线，减速的开始到胎心率最低点的时间≥30 秒，减速的最低点通常晚于宫缩峰值。一般来说，减速的开始、最低值、恢复分别延后于宫缩的起始、峰值及结束。

（6）变异减速：指突发的显著的胎心率急速下降。减速的开始到最低的时间<30 秒，胎心率下降≥15 次/min，持续时间≥15 秒，但小于 2 分钟。当变异减速伴随宫缩时，减速的起始、深度和持续时间与宫缩之间无固定规律。典型的变异减速是先有一初始加速的肩峰，紧接一快速的减速，之后快速恢复到正常基线伴有一继发性加速（双肩峰）。

（7）延长减速：指明显的低于基线的胎心率下降，减速程度≥15 次/min，持续时间≥2 分钟，但不超过 10 分钟。胎心减速≥10 分钟则考虑胎心率基线变化。

（8）反复性减速：指 20 分钟观察时间内，≥50% 的宫缩均伴发减速。

（9）间歇性减速：指 20 分钟观察时间内，≤50% 的宫缩伴发减速。

（10）正弦波形：胎心率基线呈现平滑的类似正弦波样摆动，频率固定，3~5 次/min，持续≥20 分钟。

（11）宫缩：观察 30 分钟，10 分钟内有 5 次或者 5 次以下宫缩为正常宫缩；观察 30 分钟，10 分钟以内有 5 次以上宫缩为宫缩过频。

（12）无应激试验（non-stress test, NST）：若胎心基线稳定在 110~160 次/min，胎心变

异为 6~25 次/min，孕周≥32 周，40 分钟内 2 次或 2 次以上加速超过 15 次/min，持续 15 秒；孕周<32 周，40 分钟内 2 次或 2 次以上加速超过 10 次/min，持续 10 秒称为反应型 NST。若胎动时心率无加快，或者持续监护 40 分钟无胎动，称为无反应型，需复查。

（13）缩宫素激惹试验（oxytocin challenge test，OCT）：其目的为观察和记录宫缩后胎心率的变化，了解宫缩时胎盘一过性缺氧的负荷变化，评估胎儿的宫内储备能力。如果产妇自发的宫缩≥3 次/10 分钟，每次持续≥40 秒，无须诱导宫缩，否则可通过静脉滴注缩宫素诱导宫缩。

（14）OCT 的判读。①阴性：无晚期减速或重度变异减速。②阳性：≥50% 的宫缩后出现晚期减速。③可疑：间断出现晚期减速或重度变异减速；宫缩过频（>5 次/10 分钟）；宫缩伴胎心减速，时间>90 秒；出现无法解释的图形。

六、测试题

（1）胎心率基线是指（　　）内胎心率平均水平，并除外加速、减速、显著变异的部分。

A.5 分钟　　　　B.10 分钟　　　　C.15 分钟　　　　D.20 分钟　　　　E.40 分钟

答案：B

解析：胎心率基线指任何 10 分钟内胎心率平均水平，并除加速、减速、显著变异的部分外。

（2）进行胎心电子监护，无宫缩时将宫腔压力调至（　　）。

A. 归零　　　　B.10 mmHg　　　　C.40 mmHg　　　　D.50 mmHg　　　　E.20 mmHg

答案：A

解析：启动电子胎心监护仪，无宫缩时将宫腔压力归零。

（3）孕周≥32 周，NST 反应型是指（　　）。

A.40 分钟内 2 次或以上加速超过 15 次/min，持续 15 秒

B.40 分钟内 3 次或以上加速超过 15 次/min，持续 15 秒

C.40 分钟内 4 次或以上加速超过 15 次/min，持续 15 秒

D.40 分钟内 5 次或以上加速超过 10 次/min，持续 10 秒

E.40 分钟内 2 次或以上加速超过 10 次/min，持续 10 秒

答案：A

解析：孕周≥32 周，40 分钟内 2 次或 2 次以上加速超过 15 次/min，持续 15 秒，为反应型 NST。

（4）妊娠 32 周前，加速在基线水平上（　　）已证明对胎儿正常宫内状态有足够的预测价值。

A. ≥9 次/min、持续时间≥9 秒　　　　　　B. ≥10 次/min、持续时间≥10 秒

C. ≥11 次/min、持续时间≥11 秒　　　　　D. ≥12 次/min、持续时间≥12 秒

E. ≥15 次/min、持续时间≥15 秒

答案：B

解析：孕周<32 周，40 分钟内 2 次或 2 次以上加速超过 10 次/min，持续 10 秒称为反应型 NST，已证明对胎儿正常宫内状态有足够的预测价值。

(5)关于宫缩应激试验(OCT)结果判断下列正确的是(　　)。

A. 阴性：无早期减速或重度变异减速

B. 阳性：50%以上的宫缩后出现晚期减速

C. 可疑：间断出现早期减速或重度变异减速

D. 可疑：宫缩伴胎心加速，时间>90秒

E. 可疑：宫缩频率<2次/10分钟

答案：B

解析：OCT的判读：①阴性：无晚期减速或重度变异减速；②阳性：≥50%的宫缩后出现晚期减速；③可疑：间断出现晚期减速或重度变异减速；宫缩过频(>5次/10分钟)；宫缩伴胎心减速，时间>90秒；出现无法解释的图形。

(6)孕40周孕妇，胎心监护40分钟，基线116次/min，无胎心加速，处理正确的是(　　)。

A. 不需处理，等待自然临产　　　　　B. 完善术前准备，急诊手术

C. 静脉滴注缩宫素，尽早阴道分娩　　D. 行水囊引产术

E. 左侧卧位，氧气吸入，纠正缺氧后复查胎心监护

答案：E

解析：持续监护40分钟无胎心加速，为无反应型，提示有可能存在胎儿宫内缺氧，应采取左侧卧位、氧气吸入、纠正缺氧后再复查胎心监护等措施。

(7)缩宫素激惹试验的目的是(　　)。

A. 观察胎心基线变异　　　　　　　　B. 观察胎动后胎心增速情况

C. 观察子宫对催产素的敏感性　　　　D. 观察子宫对胎动的反应

E. 观察宫缩对胎心率的影响

答案：E

解析：缩宫素激惹试验其目的为观察和记录宫缩后胎心率的变化，了解宫缩时胎盘一过性缺氧的负荷变化，评估胎儿的宫内储备能力。

(8)有关基线变异描述错误的是(　　)。

A. 变异消失：振幅波动完全消失

B. 微小变异：振幅波动≤5次/min

C. 中等(正常)变异：振幅波动6~25次/min

D. 中等(正常)变异：振幅波动10~15次/min

E. 显著变异：振幅波动>25次/min

答案：D

解析：基线变异是指每分钟胎心率自波峰到波谷的振幅改变。中等(正常)变异：其振幅波动6~25次/min。

(9)胎心监护出现变异减速大多因为(　　)。

A. 胎儿畸形　　　　　　　　　　　　B. 羊水污染

C. 胎盘功能不全　　　　　　　　　　D. 脐带受压，兴奋迷走神经

E. 胎儿慢性宫内缺氧

答案：D

解析：胎心监护出现变异减速大多是因为胎儿脐带受压，迷走神经兴奋所致。

(10)下列提示胎儿缺氧的是(   )。

A.胎动时胎心加速   B.早期减速

C.复发性晚期减速   D.偶发变异减速

E.胎心率的波动范围在 10~25 次/min

答案：C

解析：出现复发性晚期减速，提示胎儿存在酸碱平衡失调即胎儿缺氧，应立即采取相应措施纠正胎儿缺氧。

七、操作模拟竞赛试题

1.题干   20 床，张某，28 岁，ID：666558，因"G_2P_0，宫内孕 39^{+4} 周，脐带绕颈 1 周，自诉胎动减少 6 个小时"入院。入院后完善相关检查，遵医嘱进行电子胎心监护。

2.竞赛要求   请选手完成胎心监护并判读胎心监护图形。

3.提示卡   请判读下列图形。（完成胎心监护操作后出示）

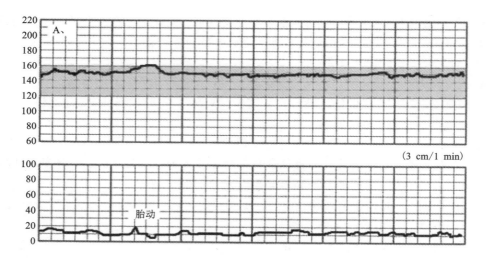

(3 cm/1 min)

4.临床思维   胎心探头放置前应行四步触诊来判断胎背位置，胎心探头放置位置在胎背处，如胎位为 ROA，则胎心探头应放置在脐部右下方。能正确判断胎心监护图形，根据该案例图形分析，孕妇胎心监护无反应型，结合孕妇胎动减少应立即报告医生，给予左侧卧位，上氧，遵医嘱给药改善宫内环境，复查胎心监护等。能对孕妇进行针对性健康指导。

5.模型及环境要求   孕妇模型，胎位设置为 ROA。

6.用物准备   器械车、电子胎心监护仪、耦合剂、卫生纸、腹部固定带两根、快速手消毒液、分类垃圾桶、护理记录单、笔。

(周昔红)

第四节 阴道检查

阴道检查可评估骨盆大小、宫颈成熟度、宫口扩张情况、是否已破膜、确定胎先露、先露下降程度及胎方位；可了解是否存在脐带先露或脐带脱垂等现象。由于阴道检查存在侵入性，可能会让孕妇感到不适；因此，在进行阴道检查前，应与孕妇及家属充分沟通，并取得理解和同意。

一、操作前准备

（1）自身准备：着装整洁，仪表规范，洗手，戴口罩。

（2）环境准备：安静、整洁、室温适宜，用床帘或屏风遮挡、保护隐私。

（3）用物准备：无菌手套、无菌棉签、无菌妇科棉签、0.5%络合碘消毒液、一次性垫巾、卫生纸。

二、操作步骤

（1）备齐用物至床旁，核对孕妇姓名及腕带信息。向孕妇及家属说明操作目的、告知有关事项，以取得配合。嘱孕妇排空膀胱。

（2）评估孕妇年龄、妊娠情况、妊娠史、孕周大小、胎位、胎动及宫缩情况。

（3）检查者站在孕妇右侧，协助孕妇脱下右侧裤腿，取仰卧位，两腿屈曲分开，暴露会阴，臀下垫一次性垫巾。

（4）用无菌妇科棉签浸透 0.5%络合碘消毒液，进行外阴消毒两次，顺序：大阴唇→小阴唇→阴阜→大腿内上 1/3→会阴及肛门周围。

（5）检查者双手戴无菌手套，严格无菌操作。

（6）检查者左手将阴唇分开，暴露阴道口。右手示指先沿阴道后壁缓慢插入阴道，然后再增加中指；动作轻柔，减轻孕妇不适感，并避免接触肛周，以防感染。

（7）检查者右手指尖沿骶骨触摸骶骨岬，了解尾骨活动度、坐骨棘是否突出、骶骨曲度、坐骨棘间径；评估宫颈成熟度、宫口扩张情况、胎膜是否已破；胎膜已破者，应了解羊水性状、胎先露、胎方位及是否存在脐带先露或脱垂等风险。

（8）检查完毕后，用清洁的卫生纸从上向下的顺序擦净阴道周围，脱下无菌手套。

（9）协助孕妇取舒适体位，整理衣物及床单位；洗手，记录。

（10）结合孕妇实时情况行相关健康宣教。

（11）用物及垃圾分类处理、洗手。

三、操作注意事项

（1）阴道检查对于孕妇来说具有侵入性，应注意人文关怀，检查前必须告知其操作目的，并取得孕妇同意和配合。冬季应注意保暖。

（2）严格无菌操作，避免接触肛周。

（3）阴道检查是评估产程进展的检查手段，但频繁行阴道检查可能增加感染风险，应严格掌握检查指征。

（4）动作需轻柔，注意保暖和保护孕妇的隐私；检查过程中，应随时观察孕妇对检查的反应，及时做出相应调整。

（5）检查完毕后，应客观详细地记录相关信息。

四、评分标准

阴道检查操作评分标准见表 2-4。

表 2-4　阴道检查操作评分表

项目	内容及评分标准	分值	得分
准备 （10分）	医嘱准备：打印执行单，签名，请人核对	4	
	环境准备：整洁、安静、室温适宜，用床帘或屏风遮挡，保护隐私	1	
	用物准备：物品齐全，摆放有序；在有效期内	4	
	自身准备：着装整洁，仪表规范，洗手，戴口罩	1	
实施 （70分）	核对解释：携用物至床旁，核对孕妇信息；向孕妇及家属解释操作目的、有关事项	8	
	评估孕妇：年龄、妊娠情况、孕产史、孕周、胎位、胎动及宫缩情况	4	
	体位：检查者站在孕妇右侧，协助孕妇排空膀胱，脱下右侧裤腿，取仰卧位，两腿屈曲分开，暴露会阴，臀下垫一次性垫巾	5	
	消毒：用无菌妇科棉签浸透 0.5% 络合碘消毒液，进行外阴消毒两次，顺序：大阴唇→小阴唇→阴阜→大腿内上 1/3→会阴及肛门周围	8	
	检查者戴无菌手套；左手将阴唇分开，暴露阴道口，右手示指先沿阴道后壁缓慢插入阴道，然后再增加中指；动作轻柔，并避免接触肛周	10	
	检查者右手指尖沿骶骨触摸骶骨岬，了解尾骨活动度、坐骨棘是否突出、骶骨曲度、坐骨棘间径；评估宫颈成熟度、宫口扩张情况、胎膜是否已破；胎膜已破者，了解羊水性状、胎先露、胎方位及是否存在脐带先露或脱垂等风险	15	
	检查完毕，用清洁卫生纸从上向下的顺序擦净阴道周围，脱无菌手套	4	
	协助孕妇取舒适体位，整理衣物及床单位；洗手，记录	6	
	健康宣教：结合孕妇实时情况进行相关知识的宣教	8	
	用物处置：用物及垃圾分类处理、洗手	2	

续表2-4

项目	内容及评分标准	分值	得分
评价 (20分)	人文关怀：操作前告知孕妇操作目的；操作中询问感受并观察孕妇情况；操作后及时告知阴道检查结果、协助孕妇取舒适卧位，关注隐私保护及安全保护，男性医护人员进行操作，应有女性医护人员在场	8	
	熟练度：操作熟练、规范、按时完成	8	
	健康宣教：有效沟通，有针对性，涉及操作、疾病等相关内容	2	
	专业素养：精神面貌、自信心、协调性、整体状态等综合评估	2	
总分		100	

五、相关知识

1. 适应证

适用于无禁忌证的临产后的待产妇。

2. 禁忌证

完全性前置胎盘的孕妇。

3. 阴道检查的内容和时机

（1）首次接触近临产的孕妇：应行阴道检查了解骨盆大小、宫颈成熟度、宫颈消退程度、宫口扩张情况、是否破膜、确定胎先露，以利于对产程的正确判断。

（2）了解产程进展：对于自然临产的孕妇，潜伏期每4小时进行一次阴道检查，活跃期每2小时进行一次阴道检查。待产过程中，一旦出现胎膜自然破裂，宫缩较前加强、孕妇有强烈的便意感时，可通过阴道检查判断产程进展情况；使用产程干预措施时，应在适当时间进行第二次检查，以确定干预措施是否起效。

（3）骨盆内测量：阴道检查能够比较全面地评估骨盆的形态及测量骨盆的关键径线，通常这个评估在妊娠晚期、临产或产时需要确定骨产道时进行；充分了解骨盆大小和形态，为分娩方式的选择做出正确的判断和及时的处理。见本章第二节相关知识。

六、测试题

（1）阴道检查消毒顺序正确的是（　　　）。

A. 依次消毒大阴唇、小阴唇、阴阜、大腿内上1/3、会阴及肛门周围两遍

B. 依次消毒大阴唇、阴道口、阴阜、大腿内上1/3、会阴及肛门周围两遍

C. 依次消毒小阴唇、大阴唇、阴阜、大腿内上1/3、会阴及肛门周围一遍

D. 依次消毒阴道口、阴阜、小阴唇、大阴唇、大腿内1/3、会阴及肛门周围两遍

E. 依次消毒小阴唇、大阴唇、阴阜、大腿内1/3、会阴及肛门周围一遍

答案：A

解析：阴道检查消毒顺序应依次消毒大阴唇、小阴唇、阴阜、大腿内上1/3、会阴及肛门周围，消毒两遍。

(2)临产后行阴道检查,了解胎头下降程度的标志是(   )。

A. 坐骨棘　　　　B. 耻骨联合后　　C. 坐骨结节　　　D. 坐骨切迹　　　E. 骶岬

答案:A

解析:胎头下降程度是决定胎儿能否经阴道分娩的重要观察指标,通过阴道检查,能够明确胎头颅骨最低点的位置,坐骨棘平面是判断胎头高低的标志。

(3)胎头的最大横径是(   )。

A. 枕下前囟径　　B. 枕额径　　　　C. 双顶径　　　　D. 双额径　　　　E. 双颊径

答案:C

解析:双顶径为两侧顶骨隆突间的距离,是胎头最大横径,临床 B 型超声检查此值判断胎儿大小,妊娠足月时平均值为 9.3 cm。

(4)坐骨棘间径正常值是(   )。

A. 10 cm　　　　B. 12.5~13 cm　　C. 9.5 cm　　　D. 13.3 cm　　　E. 12 cm

答案:A

解析:坐骨棘间径是指两坐骨棘间的距离,正常值为 10 cm,此径线过小会影响胎先露的下降。

(5)宫颈管消退 60%,质地软,居中,宫口未开,S=0,宫颈 Bishop 评分为(   )。

A. 3 分　　　　　B. 4 分　　　　　C. 5 分　　　　D. 7 分　　　　E. 9 分

答案:D

解析:宫颈管消退 60% 为 2 分,质地软为 2 分,居中为 1 分,胎先露 0 为 2 分,宫口未开为 0 分,故本题答案为 7 分。

(6)在第一产程中,助产士观察宫口开大情况的一般方法是(   )。

A. 腹部检查　　　　　　　　　　　B. 双合诊检查

C. 阴道检查　　　　　　　　　　　D. B 型超声检查

E. 骨盆测量

答案:C

解析:第一产程通过阴道检查的方法可测得宫口开大和胎头下降程度。

(7)骶棘韧带宽度称之为(   )。

A. 骨盆入口对角径　　　　　　　　B. 骶耻内径

C. 骨盆入口斜径　　　　　　　　　D. 骨盆入口前后径

E. 坐骨切迹宽度

答案:E

解析:坐骨切迹宽度是为坐骨棘与骶骨下端间的距离,即骶棘韧带宽度。

(8)耻骨联合上缘中点到骶岬前上缘正中点的距离是(   )。

A. 骨盆入口斜径　　　　　　　　　B. 骶耻内径

C. 骨盆入口对角径　　　　　　　　D. 骨盆入口前后径

E. 假结合径

答案:D

解析:骨盆入口前后径又称真结合径,是指耻骨联合上缘中点到骶岬前缘正中点的距离，正常值为 11 cm。

(9)第一产程潜伏期时,助产士应每(　　)小时给孕妇行阴道检查。

A. 1　　　　　　B. 2　　　　　　C. 3　　　　　　D. 4　　　　　　E. 6

答案:D

解析:对于自然临产的孕妇,潜伏期每 4 小时进行一次阴道检查。

(10)阴道检查时触及胎儿小囟门位于 5 点位置,大囟门位于 11 点位置,此时的胎方位是(　　)。

A. ROA　　　　　B. LOP　　　　　C. ROT　　　　　D. LOA　　　　　E. ROP

答案:B

解析:大囟门一般靠近胎儿的额部,而小囟门位于胎儿的枕部,如果小囟门在下,大囟门在上,说明是枕后位。

七、操作模拟竞赛试题

1. 题干　15 床,张某,25 岁,ID:123434,因"宫内孕 34 周,腹痛伴加重 1 小时"入院。入院后完善相关检查,遵医嘱行阴道检查。

2. 竞赛要求　请选手行产科阴道检查。

3. 提示卡　孕妇宫口开 1 厘米,先露高浮,退指可见清亮羊水流出。(选手行阴道检查时出示)

4. 临床思维　阴道检查前应了解孕妇妊娠情况及产检资料,排除中央型前置胎盘。行阴道检查时,应根据孕妇先露高浮,未足月胎膜早破,了解有无脐带先露或脐带脱垂等现象,同时观察羊水颜色、性状和量。检查完后应给予产妇抬高臀部,并进行针对性健康指导。

5. 模型及环境要求　孕妇模型,先露设置为高浮。

6. 用物准备　无菌手套、无菌棉签、无菌妇科棉签、0.5%络合碘消毒液、一次性垫巾、卫生纸、快速手消毒液、分类垃圾桶、护理记录单、笔。

（刘瑾钰）

第五节　会阴切开术

会阴切开术是为了避免在分娩过程中会阴过度扩张，为扩大阴道口，利于胎儿娩出，减少软产道组织损伤所实施的产科技术。这也是产科手术中最常见的手术。会阴切开术包括会阴侧切术和会阴正中切开术。操作者应充分评估产妇的会阴条件，正确选择会阴切开术的方式，并在准确的时机进行会阴切开。

一、操作前准备

（1）自身准备：洗手，戴口罩、帽子。

（2）环境准备：产房室温适宜、注意保暖、保护隐私。

（3）用物准备：无菌外科手套、无菌纱布、肥皂水、0.5%络合碘消毒液、无菌侧切剪刀、10 mL或20 mL注射器、2%利多卡因注射液、0.9%氯化钠注射液。

二、操作步骤

（1）备齐用物，核对产妇姓名及腕带信息。向产妇及家属说明操作目的，签署知情同意书，以取得配合。膀胱充盈者，进行一次性导尿术。

（2）孕妇取膀胱截石位，暴露会阴，常规外阴清洗、消毒。

（3）评估经阴道分娩的可行性，会阴切开处皮肤完整性及产妇对会阴切开术的心理接受度。

（4）外科手消毒，穿手术衣，戴无菌外科手套，铺无菌单。

（5）根据会阴情况选择会阴切开术方式，包括会阴侧切术或正中切开术。

（6）麻醉：常用会阴神经阻滞麻醉和局部浸润麻醉。消毒会阴，会阴神经阻滞麻醉操作步骤：操作者将一手中、示指伸入阴道，触摸拟行会阴切开术一侧的坐骨棘位置，另一手持注射器在同侧坐骨结节与肛门连线的中点处皮下注射1个皮丘，在阴道内手指的指引下，再将针头刺向坐骨棘内下方，回抽无血，注射10 mL药液后，边退针边注药至皮下，沿切开侧的大小阴唇和会阴体的方向进行皮下扇形注射。若为阴道助产术做准备，应做双侧会阴神经阻滞麻醉，可使盆底组织更好地松弛。

（7）切开：①会阴斜侧切术。左右两侧均可，由操作者习惯决定，临床上以左侧切开多为常见。局部浸润麻醉后，操作者左手中、示指伸入阴道内，推开胎儿先露部位，撑起拟行切开术部位的阴道壁；右手持无菌会阴切开剪刀，一叶置于阴道外，另一叶置于阴道内，使会阴切开剪切线与会阴后联合中线呈旁侧45°角；于宫缩期、胎头向下压迫会阴膨胀时切开会阴全层4~5 cm，切开长度也可根据胎儿大小而决定。②会阴正中切开术。行局部浸润麻醉后，充分评估孕妇会阴条件，注意不要损伤到肛门括约肌，沿会阴联合正中点向肛门方向垂直切开2~3 cm。

（8）止血：行会阴切开术后，应立即用纱布压迫止血，若有小动脉出血，必要时应用止血钳结扎止血。

（9）协助胎儿娩出：宫缩期应严格控制胎头娩出速度，保护会阴，使胎头以最小径线在宫缩间歇期缓缓娩出。

三、操作注意事项

（1）由于会阴切开术比自然裂伤时盆底肌肉损伤的程度更严重，产时出血量较多且伤口恢复时间较长，因此要严格把握会阴切开指征。其指征包括：①会阴较紧、胎儿过大，或须进行阴道助产时，分娩时可能会发生会阴Ⅲ度裂伤者；②因产妇或胎儿情况须缩短产程者。

（2）严格执行无菌操作，预防感染，必要时使用抗生素。

（3）把握切开时机，应在胎头拨露后、着冠前，会阴膨胀变薄，宫缩期进行。

（4）剪开时，剪刀应与皮肤呈垂直放好，保证切开伤口的平整，做到全层剪开，即黏膜层、肌层和皮肤层切开长度一致。

四、评分标准

会阴切开术操作评分标准见表2-5。

表2-5　会阴切开术操作评分表

项目	内容及评分标准	分值	得分
准备 （10分）	环境准备：产房室温适宜、注意保暖、保护隐私	2	
	用物准备：物品齐全，摆放有序；在有效期内	4	
	自身准备：着装整洁，洗手，戴口罩、帽子	4	
实施 （70分）	核对解释：备齐用物，核对产妇信息；告知产妇操作目的、签署知情同意书（口述），膀胱充盈者，进行一次性导尿术	5	
	外阴消毒：操作前后双人核对棉球数，将棉球盖住阴道口，再用消毒棉球蘸肥皂水擦洗外阴（大阴唇、小阴唇、阴阜、大腿内上1/3、会阴及肛门）；用温水冲净肥皂水；用0.5%络合碘消毒液消毒会阴部2遍（顺序、范围不正确不得分）	15	
	评估：经阴道分娩的可行性，会阴切开处皮肤完整性及产妇对会阴切开术的心理接受度	2	
	洗手铺单：外科手消毒，穿手术衣，戴无菌外科手套，铺无菌单，严格无菌操作	5	
	抽吸麻醉药品（操作前后未核对药物不给分）	3	
	麻醉：消毒会阴，行会阴神经阻滞麻醉，操作者将一手中、示指伸入阴道，触摸拟行会阴切开术一侧的坐骨棘位置，另一手持注射器在同侧坐骨结节与肛门连线的中点处皮下注射1个皮丘，在阴道内手指的指引下，再将针头刺向坐骨棘内下方，回抽无血，注射10 mL药液后，然后边退针边注药至皮下，沿切开侧的大小阴唇和会阴体的方向进行皮下扇形注射	15	

续表 2-5

项目	内容及评分标准	分值	得分
实施（70分）	会阴切开：操作者左手中、示指伸入阴道内，推开胎儿先露部位，撑起拟行切开术部位的阴道壁；右手持无菌会阴切开剪刀，使会阴切开剪切线与会阴后联合中线呈旁侧45°角；于宫缩期、胎头向下压迫会阴膨胀时切开会阴全层4~5 cm，会阴正中切开长 2~3 cm	15	
	止血：纱布压迫止血，必要时应用钳夹结扎止血	5	
	保护会阴，控制胎头娩出速度，协助娩出胎儿	5	
评价（20分）	人文关怀：操作前告知产妇操作目的，操作中动作轻柔，询问产妇感受并观察其情况；关注隐私保护及安全保护	7	
	熟练度：操作熟练、规范、按时完成	4	
	无菌观念（错一次扣1分，扣完为止）	5	
	健康宣教：有效沟通，有针对性，涉及操作、疾病等相关内容	2	
	专业素养：精神面貌、自信心、协调性、整体状态等综合评估	2	
总分		100	

五、相关知识

1. 会阴裂伤的分度

按程度划分，可分为4度。

（1）Ⅰ度裂伤：会阴部会阴和（或）阴道入口黏膜裂伤，出血不多。

（2）Ⅱ度裂伤：已达到会阴体筋膜及肌层，累及阴道后壁黏膜，并向阴道后壁两侧沟延伸且向上撕裂，但无肛门括约肌损伤，Ⅱ度裂伤解剖结构不易辨认，出血较多。

（3）Ⅲ度裂伤：会阴损伤向会阴深处延伸，累及肛门外括约肌，直肠黏膜完整。Ⅲ度裂伤又分为3种亚型：①Ⅲa：肛门外括约肌裂伤厚度≤50%；②Ⅲb：肛门外括约肌裂伤厚度≥50%；③Ⅲc：肛门外括约肌和肛门内括约肌均受损。

（4）Ⅳ度裂伤：内外括约肌及肛门直肠黏膜均发生损伤，直肠肠腔外露，组织损伤严重，出血量可不多。

2. 会阴切开的适应证和禁忌证

适应证和禁忌证并非绝对指征，因此，医务人员在严格把握会阴切开术指征的前提下，应充分评估产妇的具体情况，正确进行决策。

（1）适应证：会阴组织弹性差，且充分扩张会阴组织仍较紧，不足以胎头娩出者；巨大儿或臀位；须进行阴道助产（如胎头吸引术、产钳术和处理肩难产等）者；估计分娩过程中会阴撕裂无法避免者，如会阴体较短、会阴坚韧、水肿或手术瘢痕形成、耻骨弓狭窄等；因母胎情况须缩短第二产程，尽快娩出胎儿；须预防性切开，为产科经阴道手术扩大手术视野者。

（2）禁忌证：①绝对禁忌证，如头盆不称或骨盆异常，不能经阴道分娩者；②相对禁忌证，如死胎接生、胎儿畸形引产；凝血功能异常未纠正。

六、测试题

（1）会阴侧切术切口的长度为（　　）。

A. 1~3 cm　　　　B. 3~5 cm　　　　C. 4~5 cm　　　　D. 2~4 cm　　　　E. 4~6 cm

答案：C

解析：会阴侧切术长度为 4~5 cm。

（2）关于会阴侧切术的正确叙述是（　　）。

A. 术前用 0.5% 丁卡因局部麻醉

B. 切开前用左手示指、中指伸入胎头先露和阴道侧壁之间

C. 切开长度为 1~2 cm

D. 切开角度与正中线成 30°~45°

E. 右手持剪刀自会阴后联合向右下方剪开会阴全层

答案：B

解析：术前可用 2% 利多卡因局部麻醉，剪开角度与正中线成 45°~60°，右手持剪刀自会阴后联合向左下方剪开会阴全层，切开长度为 4~5 cm。

（3）会阴阻滞麻醉时，麻醉药物 1% 普鲁卡因或 2% 利多卡因剂量最大分别不得超过（　　）。

A. 200 mg，100 mg　　　　　　　　B. 500 mg，100 mg

C. 200 mg，150 mg　　　　　　　　D. 500 mg，150 mg

E. 150 mg，300 mg

答案：D

解析：经会阴阻滞麻醉时，普鲁卡因用量不超过 500 mg，利多卡因不超过 150 mg。

（4）会阴阻滞麻醉的产妇，宜采取的体位是（　　）。

A. 半卧位　　　　B. 膝胸卧位　　　　C. 膀胱截石位　　　　D. 俯卧位　　　　E. 平卧位

答案：C

解析：会阴阻滞麻醉宜采用膀胱截石位或仰卧屈膝位。

（5）若会阴切口处疼痛难忍，且伴有肛门坠胀感应考虑（　　）。

A. 切口水肿　　　　B. 产后出血　　　　C. 胎盘残留　　　　D. 体位原因　　　　E. 切口血肿

答案：E

解析：若会阴切口疼痛难忍伴有肛门坠胀感应首先考虑切口处血肿。

（6）会阴裂伤最深处已达到肛门外括约肌，未伤及直肠黏膜，诊断为（　　）。

A. 会阴擦伤　　　　　　　　　　　B. 会阴Ⅰ度裂伤

C. 会阴Ⅱ度裂伤　　　　　　　　　D. 会阴Ⅲ度裂伤

E. 会阴Ⅳ度裂伤

答案：D

解析：会阴Ⅲ度裂伤已达肛门外括约肌，直肠黏膜尚完整。

（7）下列**不属于**会阴切开术的适应证的是（   ）。

A.死胎接生   B.产钳助产   C.会阴过紧   D.预防性切开   E.巨大儿

答案：A

解析：产钳助产、会阴过紧、预防性切开、巨大儿均是会阴切开术的相关适应证。

（8）会阴切开术的禁忌证是（   ）。

A.会阴过紧   B.巨大儿

C.头盆不称   D.早产儿

E.会阴存在瘢痕

答案：C

解析：会阴切开术的绝对禁忌证是存在骨盆异常或头盆不称，不能经阴道分娩者。

（9）进行会阴切开术，宜采取的体位是（   ）。

A.仰卧屈膝位   B.半卧位   C.平卧位   D.膝胸卧位   E.俯卧位

答案：A

解析：宜采取仰卧屈膝位或膀胱截石位。

（10）会阴切开术后伤口愈合不良，术后（   ）天可以进行高锰酸钾坐浴。

A.3   B.5   C.7   D.9   E.15

答案：C

解析：伤口愈合不良的产妇，术后第7天可以进行坐浴。

七、操作模拟竞赛试题

1.题干   10床，刘某，23岁，ID：123000，因"宫内孕40周，临产，先天性心脏病：室间隔缺损术后"入院。第一产程进展顺利，宫口开全进产房。1小时后，胎心音出现晚期减速，考虑胎儿窘迫。阴道检查：宫口开全，S^{+4}，胎方位ROA。立即与家属谈话签字，进行会阴切开术。

2.竞赛要求   请选手行会阴切开术。

3.临床思维   宫口开全1.5小时，胎心监护提示晚期减速，应考虑存在胎儿窘迫，应立即进行会阴切开术；另外，该产妇有先天性心脏病，应缩短第二产程，尽快终止妊娠。会阴切开术前能根据阴道条件正确选择会阴侧切或会阴正中切，会阴切开时应在宫缩期进行。

4.模型及环境要求   会阴模型，产房场景。

5.用物准备   无菌外科手套、无菌纱布、肥皂水、0.5%络合碘消毒液、无菌侧切剪刀、10 mL或20 mL注射器、2%利多卡因注射液、0.9%氯化钠溶液。

（刘瑾钰）

第六节　会阴缝合术

会阴缝合术是会阴切开术或会阴裂伤修复的方法，其修复原则是达到止血、逐层组织对合、恢复损伤组织解剖关系的目的。缝合过程中应将组织准确对合，张力适宜，缝合时应尽量缩短缝合时间，以防伤口疼痛加重，继发水肿，乃至伤口组织坏死。

一、操作前准备

(1)自身准备：洗手，戴口罩、帽子。

(2)环境准备：产房室温适宜、注意保暖、保护隐私。

(3)用物准备：无菌外科手套、无菌手术衣、无菌纱布、0.5%络合碘消毒液、无菌孔巾、无菌线剪1把、止血钳2把、持针器1把、无齿镊1把、有齿镊1把、弯盘1个、巾钳1把、无菌带尾纱条1块、可吸收缝线2-0及可吸收缝线3-0若干。

二、操作步骤

(1)备齐用物，核对孕妇姓名及腕带信息。向孕妇及家属说明操作目的，以取得配合。

(2)协助孕妇取膀胱截石位，暴露会阴。常规外阴清洗、消毒。

(3)外科手消毒，穿手术衣，戴无菌外科手套，铺无菌单。

(4)常规检查宫颈有无裂伤，如有宫颈裂伤，应进行间断缝合。

(5)仔细检查产道有无裂伤及有无血肿，并探明切口顶端及底部。将无菌带尾纱条填塞至阴道后穹隆及阴道上段，尾线留于阴道口，上推子宫，充分暴露阴道下段，直视伤口操作。

(6)缝合阴道黏膜层：用2-0可吸收缝线间断缝合，对齐创缘，不留死腔。术者用示指、中指撑开阴道壁，充分暴露阴道黏膜层整个切口、顶端及底部。自切口顶端上方0.5 cm进针，间断缝合阴道黏膜及黏膜下组织，直到处女膜外缘。

(7)缝合肌层：用2-0可吸收缝线间断缝合肌层，切口缘应对齐，缝针不宜过密过紧。

(8)缝合会阴皮肤：用3-0可吸收缝线行连续皮内缝合至阴道口打结。

(9)检查：缝合完毕，取出阴道内填塞带尾纱条，检查有无纱布残留；以示指、中指进入阴道托举宫颈，使子宫尽量复原位置；再次仔细检查伤口处有无血肿或渗血；常规行肛门指检，检查是否有缝线穿透直肠黏膜，如有缝线穿透直肠黏膜，应立即拆除，消毒重新缝合。

(10)清点：操作完毕清点器械、敷料数，注射器针头、穿刺针、缝针核对无误后放入锐器盒。

(11)检查完后，协助孕妇取舒适体位并进行健康指导。

(12)整理用物，垃圾分类处理、洗手、记录。

三、操作注意事项

（1）严格无菌操作，预防感染。

（2）会阴缝合术应逐层缝合，打结松紧适宜，达到止血和关闭死腔的目的。

（3）缝合完毕应常规行肛门指检，以防缝线穿透直肠黏膜。

（4）缝合前后，应详细核对器械和敷料数，以免异物遗留宫腔。

四、评分标准

会阴缝合术操作评分标准见表 2-6。

表 2-6   会阴缝合术操作评分表

项目	内容及评分标准	分值	得分
准备 （10分）	环境准备：产房清洁安静，室温适宜，注意保暖，保护隐私	3	
	用物准备：物品齐全，摆放有序；在有效期内	3	
	自身准备：着装整洁，洗手，戴口罩、帽子	4	
实施 （70分）	核对解释：备齐用物，核对产妇姓名及腕带信息。向产妇及家属说明操作目的，以取得配合	4	
	外阴消毒：协助产妇取膀胱截石位，暴露会阴；外阴清洗、消毒	2	
	洗手铺单：外科手消毒，穿手术衣，戴无菌外科手套，铺无菌单	4	
	检查产道：仔细检查宫颈有无裂伤，产道有无裂伤及有无血肿，探明切口顶端及底部	5	
	暴露伤口：无菌带尾纱条填塞至阴道后穹隆及阴道上段，尾线留于阴道口，上推子宫，充分暴露阴道下段，直视伤口操作	5	
	缝合阴道黏膜层：2-0 可吸收缝线间断缝合，自切口上方 0.5 cm 进针，边缘解剖关系对合整齐；黏膜层缝至阴道处女膜环外，处女膜口缝合应不小于两横指	10	
	间断缝合肌层：缝线松紧、间隔适宜，达到止血和关闭死腔的目的	10	
	缝合会阴皮肤：用 3-0 可吸收缝线连续缝合，对合整齐，表面平整	10	
	检查：缝合完毕取出阴道内带尾纱条，检查会阴伤口；肛门指检，检查有无缝线穿过直肠壁	7	
	清点：操作完毕清点器械、敷料数目，注射器针头、穿刺针、缝针核对无误后放入锐器盒	7	
	健康宣教：协助产妇取舒适体位并进行健康指导	3	
	用物处置：整理用物，垃圾分类处理、洗手、记录	3	

续表2-6

项目	内容及评分标准	分值	得分
评价 （20分）	人文关怀：操作前告知产妇操作目的，操作中询问产妇感受并观察其情况（动作粗暴者每次扣1分，扣完为止）；关注隐私保护及安全保护	4	
	熟练度：操作熟练、规范、按时完成	4	
	无菌与查对观念：违反无菌与查对原则该项分全扣	8	
	健康宣教：有效沟通，有针对性	2	
	专业素养：精神面貌、自信心、协调性、整体状态等综合评估	2	
总分		100	

五、相关知识

1. 并发症及处理

会阴切开缝合术常见的并发症是伤口感染，会阴血肿、水肿及伤口裂开，其相关处理如下。

（1）会阴伤口裂开：多由于缝合止血对合不良或感染形成。小面积裂开应及时换药，尽量保持伤口干燥，产后7天可用高锰酸钾坐浴，促进伤口愈合，一般几天或几周即可愈合良好。严重的伤口裂开应使用抗生素和高锰酸钾坐浴相结合治疗。

（2）会阴水肿：在产后24小时内，可用医用会阴冷敷垫冷敷。产后24小时后可用50%硫酸镁结合红外线灯进行湿热敷或进行超短波治疗，每天1次，每次15~20分钟。

（3）会阴血肿：常由缝合时止血不彻底，留有死腔引起。血肿较小或观察后未发展，产妇全身情况可，可予以局部冷敷、压迫。若血肿大或有增大的趋势，应立即进行血肿清除术。

（4）会阴伤口感染：产妇疼痛明显，应考虑立即拆线，彻底清创，充分引流，若有感染的高危因素，使用抗生素抗感染，当活动性感染征象逐步消退后，可在麻醉下进行二次修补术。

2. 缝合术缝线材料的选择

缝合术缝线材料应具有单纤维、张力足够、吸收力强、容易穿越组织、极少不良反应、无菌、打结安全、操作流畅的特性。材料选择应遵循以下原则。

（1）组织对应原则：会阴黏膜层、肌层应选择2-0可吸收缝线；会阴皮肤应选择3-0可吸收缝线；深部肌层裂伤或有血体液传播疾病的产妇，应选择防针刺伤2-0可吸收缝线，以降低职业暴露风险。

（2）特性对应原则：选择与会阴组织修复同步的缝线材料，推荐采用含聚糖乳酸910（Polyglactin 910：由90%乙交酯和10%L-丙交酯共聚而成）成分的快速可吸收缝合材料；若伤口有感染，应采用三氯生抑菌剂的可吸收缝线。

3. 会阴缝合术后处理和健康宣教

（1）术后产妇应取健侧卧位，以免恶露浸及伤口。

（2）每天用 0.1% 苯扎溴铵消毒液擦洗会阴 2 次，大小便后应用清水冲洗干净后将棉柔巾蘸干水渍，保持外阴干燥清洁。

（3）若出现伤口裂开、疼痛明显等不适，应随时复诊检查。

六、测试题

（1）会阴缝合术完毕后，最重要的是（　　）。

A. 清点器械敷料　　　　　　　　　　　　B. 使用会阴冷敷垫

C. 消毒会阴缝合伤口　　　　　　　　　　D. 行肛门指检

E. 抗生素口服或静脉滴注，预防感染

答案：D

解析：会阴缝合术完毕后，必须行肛门指检，检查有无缝线穿透直肠壁。

（2）关于会阴缝合术后的产妇，行术后护理时**错误的**是（　　）。

A. 产妇向患侧卧位

B. 伤口感染应立即拆线引流

C. 伤口红肿疼痛时用 50% 硫酸镁溶液湿敷

D. 正常伤口术后 5 天拆线

E. 术后每日用消毒液擦洗外阴 2 次

答案：A

解析：本题中 B、C、D、E 均为会阴缝合术后相关护理措施，由于伤口的疼痛，以及避免恶露浸及伤口，会阴缝合术后的产妇宜采取健侧卧位。

（3）若产妇为乙肝大三阳患者，分娩过程中，伤口深且有延伸，应考虑选择的缝线是（　　）。

A. 3-0 可吸收缝线　　　　　　　　　　　B. 2-0 可吸收缝线

C. 丝线　　　　　　　　　　　　　　　　D. 4-0 可吸收缝线

E. 防针刺伤可吸收缝线

答案：E

解析：对会阴深部裂伤或有血体液传播疾病缝线的产妇，在实施缝合过程中，应首选防针刺伤的缝线，以减少针刺伤的发生，降低职业暴露风险。

（4）会阴缝合术后的产妇，宜采取的体位是（　　）。

A. 俯卧位　　　　B. 膝胸卧位　　　　C. 健侧卧位　　　　D. 患侧卧位　　　　E. 半卧位

答案：C

解析：采用健侧卧位。

（5）会阴侧切缝合术后的产妇，应在术后（　　）拆线。

A. 3 日　　　　　　B. 4 日　　　　　　C. 5 日　　　　　　D. 7 日　　　　　　E. 10 日

答案：C

解析：会阴侧切缝合术后，应在术后第 5 日拆线。

（6）会阴正中切开缝合术后，应在术后第（　　）拆线。

A. 3 日　　　　　　B. 4 日　　　　　　C. 5 日　　　　　　D. 7 日　　　　　　E. 10 日

答案：A

解析：会阴正中切开缝合术后，应在术后第 3 天进行拆线。

(7)产妇会阴侧切经阴道分娩后 3 小时，自觉会阴部疼痛难忍，医生床旁行肛门指检考虑切口处血肿。应采用的处理是(　　)。

A. 硫酸镁溶液冷敷　　　　　　　　B. 红外线照射促进血肿吸收

C. 温热毛巾热敷促进血肿吸收　　　D. 切开清除血肿，必要时放置引流管

E. 继续观察，若不继续增大，不予处理

答案：D

解析：软产道血肿处理原则应切开清除血肿，彻底止血，必要时放置引流管。

(8)产妇，因孕 39 周，胎膜早破，胎儿窘迫，在会阴侧切下行产钳术娩出一活女婴，产后一般情况可，产后第三天，检查会阴伤口红肿且有压痛，此时，护理伤口暂<u>不能</u>采用的措施是(　　)。

A. 50%硫酸镁溶液冷敷　　　　　　B. 红外线照射

C. 95%乙醇湿热敷　　　　　　　　D. 高锰酸钾坐浴

E. 必要时提早拆线

答案：D

解析：高锰酸钾坐浴适用于产后 7 天的患者，该案例为产后第 3 天，故选 D。

(9)会阴切开缝合术中，黏膜层伤口应考虑使用(　　)。

A. 3-0 可吸收缝线　　　　　　　　B. 2-0 可吸收缝线

C. 丝线　　　　　　　　　　　　　D. 4-0 可吸收缝线

E. 防针刺伤可吸收缝线

答案：B

解析：组织对应原则，会阴黏膜层、肌层应选择 2-0 可吸收缝线。

(10)会阴缝合术后，常规行肛门指检若有缝线穿透直肠壁应(　　)。

A. 立即拆除缝线，纱布压迫止血

B. 立即拆除缝线，重新消毒缝合

C. 继续观察，若肛门坠胀感明显，可考虑拆除

D. 无须处理

E. 以上选项均错误

答案：B

解析：若有缝线穿透直肠壁，可能形成直肠瘘，应立即拆除缝线，重新消毒进行缝合。

七、操作模拟竞赛试题

1.题干　21 床，王某，女，32 岁，ID：123301，因"宫内孕 40 周，临产，乙肝大三阳，巨大儿？"入院。第一产程进展顺利，宫口开全进产房，指导产妇屏气用力。1.5 小时后，胎头着冠，考虑"巨大儿"与家属谈话签字，进行会阴切开术，术后伤口平整，遵医嘱，予以会阴缝合术。

2.竞赛要求　请选手进行会阴缝合术。

3. 临床思维　进行会阴缝合术前能正确辨识伤口组织。根据组织对应原则及血体液传播等相关原则正确选择缝线。该产妇为乙肝患者，应选择防针刺伤可吸收缝线，以降低职业暴露风险。缝合过程中应将组织准确对合，张力适宜。操作应熟练，尽量缩短缝合时间。会阴缝合术后进行针对性健康指导。

4. 模型及环境要求　会阴模型，产房场景。

5. 用物准备　无菌外科手套、无菌手术衣、无菌纱布、0.5%络合碘消毒液、孔巾、无菌线剪 1 把、止血钳 2 把、持针器 1 把、无齿镊 1 把、有齿镊 1 把、弯盘 1 个、巾钳 1 把、无菌带尾纱条 1 块、可吸收缝线 2-0、可吸收缝线 3-0、防针刺伤 2-0 可吸收缝线、分类垃圾桶、分娩记录单、笔。

（刘瑾钰）

第七节　胎头吸引术

胎头吸引术是一种助产手段，是指将胎头吸引器置于胎头上，形成一定的负压后吸引住胎头，通过牵引协助胎头娩出。

一、操作前准备

（1）自身准备：着装整洁，仪表规范；洗手，戴口罩。

（2）环境准备：整洁、安静、室温适宜，保护隐私。

（3）用物准备：无菌产包、无菌手套、胎头吸引器 1 个、50 mL 注射器 1 个、血管钳 1 把、液体石蜡棉球 2 个、导尿管 1 根、会阴麻醉及会阴切开术用物、新生儿复苏抢救用物。

二、操作步骤

（1）备齐用物至产房器械台，检查吸引器有无漏气。评估母胎情况，向产妇讲解胎头吸引术助产的目的及注意事项，取得产妇知情同意并积极配合。开放静脉通路，做好新生儿复苏抢救准备工作。

（2）协助产妇取膀胱截石位，按接产术消毒外阴，铺无菌巾，导尿，再次阴道检查确认具备胎头吸引器助产条件（宫口开全、枕先露、胎头骨质部已达坐骨棘水平以下）。

（3）行会阴局部浸润麻醉联合会阴神经阻滞麻醉，必要时行会阴切开。

（4）放置吸引器：将液体石蜡涂在吸引器胎头端，用左手分开两侧小阴唇，暴露阴道口，以左手的中指、示指撑开阴道后壁，右手持吸引器将胎头端下缘向下放入阴道后壁前方，然后左手的中指、示指向上分开阴道壁右侧，将吸引器右侧缘滑入阴道内，继而手指转向上，提拉阴道前壁，使吸引器上缘滑入阴道内，最后拉开左侧阴道壁，使吸引器完全滑入阴道内与胎头顶部紧贴，检查吸引器头端与胎头衔接处一周，排除无阴道组织或宫颈组织嵌入。

（5）抽吸负压：助手将吸引器牵引柄气管上的橡皮管与 50 mL 注射器连接，金属杯吸引器抽吸空气 150~200 mL（硅胶喇叭形杯吸引器 60~80 mL），达到所需负压时，用血管钳夹住橡皮管，等待宫缩。

（6）牵引：先用右手中指、示指轻轻握持吸引器的牵引柄，在宫缩时沿产轴方向并按正常分娩机制缓缓牵引，助手在牵引的同时保护会阴。吸引时间一般 10~15 分钟，最长不应超过 20 分钟，吸引超过 2 次时，改用产钳助产或剖宫产。

（7）取下胎头吸引器：当胎头娩出后，应松开夹住橡皮管的血管钳，消除吸引器内的负压，然后取下胎头吸引器，按正常分娩机制娩出胎儿。

（8）对新生儿进行全身检查，尤其是头面部，严密观察颅内出血或其他损伤的症状。

（9）术后检查软产道，有撕裂应立即缝合。

(10)完善手术记录包括吸引过程、吸引压力、吸引次数、娩出时间等。

(11)用物及垃圾分类处理、洗手。

三、操作注意事项

(1)告知产妇及家属进行胎头吸引助产的必要性,取得知情同意并告知配合方法及可能出现的并发症。正确评估母胎情况,给予指导和鼓励,减轻其紧张情绪。

(2)建立静脉通路,预防产后出血并做好新生儿复苏、即刻剖宫产的准备工作。

(3)在牵引过程中应注意:①术前应再次阴道检查,具备吸引器助产条件;②确认胎头吸引器无漏气再牵拉;③抽气后不能急于牵引,等待1次宫缩,形成负压再牵引;④在胎头着冠前要减慢牵引速度和力量,避免滑脱;⑤当牵引听到"嘶嘶"声时,说明已经漏气,可能与牵引方向或放置不妥有关,必要时取下重新放置;⑥吸引器负压要适当,压力过大容易使胎儿头皮受损,压力不足容易滑脱,发生滑脱,可重新放置,但不应超过2次,牵引时间最长不应超过20分钟;⑦在宫缩间歇应停止牵引,但应保持吸引器不随胎头回缩。

(4)当胎方位为枕左/右前或枕横位时,牵引同时应顺势旋转胎头。若为枕后位,最好用手旋转胎位至枕前位后再行胎头吸引,助手协助将产妇腹部向外推转,每次宫缩旋转以45°为宜,动作轻柔避免暴力引起胎盘早剥。

(5)牵引前确认胎头吸引器没有夹住宫颈及阴道黏膜。

(6)术后检查软产道,有撕裂应立即缝合。

(7)术后注意观察产妇和新生儿的并发症。产妇可能出现的并发症有产道损伤、产后出血等。新生儿可能出现头皮损伤、胎头血肿、颅内出血和颅骨骨折等并发症。

四、评分标准

胎头吸引术操作评分标准见表2-7。

表2-7　胎头吸引术操作评分表

项目	内容及评分标准	分值	得分
准备 (10分)	医嘱准备:打印执行单,签名,请人核对	2	
	环境准备:整洁,安静,室温适宜,保护隐私	1	
	用物准备:物品齐全,摆放有序;质量合格	3	
	自身准备:着装整洁,仪表规范;戴口罩,外科手消毒,戴无菌手套,穿手术衣	4	
实施 (70分)	核对解释:携用物至产房器械台;向产妇或家属解释操作目的、有关事项,签署知情同意书	6	
	评估产妇及胎儿情况:产妇现病史、精神状态、宫缩、胎心情况、会阴体及皮肤情况	4	
	消毒及阴道检查:协助产妇取膀胱截石位;按接产术消毒外阴、铺无菌巾;必要时导尿;再次阴道检查确认具备胎头吸引器助产条件	10	

续表 2-7

项目	内容及评分标准	分值	得分
实施 (70分)	行会阴局部浸润麻醉联合会阴神经阻滞麻醉，必要时行会阴切开	5	
	放置吸引器及牵引：胎头吸引器与胎头紧贴；抽吸负压：一般情况选用 50 mL 注射器抽吸空气(金属杯吸引器抽吸空气 150~200 mL、硅胶喇叭形杯吸引器 60~80 mL)，用血管钳夹住橡皮管，确认吸引器与胎头紧贴；在宫缩时牵引，使胎头娩出；取下吸引器，娩出胎儿	25	
	评估新生儿情况；检查软产道，有撕裂应立即缝合	4	
	核对记录：洗手，记录吸引过程、吸引压力、吸引次数、娩出时间等	4	
	健康宣教：结合产妇助产情况告知产后相关知识	10	
	用物处置：用物及垃圾分类处理、洗手	2	
评价 (20分)	人文关怀：操作前告知产妇操作目的；操作中询问产妇感受并观察其情况；操作后及时告知产妇新生儿情况，协助产妇取舒适卧位，关注隐私保护及安全保护	8	
	熟练度：操作熟练、规范、按时完成；胎头吸引器放置位置正确	8	
	健康宣教：有效沟通，有针对性，涉及操作、疾病等相关内容	2	
	专业素养：精神面貌、自信心、协调性、整体状态等综合评估	2	
总分		100	

五、相关知识

1. 适应证

子宫收缩乏力致第二产程延长者；需缩短第二产程者，如产妇患有心脏病、严重贫血、哮喘等；胎儿宫内窘迫需尽快结束分娩者。

2. 禁忌证

宫口未开全或胎膜未破者；有严重的头盆不称、面先露、产道梗阻、骨盆异常者；胎龄<36 周的早产、胎儿有凝血功能异常者；不能或不宜经阴道分娩者；胎头双顶径未达坐骨棘水平以下，先露骨质部未达坐骨棘+3 或以下者；短时间内不能经阴道分娩的非顶先露或严重胎儿窘迫者。

3. 胎头吸引术检查胎方位方法

(1)触摸胎儿囟门法：右手伸入阴道，用示指及中指触摸胎头的骨缝及囟门，如骨缝呈十字形者为大囟门，呈人字缝为小囟门。胎头水肿，颅骨重叠时骨缝不易查清楚。

(2)触摸胎儿耳郭法：向胎头两侧高位触摸耳郭，以示指及中指触摸及拨动胎儿耳郭，耳郭边缘在枕骨的方向。

4. 并发症及处理

(1)母体并发症：①产道损伤和血肿比产钳术少而轻，如有宫颈裂伤、阴道裂伤、会阴裂伤和血肿，应由内向外检查，按解剖结构缝合；②术后应正确估计出血量，预防产后出血，积极寻找原因并进行处理；③使用抗生素预防感染。

（2）新生儿并发症：牵引时间长、负压过大，可形成头皮血肿、头皮损伤、颅骨损伤等，术中避免暴力牵拉、负压过大等，牵引2次失败时，改用产钳术或剖宫产术。

六、测试题

（1）行胎头吸引术时，产妇应处于（   ）体位。

A.仰卧位   B.侧卧位   C.半坐卧位   D.膀胱截石位   E.膝胸卧位

答案：D

解析：行胎头吸引术时应协助产妇排空膀胱，取膀胱截石位。

（2）助产士进行胎头吸引术时下面必须要做的检查是（   ）。

A.监测产妇血压   B.测量产妇体温

C.肛门指检了解肛门括约肌情况   D.行阴道检查，了解胎方位

E.术前使用抗生素

答案：D

解析：行胎头吸引术时必须要进行阴道检查，了解胎方位和先露高低。

（3）胎头吸引术牵引时间最长不超过（   ）。

A.60分钟   B.50分钟   C.40分钟   D.30分钟   E.20分钟

答案：E

解析：胎头吸引术牵引时间最长不超过20分钟。

（4）胎头吸引器助产失败（   ）改用产钳或剖宫产手术。

A.5次   B.4次   C.3次   D.2次   E.1次

答案：D

解析：胎头吸引器助产失败2次改用产钳或剖宫产手术。

（5）关于胎头吸引术处理技巧下列错误的是（   ）。

A.放置负压杯于恰当位置，待"假髻"形成后再牵引

B.吸引器完全滑入阴道内并与胎头顶部紧贴

C.助手抽吸空气形成负压

D.在宫缩间歇期牵引

E.吸引时间最长不超过20分钟

答案：D

解析：胎头吸引术在宫缩屏气用力同步牵引。

（6）张某，女，孕40周，单活胎，现宫口开大5厘米，胎儿小囟门位于05：00方向，此时的胎方位是（   ）。

A.LOA   B.LOT   C.LOP   D.ROA   E.ROP

答案：C

解析：胎儿小囟门位于05：00方向提示胎方位：LOP。

（7）李某，女，孕40周，单活胎，现宫口开全，胎儿枕骨位于01：00方向，此时的胎方位是（   ）。

A. LOA　　　　B. LOT　　　　C. LOP　　　　D. ROA　　　　E. ROP

答案：A

解析：胎儿枕骨位于01：00方向提示胎方位：LOA。

(8)胎头吸引术后新生儿应静卧(　　)。

A. 72 小时　　　B. 36 小时　　　C. 24 小时　　　D. 12 小时　　　E. 6 小时

答案：C

解析：通过胎头吸引术助产的新生儿应静卧24小时。

(9)下列情况**不能**进行胎头吸引术的是(　　)。

A. 胎头双顶径未达坐骨棘水平以下　　B. 妊娠合并肺结核需要缩短第二产程

C. 胎儿宫内窘迫需尽快结束分娩　　D. 宫缩乏力致第二产程延长

E. 妊娠合并心脏病需要缩短第二产程

答案：A

解析：胎头双顶径未达坐骨棘水平以下是胎头吸引术的禁忌证。

(10)**不属于**胎头吸引术的禁忌证是(　　)。

A. 宫口未开全　　　　　　　　B. 胎膜未破

C. 有严重的头盆不称、面先露　　D. 胎头双顶径未达坐骨棘水平以下

E. 宫缩乏力致第二产程延长

答案：E

解析：宫缩乏力致第二产程延长是适应证。

七、操作模拟竞赛试题

1. 题干　27床，李某，女，30岁，ID：666888，G_2P_0，宫内孕41周，脐带绕颈1周，16：00宫口开全，18：00出现羊水粪染，胎心监护提示延长减速。

2. 竞赛要求　请选手完成胎头吸引术。

3. 提示卡　胎方位 ROA，S^{+3}。（选手行阴道检查时出示）

4. 临床思维　16：00宫口开全，18：00出现羊水粪染，胎心监护提示延长减速，该案例存在胎儿窘迫，应尽快结束分娩，行胎头吸引术助产。胎头吸引器放置前应进行阴道检查，具备胎头吸引器助产条件(宫口开全、枕先露、胎头骨质部已达坐骨棘水平以下)，根据提示卡，该产妇具备胎头吸引术条件，可以行胎头吸引术助产。另外，胎头吸引器助产术后能根据母儿情况提供行针对性健康指导。

5. 模型及环境要求　产妇模型，胎方位设置为 ROA，产房场景。

6. 用物准备　器械台、产科产包(器械、敷料)、无菌手套、胎头吸引器、50 mL 注射器、血管钳、液体石蜡棉球、导尿管、会阴麻醉及会阴切开术用物、新生儿复苏抢救用物、电子胎心监护仪、耦合剂、卫生纸、固定带2根、快速手消毒液、0.5%络合碘消毒液、分类垃圾桶、产程图、笔。

（李丽慧　曹建云）

第八节 产钳术

产钳术是指利用产钳牵拉胎头帮助胎儿娩出,常用出口产钳和低位产钳。

一、操作前准备

(1)自身准备:着装整洁,仪表规范;洗手,戴口罩。

(2)环境准备:整洁、安静、室温适宜,保护隐私。

(3)用物准备:无菌产包、无菌手套、产钳1副、液体石蜡棉球2个、导尿管1根、会阴麻醉及会阴切开术用物、新生儿复苏抢救用物。

二、操作步骤

(1)备齐用物至产房器械台,检查产钳能否扣合锁住、钳柄对合,用液体石蜡润滑左右两叶产钳。评估母胎情况,向产妇讲解产钳助产的目的及注意事项,取得产妇及家属知情同意并积极配合。开放静脉通路,做好新生儿复苏准备工作。

(2)协助产妇取膀胱截石位,按接产术消毒外阴,铺无菌巾,导尿,再次阴道检查确认具备产钳助产条件。

(3)进行会阴局部浸润麻醉联合会阴神经阻滞麻醉,进行左侧会阴切开术。

(4)放置产钳:以枕前位为例。①放置左叶:左手以握笔式持产钳左叶钳柄,钳叶垂直向下,右手伸入阴道壁与胎头之间做引导,将左叶产钳沿右手掌面伸入手掌与胎头之间,在右手引导下将钳叶缓缓向胎头左侧及深部推进,将钳叶置于胎头左侧,钳叶及钳柄与地面平行,由助手持钳柄固定。②放置右叶:右手垂直握右钳柄如前所述,在左手引导下将钳叶引导至胎头右侧,达左叶产钳对应位置。③检查:产钳放置好后,检查钳叶与胎头之间无软组织及脐带夹入,胎头矢状缝在两钳叶正中。④扣合:产钳柄合拢,产钳柄右叶在上、左叶在下,两钳叶柄平行交叉,扣合锁住,钳柄对合。宫缩间隙略微放松钳锁。

(5)牵引:宫缩时术者双臂稍弯曲,双肘贴近胸壁,沿产轴方向向下缓慢牵引,助手协助保护会阴,胎头下降使会阴稍膨隆时转向水平方向牵引,当胎头枕部露出耻骨弓下,此时会阴明显膨隆,慢慢转向上提牵,协助胎头娩出。

(6)松钳及娩出胎儿:当胎头双顶径娩出时,先取下产钳右叶,钳叶应顺胎头慢慢滑出,再同法取出产钳左叶,然后按分娩机制娩出胎儿。

(7)正确进行新生儿 Apgar 评分,对新生儿进行全身检查,严密观察颅内出血或其他损伤的症状。

(8)术后检查软产道,有撕裂应立即缝合。

(9)指导产妇术后恢复的注意事项,结合产妇及新生儿情况告知相关知识。

(10)详细记录产钳手术的过程、娩出时间等。

（11）用物及垃圾分类处理、洗手。

三、操作注意事项

（1）告知产妇及家属进行产钳助产的必要性，取得知情同意并告知配合方法及可能出现的并发症。正确评估母胎情况，给予指导和鼓励，减轻其紧张情绪。

（2）建立静脉通路，预防产后出血并做好新生儿复苏、即刻剖宫产的准备工作。

（3）在使用产钳时应注意：①术前应再次进行阴道检查，查清胎头位置并纠正胎头为正枕前位或正枕后位，具备产钳助产条件；②指导产妇全身放松张口呼吸配合放置钳叶，当遇到阻力时，不可强行推进钳叶，必须取出检查原因；③钳柄不能对合时，应查明原因，适当调整及处理；④在宫缩时牵拉产钳，用力均匀、适当，速度不宜过快，钳柄不能左右摇摆，在胎头双顶径即将娩出时，应减慢牵引，助手保护好会阴，防止会阴撕裂；⑤指导产妇全身放松，张口呼吸以配合取出产钳。

（4）牵拉产钳胎头仍不见下降应进行分析原因，可能有以下原因有关：①骨盆与胎头不相称；②不适合的胎方位；③牵引方向不正确。

（5）术后检查软产道，有撕裂应立即缝合。留置导尿管24小时，预防产后尿潴留。

（6）检查新生儿有无头皮血肿及头面部皮肤擦伤，多为眼球和面部擦伤，以便及时处理。注意观察新生儿面色、反应、肌张力等，警惕发生颅内出血。

四、评分标准

产钳术操作评分标准见表2-8。

表2-8 产钳术操作评分表

项目	内容及评分标准	分值	得分
准备 （10分）	医嘱准备：打印执行单，签名，请人核对	2	
	环境准备：整洁、安静、室温适宜，保护隐私	1	
	用物准备：物品齐全，摆放有序；质量合格	3	
	自身准备：着装整洁，仪表规范；戴口罩，外科手消毒，戴无菌手套，穿手术衣	4	
实施 （70分）	核对解释：携用物至产房，核对产妇信息；向产妇或家属解释操作目的、有关事项，签署知情同意书	6	
	评估产妇及胎儿情况：产妇现病史、精神状态、宫缩、胎心、会阴体及皮肤情况	4	
	消毒及阴道检查：协助产妇取膀胱截石位；按接产术消毒外阴、铺无菌巾；必要时导尿；再次阴道检查确认具备产钳助产条件	10	
	放置产钳：左手持产钳左叶钳柄，放置左叶产钳于胎头左侧；右手持产钳右叶钳柄，放置右叶产钳于胎头右侧；检查产钳放置好后，钳叶与胎头之间无软组织及脐带夹入	15	

续表 2-8

项目	内容及评分标准	分值	得分
实施 (70分)	牵引及娩出胎儿：扣合产钳；牵拉产钳至胎头双顶径娩出阴道口时，先取下产钳右叶再取下产钳左叶，按分娩机制娩出胎儿	15	
	评估新生儿情况，检查新生儿有无头皮血肿及头面部皮肤擦伤	5	
	检查软产道，有撕裂应立即缝合	5	
	健康宣教：指导产妇术后恢复的方法以及新生儿护理相关知识	5	
	详细记录产钳手术的过程，娩出时间等	3	
	用物处置：用物及垃圾分类处理、洗手	2	
评价 (20分)	人文关怀：操作前告知产妇操作目的；操作中询问产妇感受并观察某情况；操作后及时告知产妇手术及新生儿结果，协助产妇取舒适卧位；关注隐私保护及安全保护	8	
	熟练度：操作熟练、规范、按时完成；产钳左叶、右叶放置位置正确	8	
	健康宣教：有效沟通、有针对性，涉及操作、疾病等相关内容	2	
	专业素养：精神面貌、自信心、协调性、整体状态等综合评估	2	
总分		100	

五、相关知识

1. 适应证

同胎头吸引术；胎头吸引术因阻力较大而失败者；剖宫产胎头娩出困难者；臀先露后出胎头娩出困难者；持续性枕后位者。

2. 禁忌证

同胎头吸引术；胎头颅骨最低点在坐骨棘水平及以上，有明显头盆不称者；胎儿窘迫，估计短时间不能结束分娩者；确定为死胎、胎儿畸形者，应行穿颅术。

3. 并发症及处理

（1）母体并发症：①宫颈裂伤、阴道裂伤、会阴裂伤，严重可引起阔韧带和后腹膜血肿等损伤，产后应检查宫颈、阴道，由内向外检查，如有裂伤和血肿，应予以缝合及血肿清除；②产道损伤、产程较长、宫缩乏力等增加了产后出血的发生率，应正确估计出血量，积极寻找原因并进行处理；③产妇抵抗力低下、产程较长、组织挫伤、恶露是细菌的培养基等，使继发感染的风险增加，术后应用抗生素预防感染。

（2）新生儿并发症：①产钳术可使新生儿轻度头皮水肿，当操作时间长、牵拉力度较大时也可能引起严重头皮水肿甚至头皮擦伤。新生儿出生后给予维生素 K_1 肌内注射，头皮擦伤者给予消毒液预防感染。一般头皮水肿于 72 小时左右自行吸收。②胎头顶部触到波动感时即发生了头皮血肿，发生原因与头皮水肿相同，多见于双侧或单侧顶骨部位，枕骨部位少见。头皮血肿在出生后数周或 3 个月内自行吸收。③牵拉产钳时间长、胎头位置高、胎位不正可引起颅内出血，新生儿出生后给予维生素 K_1 肌内注射。④产钳位置放置不正，钳匙尖压在耳朵前部、眼眶部、眼球上，可引起面神经麻痹、眶骨骨折、眼球脱出等其他损伤。

六、测试题

（1）产钳术产妇采取的卧位为（　　）。

A.半坐卧位　　　　　　　　　B.膀胱截石位

C.仰卧位　　　　　　　　　　D.侧卧位

E.膝胸卧位

答案：B

解析：产钳术产妇采取的卧位为膀胱截石位。

（2）**不属于**产钳术的适应证是（　　）。

A.死胎　　　　　　　　　　　B.产妇有心脏病需缩短第二产程

C.胎头吸引术因阻力较大而失败者　　D.妊娠期高血压需缩短第二产程

E.剖宫产胎头娩出困难者

答案：A

解析：死胎属于产钳术禁忌证，可行穿颅术。

（3）目前常用的产钳术是（　　）。

A.高位产钳　　B.中位产钳　　C.低位产钳　　D.普通产钳　　E.K氏产钳

答案：C

解析：目前常用的产钳术是低位产钳。

（4）下列有关产钳术的术前准备**错误的**是（　　）。

A.导尿　　　　　　　　　　　B.扪清楚胎方位

C.了解先露高低　　　　　　　D.采取舒适体位

E.建立静脉通路

答案：D

解析：产钳术术前采取膀胱截石位。

（5）属于产钳术的适应证是（　　）。

A.吸引器失败，无明显头盆不称　　B.宫口未开全

C.胎膜未破　　　　　　　　　D.额先露

E.颏后位

答案：A

解析：吸引器失败，无明显头盆不称是产钳术的适应证。

（6）新生儿，出生1分钟，心率120次/min、浅慢呼吸、四肢稍屈曲、有咳嗽、全身粉红，该新生儿Apgar评分1分钟时为（　　）。

A.10分　　　　B.9分　　　　C.8分　　　　D.7分　　　　E.6分

答案：C

解析：心率120次/min得2分，浅慢呼吸得1分，四肢稍屈曲得1分，咳嗽得2分，全

身粉红得 2 分,共得 8 分。

(7)王某,女,孕 39 周,在产钳术下娩出一新生儿,重 3400 g,心率 90 次/min,浅慢呼吸,四肢稍屈曲,有咳嗽,身体红、四肢青紫,该新生儿 Apgar 评分(   )。

A.10 分   B.9 分   C.8 分   D.7 分   E.6 分

答案:E

解析:心率 90 次/min 得 1 分,浅慢呼吸得 1 分,四肢稍屈曲得 1 分,咳嗽得 2 分,身体红、四肢青紫得 1 分,共得 6 分。

(8)张某,女,孕 39 周,羊水清亮,在产钳术下娩出一男婴,喘息样呼吸,肌张力差,此时为该新生儿进行初步复苏正确的是(   )。

A.正压通气   B.气管插管吸引羊水

C.使用塑料薄膜保暖   D.胸外按压

E.保暖,保持鼻吸位,必要时清理呼吸道,擦干全身,给予刺激

答案:E

解析:初步复苏步骤:保暖,保持鼻吸位,必要时清理呼吸道,擦干全身,给予刺激。

(9)不属于产钳禁忌证的是(   )。

A.颜面位   B.额位

C.产道阻塞   D.剖宫产臀先露后出胎头娩出困难者

E.宫口未开全

答案:D

解析:剖宫产臀先露后出胎头娩出困难者属于产钳适应证。

(10)经产钳术娩出一新生儿,初步复苏后心率 80 次/min,喘息样呼吸,肌张力差,此时应为新生儿进行的处理是(   )。

A.使用 1∶10000 肾上腺素

B.胸外按压

C.气管插管

D.使用生理盐水脐静脉给药

E.连接脉氧仪在新生儿右手手腕处,给予 21% 氧浓度正压通气

答案:E

解析:经初步复苏后该新生儿无活力,应连接脉氧仪在新生儿右手手腕处,给予 21% 氧浓度正压通气。

七、操作模拟竞赛试题

1. 题干 27 床,李某,女,30 岁,ID:666888,因"G_2P_0,宫内孕 41 周,妊娠合并先心病,脐带绕颈 1 周"入院。现宫口开全 2 小时,胎方位 LOT,S^{+3},产妇精神疲惫,心率 130 次/min,呼吸 30 次/min,SPO₂95%,遵医嘱在会阴侧切下行产钳术。

2. 竞赛要求 请选手完成产钳术。

3. 临床思维 产妇妊娠合并先心病,心率 130 次/min,呼吸 30 次/min,应尽快结束分娩,进行产钳术助产。产钳术术前应进行阴道检查,查清胎头位置并纠正胎头为正枕前或

正枕后位,该案例胎方位为 LOT,应旋转胎位为正枕前,再放置产钳叶。

4.模型及环境要求　产妇模型,胎方位设置为 LOT。

5.用物准备　器械台、产科产包(器械、敷料)、液体石蜡棉球、产钳、导尿管、电子胎心监护仪、耦合剂、卫生纸、固定带两根、快速手消毒液、0.5%络合碘消毒液、分类垃圾桶、产程图、笔。

(李丽慧　曹建云)

第九节　新生儿复苏

新生儿复苏术是抢救生命的紧急措施，正确掌握新生儿复苏术对降低围生儿死亡率有着重要的意义。

一、操作前准备

（1）自身准备：着装整洁，仪表规范；洗手，戴口罩。

（2）环境准备：整洁、安静、室温适宜，保护隐私。

（3）用物准备：预热毛巾 2 块、计时器、肩下小枕、新生儿辐射台、氧气源、自动充气式气囊、面罩、吸球、各种型号一次性吸引管（胎粪吸引管）、低负压吸引器、喉镜（包含各种型号的镜片、气管导管、气管导管金属导芯）、胃管、听诊器、脉搏氧饱和度仪、8F 胃管、胶带、1~50 mL 注射器、早产儿塑料薄膜、1：10000 肾上腺素、0.9%氯化钠注射液，有条件的医院备有 T 组合复苏器、空氧混合仪。

二、操作步骤

（1）在分娩前备齐用物至产房，核对产妇姓名、腕带信息。组建新生儿复苏团队，安排好小组成员的工作任务和职责，做好复苏计划并向产妇及家属说明操作目的、告知有关事项，以取得配合。

（2）快速检查器械、设备功能完好；药品、物品齐全。

（3）新生儿出生后快速评估 5 项指标：是否足月？羊水清吗？是否有哭声或呼吸？肌张力是否好？是否为高危妊娠？如以上任何一项的答案为"否"，则进行初步复苏。

（4）立即将新生儿置于辐射台，使其头轻度后仰，保持鼻吸位。必要时清理呼吸道，先口后鼻（有胎粪无活力给予气管插管吸引胎粪）。早产儿用塑料薄膜包裹防止体热丢失，足月儿擦干全身后拿开湿毛巾，给予刺激，重新摆正体位。诱发自主呼吸。

（5）经过初步复苏，新生儿呼吸暂停或喘息样呼吸、心率<100 次/min 时需要进行正压人工通气。在正压通气前应将脉搏氧饱和度仪传感器连接在新生儿右上肢。正压通气方法：将新生儿摆正鼻吸气的体位，正确放置面罩，罩住部分下颌、口、鼻（必要时使用双手法）。按压压力 20~25 cmH$_2$O，频率 40~60 次/min。当胸廓起伏不好时，应给予矫正通气。有条件医院可选用 T 组合复苏器、空氧混合仪进行。足月儿用 21%的氧浓度（空气）连接自动充气式气囊进行正压人工呼吸；早产儿用 30%~40%的氧浓度进行正压通气。正压通气超过 2 分钟，给予经口插入胃管，减轻胃胀气。

（6）有效的正压人工通气 30 秒后，心率仍<60 次/min、氧饱和度低于目标值者，应做胸外按压。在胸外按压前先进行气管插管。将新生儿摆正鼻吸气的体位，在常压吸氧下使用喉镜经口气管插管。插管方法：左手持喉镜沿口腔右侧滑入，将舌体轻推向左侧，推进

喉镜镜片顶端到达会厌软骨，暴露声门和声带。右手持导管，沿着口腔右侧进入导管，当声门张开时，插入导管顶端，直到导管线上的声带线达声门水平。用右手稳定导管小心撤出喉镜，如有金属芯，将其从气管导管中撤出，小心固定导管在唇上。助手听诊双肺呼吸音，确保气管插管有效。

（7）胸外按压与气管插管下正压人工通气配合，氧浓度调至100%，胸外按压方法：胸外按压者站在头侧，按压两乳头连线中点下方，胸骨下1/3处并避开剑突，按压深度约为前后胸直径的1/3，按压和放松的比例为按压时间稍短于放松时间。胸外按压和人工呼吸的比例应为3：1，胸外按压者大声计数"1——2——3——吸"，60秒后评估。

（8）胸外按压配合气管插管下正压人工通气60秒后，心率仍<60次/min，应使用药物，可给予1：10000肾上腺素，首选脐静脉给药。静脉通路正在建立时可考虑气管导管途径给药。脐静脉0.1~0.3 mL/kg（气管导管内给药0.5~1 mL/kg），每隔3~5分钟可重复给予肾上腺素。如新生儿对复苏无反应，并呈现休克（肤色苍白、脉搏微弱、心率持续低、循环状况无改善）、有胎儿失血史（如阴道大量出血、胎盘早剥、前置胎盘或双胎输血等），可给予生理盐水10 mL/kg，5~10分钟以上缓慢静脉注射。

（9）使用药物60秒后评估，心率<60次/min者，除继续胸外按压配合正压人工通气，还要继续给予药物治疗；心率>60次/min时，停止胸外按压，继续正压人工通气，氧浓度降至40%，30秒后再评估；若心率>100次/min，有自主呼吸，氧饱和度达目标值，可考虑拔气管插管，停止正压通气，常压给氧，转复苏后监护，转新生儿重症监护病房（NICU）继续治疗。

三、操作注意事项

（1）新生儿出生时，必须有至少一名熟练掌握复苏技能的医务人员在场负责新生儿。开始复苏前要组建复苏团队，做好产前咨询，检查物品。

（2）把握好窒息复苏开始最早、最重要的黄金一分钟关键时间。第一个30秒：5秒的快速评估或有无活力、20秒的初步复苏、5秒的再评估心率、呼吸；第二个30秒：30秒的正压通气。1分钟前完成Apgar评分及脐血pH或血气BE测定。

（3）在ABCD复苏原则下，新生儿复苏分为4个步骤，即快速评估和初步复苏；正压人工通气和脉搏血氧饱和度监测；气管插管正压通气和胸外按压；药物和（或）扩容4个步骤。新生儿若无活力根据心率和血氧饱和度值来指导新生儿复苏。

（4）进行正压通气最好在脉搏氧饱和度仪的监测下进行，如果有效正压通气心率不增加或氧饱和度增加不满意，应当考虑将氧浓度提高到100%。正压通气进行2分钟，应经口腔插入胃管。足月儿开始可用空气复苏，早产儿开始给30%~40%的氧，有条件医院可用空氧混合仪根据氧饱和度调整给氧浓度。如无空氧混合仪可用接上氧源的自动充气式气囊去除储氧袋（氧浓度为40%）进行正压通气。正压通气2~3次，新生儿无胸廓运动给予矫正通气。矫正通气步骤的操作顺序：调整面罩（M）、重新摆正鼻吸气体位（R），在完成M和R两步骤后，尝试正压通气，若仍无胸廓运动，则进行吸引口鼻（S）、打开口腔（O），继续完成S和O两步骤后，尝试再进行通气，若仍无胸廓运动，则进入增加压力（P），每次增加5~10 cmH$_2$O，在完成P步骤后，尝试再进行正压通气，完成以上5个步骤仍无胸廓运动时,进入替代气道(A)。

(5)气管插管整个操作在20~30秒内完成,喉罩气道适用于气囊-面罩通气无效,气管插管失败或不可行时;小下颌或相对大的舌,如 Pierre-Robin 综合征和唐氏综合征;多用于出生体重≥2000 g 的新生儿。

(6)经过复苏后好转的新生儿,可能发生多脏器功能损伤,应继续监测生命体征、血糖及早发现并发症。新生儿窒息的预后与窒息的类型、程度、缺氧持续时间及低血糖持续时间,以及处理是否及时和正确等有关。

四、评分标准

新生儿复苏操作评分标准见表2-9。

表 2-9　新生儿复苏操作评分表

项目	内容及评分标准	分值	得分
准备 (10分)	产前准备:产前咨询,组建团队,检查物品	4	
	环境准备:整洁、安静、室温适宜,保护隐私	1	
	用物准备:物品齐全,摆放有序;质量合格	4	
	自身准备:着装整洁,仪表规范;洗手、戴口罩	1	
实施 (70分)	核对解释:携用物至产房,核对产妇姓名、腕带信息;做好复苏计划并向产妇及家属说明操作目的、告知有关事项,以取得配合	4	
	快速评估:新生儿出生后快速评估5项指标:是否足月?羊水清吗?是否有哭声或呼吸?肌张力是否好?是否为高危妊娠?如以上任何一项答案为"否",则进行初步复苏。时间5秒	6	
	A(气道):初步复苏,立即将新生儿置于辐射台,使其头轻度后仰,保持鼻吸位。必要时清理呼吸道,先口后鼻(有胎粪无活力给予气管插管吸引胎粪)。早产儿用塑料薄膜包裹防止体热丢失,足月儿擦干全身后拿开湿毛巾,给予刺激,重新摆正体位。诱发自主呼吸。时间:初步复苏时间20秒,再评估心率和呼吸(5秒)	10	
	B(呼吸):经过初步复苏呼吸暂停或喘息样呼吸,心率<100 次/min 时进行正压人工通气,用听诊器评估心率或者连接脉搏氧饱和度仪传感器在新生儿右上肢,将新生儿摆正鼻吸气的体位,正确放置面罩,自动充气式气囊按压压力20~25 cmH_2O,频率40~60 次/min,有条件医院可选用 T 组合复苏器、空氧混合仪进行。有效的正压通气时间30秒后评估心率和氧饱和度	10	
	C(循环):有效的正压人工通气30秒后,心率仍<60 次/min、氧饱和度低于目标值,行胸外按压。在胸外按压前先进行气管插管。将新生儿摆正鼻吸气的体位,在常压吸氧下使用喉镜经口气管插管。插管时间20秒。胸外按压与气管插管下正压人工通气配合,氧浓度调至100%。胸外按压方法:胸外按压者站在头侧,按压两乳头连线中点下方,胸骨下 1/3 并避开剑突,按压深度约为前后胸直径的1/3,按压和放松的比例为按压时间稍短于放松时间。胸外按压和人工呼吸的比例应为3:1,胸外按压者大声计数"1——2——3——吸",胸外按压与气管插管下正压人工通气配合60秒后评估心率和氧饱和度	20	

续表 2-9

项目	内容及评分标准	分值	得分
实施(70分)	D(药物):胸外按压配合气管插管下正压人工通气 60 秒后,心率仍<60 次/min 者,给予 1:10000 肾上腺素,首选脐静脉给药 0.1~0.3 mL/kg(气管导管内给药 0.5~1 mL/kg),每隔 3~5 分钟可重复给肾上腺素。如新生儿对复苏无反应,并呈现休克、有胎儿失血史者给予生理盐水 10 mL/kg,5~10 分钟以上缓慢静脉注射	10	
	心率>100 次/min,有自主呼吸,氧饱和度达目标值,可考虑拔气管插管,停止正压通气,常压给氧,进行复苏后监护,转 NICU 继续治疗。详细记录新生儿复苏的时间、抢救经过	8	
	用物处置:用物及垃圾分类处理、洗手	2	
评价(20分)	人文关怀:操作前告知产妇操作目的;操作后及时告知产妇新生儿复苏结果、安慰产妇;关注隐私保护及安全保护	8	
	熟练度:操作熟练、规范、按时完成;新生儿面罩、气管插管、胸外按压位置正确	8	
	健康宣教:有效沟通,有针对性	2	
	专业素养:精神面貌、自信心、协调性、整体状态等综合评估	2	
总分		100	

五、相关知识

1. 适应证

出生无活力的新生儿。

2. 禁忌证

无。

3. 新生儿复苏的评估与相关指征

(1)新生儿有活力:呼吸有力、心率>100 次/min、肌张力好。

(2)动脉导管前脉搏氧饱和度值见表 2-10。

表 2-10 出生后动脉导管前脉搏氧饱和度目标值

时间	目标值
1 分钟	60%~65%
2 分钟	65%~70%
3 分钟	70%~75%
4 分钟	75%~80%
5 分钟	80%~85%
10 分钟	85%~95%

（3）新生儿复苏流程图5个板块：①快速评估。决定新生儿是否可以和母亲在一起，或者需要初步复苏及做进一步评估。②A（气道）。进行开放气道的最初步骤，帮助建立自主呼吸。③B（呼吸）。对呼吸暂停或心动过缓的新生儿给予正压通气辅助呼吸。④C（循环）。如果经正压通气，仍存在严重心动过缓，则需要胸外按压配合气管插管正压通气来维持循环。⑤D（药物）。如果经正压通气和胸外按压，仍存在严重心动过缓，则需要使用肾上腺素，同时继续正压通气和胸外按压。如有低血容量，则给予扩容。

（4）初步复苏快速评估内容：是否足月？羊水清吗？是否有哭声或呼吸？肌张力是否好？是否为高危妊娠？如以上任何一项的答案为"否"，则进行初步复苏。

（5）正压通气指征：经过初步复苏呼吸暂停或喘息样呼吸、心率<100次/min或有呼吸且心率≥100次/min，但有呼吸困难或持续发绀，在给CPAP或常压给氧后新生儿氧饱和度不能维持在目标值者。

（6）矫正通气：开始正压通气后，胸廓无起伏，给予矫正通气；如胸廓有起伏，继续做30秒有效正压通气。矫正通气步骤为：调整面罩（M）；摆正体位（R）；吸引口鼻（S）；打开口腔（O）；增加压力（P）；替代气道（A）。

（7）气管插管指征：①羊水胎粪污染时，经气管导管吸引胎粪；②有效的正压通气30秒不能改善通气或正压通气无效者；③需要做胸外按压前气管插管，有利于正压通气和胸外按压更好地配合；④脐静脉途径未建立前，通过气管导管内给予肾上腺素；⑤特殊指征包括极度早产、给表面活性物质、怀疑膈疝。

（8）气管插管有效指征：①心率迅速增加是给予有效通气的最好指标；②胸壁运动和双肺呼吸音；③呼气时气管导管内的雾气及检测出患儿呼出的CO_2，但新生儿如有气道梗阻、肺部疾病或心功能差时CO_2排不出、心率也不能迅速增加，这就不能作为有效指标。

（9）胸外按压指征：①开始指征。经过30秒有效的正压通气，心率仍低于60次/min。②停止指征。心率>60次/min。

（10）药物指征：①肾上腺素。至少进行了30秒有效正压通气和60秒胸外按压配合100%氧正压通气后，新生儿心率仍在60次/min以下者，给予1：10000肾上腺素，在没有建立有效通气以前，不是应用肾上腺素的指征。②扩容剂。新生儿对有效的正压通气、胸外按压及肾上腺素无反应，有持续低心率，有急性失血史及低血容量的表现给予0.9%氯化钠注射液。③纳洛酮。使用面罩正压通气30秒后，心率及皮肤已有改善但仍未建立呼吸；母亲在分娩前4小时使用麻醉药盐酸哌替啶。

（11）新生儿Apgar评分及脐动脉血气pH测定的意义：新生儿Apgar评分是用于快速评估新生儿出生后一般状况的方法，由5项体征组成，包括心率、呼吸、肌张力、喉反射及皮肤颜色。5项体征中的每一项授予分值0分、1分或2分，然后将5项分值相加得出Apgar评分，见表2-11。1分钟Apgar评分评估新生儿出生时的状况，反映宫内情况，但窒息新生儿不能等1分钟后才开始复苏。5分钟Apgar评分反映复苏效果，与近期预后相关。脐动脉血气代表新生儿在产程中血气变化的结局，提示有无缺氧、酸中毒及其严重程度，反映窒息的病理生理本质，较Apgar评分更为客观，且具有特异性。我国新生儿窒息标准：①5分钟Apgar评分≤7，仍未建立有效呼吸；②脐动脉血气pH<7.15；③排除其他引起低Apgar评分的病因；④产前具有可能窒息的高危因素。以上①~③为必要条件，④为参考指标。

表 2-11　新生儿 Apgar 评分法

体征	0 分	1 分	2 分
每分钟心率	0 次	<100 次	≥100 次
呼吸	0 次	浅慢，不规则	佳，哭声洪亮
肌张力	松弛	四肢稍屈曲	四肢屈曲，活动好
喉反射	无反射	有些动作	咳嗽，恶心
皮肤颜色	全身苍白	身体红，四肢青紫	全身粉红

六、测试题

(1)大约(　　)的新生儿需要一些帮助才能开始呼吸。

A. 10%　　　　　　B. 20%　　　　　　C. 30%　　　　　　D. 40%　　　　　　E. 50%

答案：A

解析：大约 10%的新生儿需要一些帮助才能开始呼吸。

(2)小于(　　)的新生儿需要强有力的复苏手段才能存活。

A. 1%　　　　　　B. 10%　　　　　　C. 15%　　　　　　D. 20%　　　　　　E. 30%

答案：A

解析：小于 1%的新生儿需要强有力的复苏手段才能存活。

(3)胎儿出生后异常过渡的临床表现是指(　　)。

A. 哭声有力　　　　　　　　　　　　B. 呼吸有力

C. 心率>100 次/min　　　　　　　　D. 肌张力好

E. 低血压

答案：E

解析：异常过渡的临床表现是低血压。

(4)下列**不属于**胎儿出生后异常过渡的临床表现是(　　)。

A. 呼吸不规律、呼吸暂停、呼吸增快　　　B. 心率减慢或心率增快

C. 肌张力减低　　　　　　　　　　　　　D. 低血氧饱和度

E. 高血压

答案：E

解析：胎儿出生后异常过渡的临床表现是：呼吸不规律、呼吸暂停、呼吸增快；心率减慢或心率增快；肌张力减低；低血氧饱和度；低血压。

(5)在新生儿复苏的初步复苏中**错误的**是(　　)。

A. 初步复苏是最初的步骤

B. 保持体温，防止热量丢失

C. 将新生儿摆成"鼻吸气"体位以开放气道，常规吸引口鼻分泌物

D. 足月儿彻底擦干全身，拿走湿毛巾，早产儿用塑料薄膜包裹

E. 经擦干刺激后仍无呼吸轻拍足底或按摩背部数次诱发自主呼吸

答案：C

解析：新生儿复苏的初步复苏中将新生儿摆成"鼻吸气"体位以开放气道，必要时吸引口鼻分泌物。

(6)出生的新生儿触觉刺激方法处理正确的是(   )。

A.拍打背部或臀部

B.挤压肋骨

C.将大腿压向腹部

D.轻拍足底或按摩背部数次

E.摇动新生儿

答案：D

解析：经擦干刺激后仍无呼吸可轻拍足底或按摩背部数次诱发自主呼吸。

(7)关于自动充气式气囊**错误的**是(   )。

A.不连接氧源，氧浓度21%

B.连接氧源，不加储氧器，氧浓度约为40%

C.连接氧源，加储氧器，(袋状)氧浓度100%

D.连接氧源，加储氧器，(管状)氧浓度90%

E.通过面罩能常压给氧

答案：E

解析：自动充气式气囊不能通过面罩常压给氧。

(8)矫正通气方法**错误的**是(   )。

A.M：调整面罩

B.R：摆正"鼻吸气"体位

C.S：打开口腔

D.P：增加压力

E.A：替代气道

答案：C

解析：矫正通气步骤的操作顺序：调整面罩(M)、重新摆正鼻吸气体位(R)，在完成M和R两步骤后，尝试正压通气，若仍无胸廓运动，则进行吸引口鼻(S)、打开口腔(O)，继续完成S和O两步骤后，尝试再进行通气，若仍无胸廓运动，则进入增加压力(P)，每次增加5~10 cmH$_2$O，在完成P步骤后，尝试再进行正压通气，完成以上5个步骤仍无胸廓运动，进入替代气道(A)。

(9)新生儿胸外按压**错误的**是(   )。

A.按压部位：胸骨下三分之一，两乳头连线中点下方，避开剑突

B.按压与放松时手指不能离开胸壁

C.按压频率90次/min

D.首选双指法

E.开始胸外按压，氧气浓度调至100%

答案：D

解析：新生儿胸外按压首选拇指法。

(10)新生儿复苏中胸外按压与正压通气配合**错误的**是(   )。

A.在4秒钟内完成3次胸外按压及1次正压通气

B.胸外按压的人员大声计数频率1——2——3——吸

C. 每分钟 120 个"动作"，90 次胸外按压和 30 次正压通气

D. 当胸外按压者喊到"吸"时，暂停胸外按压，进行正压通气

E. 当心率>60 次/min，停止胸外按压

答案：A

解析：新生儿复苏中胸外按压与正压通气配合 4 个动作 1 个周期，耗时 2 秒，即每分钟 120 个"动作"，90 次胸外按压和 30 次正压通气。

七、操作模拟竞赛试题

1. **题干**　02 床，张某，女，28 岁，ID：66688，宫内孕 41 周，单活胎，宫口开全 2 小时，S^{+4}，胎心 105 次/min，羊水粪染，立即吸引器助产娩出胎儿。新生儿出生后肌张力低下，喘息样呼吸。

2. **竞赛要求**　请在新生儿娩出后给予新生儿处理。

3. **临床思维**　该案例有羊水粪染，胎儿窘迫，提前做好新生儿复苏准备。新生儿出生后快速评估有羊水粪染，肌张力低下，喘息样呼吸，提示需要进入新生儿复苏流程。有胎粪无活力应给予气管插管吸引胎粪。

4. **模型及环境要求**　新生儿模型，气管插管头型，产房场景。

5. **用物准备**　预热毛巾 2 块、计时器、肩下小枕、新生儿辐射台、氧气源、自动充气式气囊、面罩、吸球、各种型号一次性吸引管（胎粪吸引管）、低负压吸引器、喉镜（包含各种型号镜片、气管导管、气管导管金属导芯）、胃管、听诊器、脉搏氧饱和度仪、8F 胃管、胶带、1~50 mL 注射器、1：10000 肾上腺素、0.9%氯化钠注射液、有条件的医院备有 T 组合复苏器、空氧混合仪、手套、快速手消毒液、分类垃圾桶、笔。

（李丽慧　曹建云）

第十节　人工破膜术

人工破膜术是产科在引产和产程处理中最常用的操作技术。是为了促进临产和产程处理而采用的一种方法。这项技术是通过人工方法使胎膜破裂，刺激内源性前列腺素和缩宫素释放，诱发宫缩，促进临产及产程进展。一般情况下，临产后强烈的宫缩会使羊膜破裂，不必人工破膜。只有产程停滞、需要引产或观察羊水情况等必要情况下才可以使用这项技术。

一、操作前准备

（1）自身准备：着装整洁，仪表规范；洗手，戴口罩。

（2）环境准备：整洁、安静、室温适宜，用床帘或屏风遮挡，保护隐私。

（3）用物准备：多普勒胎心仪、阴道检查包（消毒碗、消毒棉球、纱布、杯、消毒钳1~3把、鼠齿钳1把、阴道窥器1个、无菌孔巾1块）、一次性中单、无菌手套、便盆、0.5%络合碘消毒液、肥皂水、温开水。

二、操作步骤

（1）备齐用物至床旁，核对产妇姓名及腕带信息。向产妇及家属说明操作目的、告知有关事项，签署知情同意书。

（2）手术前协助产妇排空膀胱，听取胎心音，取膀胱截石位，臀部垫一次性中单、便盆。

（3）外阴冲洗消毒，铺无菌巾，进行阴道检查。了解骨盆、宫颈扩张、先露部情况。先露部为头位，无脐带、血管和胎盘，在宫缩间歇期破膜。

（4）先用手指进入扩张的宫颈内触到前羊水囊，然后用鼠齿钳在手指引导下置于羊膜囊表面，在宫缩间歇时轻柔地钳破或戳破胎膜，让羊水缓慢流出。破膜后，术者的手应暂时停留在阴道，以免羊水流出过速，发生脐带脱垂。如羊水流出不多，可用手指扩大胎膜破口或将先露部稍向上推，有利羊水流出；羊水过多者，在破膜时宜用长针头于高位穿刺破膜，穿刺点应略高于子宫内口水平；羊水大量涌出时，应将手堵住宫口，使羊水缓慢流出，防止羊水急骤流出而引起腹压骤降性休克、胎盘早期剥离、脐带脱垂或胎儿肢体脱出等。

（5）破膜后观察羊水情况，根据胎儿囟门和矢状缝确认胎方位，以及宫缩时先露的下降情况。再次听胎心音或进行电子胎心监护，同时观察产妇有无胸闷、气促、头晕等症状。

（6）协助产妇取舒适体位，整理床单位。

（7）结合产妇羊水及产程进展情况告知相关知识。

（8）用物及垃圾分类处理、洗手并记录。

三、操作注意事项

（1）人工破膜前应严格掌握其操作指征和禁忌证。

（2）操作前应清洗双手，戴无菌手套，严格执行无菌操作以防感染。

（3）破膜前后听取胎心音，于宫缩间歇期破膜，破膜后观察羊水性状、量、颜色，避免羊水流出过快。

（4）保护产妇的隐私，专人守护，及时观察胎心音变化，注意保暖。

（5）破膜后观察胎心音变化及产妇一般情况、体温、宫缩及胎心音等，有无胸闷、气促、头晕等症状，发现异常及时报告处理。先露未完全入盆者，禁止下床活动。

（6）羊水过多者进行人工破膜后，应收集流出的羊水，测量羊水量、观察羊水颜色，如为血性羊水应检查有无胎盘早期剥离的征象。

四、评分标准

人工破膜术操作评分标准见表 2-12。

表 2-12　人工破膜术操作评分表

项目	内容及评分标准	分值	得分
准备 （10分）	医嘱准备：打印执行单，签名，请人核对	4	
	环境准备：整洁、安静、室温适宜，用床帘或屏风遮挡，保护隐私	1	
	用物准备：物品齐全，摆放有序；质量合格	4	
	自身准备：着装整洁，仪表规范；洗手，戴口罩	1	
实施 （70分）	核对解释：携用物至床旁，核对产妇信息；向产妇或家属解释操作目的、有关事项，签署知情同意书	5	
	协助产妇排空膀胱；听取胎心音；取仰卧位，双腿屈曲稍外展；臀部垫一次性中单，便盆	5	
	清洁消毒：消毒棉球盖住阴道口，右手持无菌纱布，左手持肥皂水擦洗外阴部：大阴唇—小阴唇—阴阜—大腿内上 1/3—会阴—肛门周围；用温开水冲掉肥皂水；持消毒棉球消毒外阴 1 次，取下阴道口棉球及便盆	15	
	洗手，戴无菌手套，铺无菌孔巾	5	
	阴道检查：络合碘棉球消毒阴道，右手示指和中指伸入阴道内，检查了解骨盆、宫颈扩张、先露部是否为头位，有无脐带、血管和胎盘	10	
	行人工破膜：右手示、中指伸入阴道，触及羊膜囊，左手持鼠齿钳沿左手指示进入宫口，在宫缩间歇期破膜。破膜后，术者的手应暂时停留在阴道，以免羊水流出过速，发生脐带脱垂；等待 1 次宫缩，了解宫缩时先露下降和宫口开大情况。同时观察羊水，根据胎儿囟门和矢状缝确认胎方位	20	
	破膜后：听胎心音，同时观察产妇有无胸闷、气促、头晕等症状	5	
	健康宣教：指导产妇观察羊水方法；告知产妇产程相关知识	3	
	用物及垃圾分类处理、洗手、记录	2	

续表2-12

项目	内容及评分标准	分值	得分
评价 (20分)	人文关怀：操作前告知产妇操作目的；保护产妇隐私：若为男选手操作，应有女性医务人员在场。操作中询问产妇感受并观察其情况；操作轻柔。操作后及时告知产妇人工破膜结果、协助产妇取舒适卧位	8	
	熟练度：操作熟练、规范，严格执行查对制度和无菌技术原则	8	
	健康宣教：有效沟通，有针对性	2	
	专业素养：精神面貌、自信心、协调性、整体状态等综合评估	2	
总分		100	

五、相关知识

1. 适应证

(1)引产：因母胎因素需要提前分娩或预产期延期需要终止妊娠，并且宫颈已成熟，Bishop评分>6分者。

(2)加速产程：产程中宫缩不协调致产程停滞、产程延长或前羊膜囊阻碍先露下降时。

(3)胎膜未破：第二产程胎膜未破。

(4)胎儿监护：产程中为进行胎儿监护，需要内置胎儿电子监护仪时，或胎儿监护异常需要进行胎儿头皮血样本采集时。

(5)了解羊水情况：产程中或分娩前胎心监护异常或超声提示羊水量处于临界值以下，并且已有人工破膜的条件，可行人工破膜了解羊水情况，包括羊水量和颜色，以确定胎儿状况和分娩方式。

(6)宫腔内减压：合并羊水过多的产妇准备自然分娩时，可以进行人工破膜，以减轻宫腔内压力。

2. 禁忌证

有明显头盆不称、产道阻塞、横位、臀位估计经阴道分娩有困难、宫颈不成熟及胎盘功能严重减退者等。

3. 人工破膜后处理

(1)保持会阴清洁，定期消毒护理。

(2)严密观察产妇一般情况、宫缩及胎心等。

(3)破膜后2小时如无宫缩可静脉滴注缩宫素。

(4)破膜后12小时尚未分娩者需用抗生素预防感染。

4. 并发症

(1)产妇有脐带隐性脱垂者可引起脐带脱垂。

(2)胎儿头皮损伤：常见于无前羊膜囊的人工破膜，应注意操作时鉴别出是否胎膜已破。新生儿出生后注意检查，头皮损伤处给予局部消毒。

(3)羊水流出过急、过多，易发生腹压骤降性休克、胎盘早期剥离。

（4）破膜 12 小时以上易发生感染。

（5）在宫缩时破膜或同时行剥膜的，极少数可发生羊水栓塞，人工破膜时应避免剥膜。不建议将人工破膜术引入常规标准产程管理和护理，应在有指征时才进行。

六、测试题

（1）关于人工破膜操作，**不正确**的是（　　）。

A. 破膜时触摸胎先露前方有无血管搏动

B. 无头盆不称、胎头已衔接者可行人工破膜

C. 在宫缩最强，羊膜腔压力最大时破膜

D. 注意破膜前后胎心变化，破膜后缓慢释放羊水

E. 宫口扩张 3 cm 以上可行人工破膜

答案：C

解析：破膜应在宫缩间歇期进行。

（2）初产妇，规律宫缩 12 小时，连续观察 4 小时，宫口由 6 cm 开大到 7 cm，左枕前，胎心音正常，恰当处理是（　　）。

A. 人工破膜　　　　　　　　　　B. 观察产程

C. 静缩宫素　　　　　　　　　　D. 剖宫产

E. 温肥皂水灌肠

答案：A

解析：活跃期延长，应行人工破膜，加速产程进展。人工破膜适合于宫口扩张≥3 cm，无头盆不称，胎头已衔接，产程延缓者。

（3）常规人工破膜术时，见有"血性羊水"，应首先考虑可能是（　　）。

A. 宫内感染　　　　　　　　　　B. 误伤宫颈

C. 前置胎盘　　　　　　　　　　D. 凝血功能障碍

E. 胎盘早剥

答案：E

解析：人工破膜时，见有"血性羊水"，可能是胎盘早剥。

（4）产妇产程进展缓慢，有人工破膜指征时，行人工破膜，其作用是（　　）。

A. 让胎头更适应产道

B. 减轻胎头的压迫感

C. 胎头紧贴宫颈，引起反射性宫缩而加速产程

D. 减缓对会阴的压迫

E. 避免发生胎头血肿

答案：C

解析：人工破膜后可使胎头紧贴宫颈，引起反射性宫缩，加速产程进展。

（5）出现宫缩乏力，行人工破膜加速产程进展适用于（　　）。

A. 横位：宫口开大 3 cm 以上　　　　B. 臀位：宫口开大 5 cm 以上

C. 头盆不称　　　　　　　　　　D. 头先露，宫口开大 4 cm 以上

E. 以上都不是

答案：D

解析：人工破膜适合于宫口扩张≥3 cm，无头盆不称，胎头已衔接，产程延缓者。

(6)关于人工破膜的叙述正确的是(　　)。

A. 有协调性宫缩乏力倾向者，可行人工破膜

B. 初产妇宫口开大 6 cm 以后不宜行人工破膜

C. 初产妇宫口开全时行人工破膜

D. 经产妇宫口开在 3~4 cm 时，行人工破膜

E. 有急产史者，一般在宫口开大 3 cm 内行人工破膜

答案：A

解析：有协调性宫缩乏力倾向者，可行人工破膜。

(7)人工破膜可能的并发症**不包括**(　　)。

A. 胎儿头皮损伤　　　　　　　　　　B. 脐带脱垂

C. 羊水栓塞　　　　　　　　　　　　D. 胎盘早剥

E. 子宫收缩乏力

答案：E

解析：胎儿头皮损伤、脐带脱垂、羊水栓塞、胎盘早剥均为人工破膜并发症。

(8)人工破膜的处理正确的是(　　)。

A. 人工破膜时应同时进行人工剥膜

B. 羊水过多行人工破膜者，应测量羊水量及观察羊水颜色

C. 破膜后先露未完全入盆者，可下床活动

D. 破膜后 4 小时尚未结束分娩者，必须用抗生素预防感染

E. 破膜后 30 分钟如无宫缩可静脉滴注缩宫素

答案：B

解析：人工破膜时应避免剥膜；先露未完全入盆者，禁止下床活动；破膜后 12 小时尚未结束分娩者，必须用抗生素预防感染；破膜后 2 小时如无宫缩可静脉滴注缩宫素。

(9)人工破膜引产时宫颈 Bishop 评分应(　　)。

A. >2 分　　　　B. >3 分　　　　C. >4 分　　　　D. >5 分　　　　E. >6 分

答案：E

解析：Bishop 评分>6 分者，可行人工破膜。

(10)宫缩乏力行人工破膜的必要条件是(　　)。

A. 潜伏期进展缓慢　　　　　　　　　B. 无头盆不称，宫口扩张 3 cm 以上

C. 活跃期胎头尚未入盆　　　　　　　D. 已静脉滴注催产素效果不够理想

E. 产妇产程进展顺利

答案：B

解析：人工破膜条件：无头盆不称，宫口扩张 3 cm 以上。

七、操作模拟竞赛试题

1.题干　15 床，王某，女，28 岁，ID：997777，G_1P_0，6：00 出现规律宫缩，宫口开 1 cm，宫缩 30~40 秒/4~5 分钟；12：00 宫口开 6 cm，S^{-1}；16：00 宫口 6 cm，S^{-1}，宫缩 20~25 秒/5~6 分钟，胎心：142 次/min，胎膜未破。

2.竞赛要求　请选手完成人工破膜并分析行人工破膜的指征。

3.临床思维　该产妇 12：00 宫口开 6 cm，16：00 宫口 6 cm，产程无进展，活跃期停滞，产妇存在继发性宫缩乏力，为加强宫缩，可考虑行人工破膜加速产程进展。另外，应注意在宫缩间歇期破膜，破膜前后认真观察胎心音情况，羊水情况及产妇情况，能根据羊水情况及阴道检查结果正确做出相应处理。

4.模型及环境要求　孕妇模型。

5.用物准备　多普勒胎心仪、阴道检查包(消毒碗、消毒棉球、纱布、杯、消毒钳 1~3 把、鼠齿钳 1 把、阴道窥器 1 个、无菌孔巾 1 块)、听诊器、无菌手套、一次性中单、便盆、0.5%络合碘消毒液、肥皂水、温开水、分类垃圾桶、待产记录单、笔。

（余芳　石理红）

第十一节　人工剥离胎盘术

人工剥离胎盘术,是采用手法剥离并取出滞留于宫内胎盘组织的手术。阴道分娩的产妇中有0.01%~6.3%会发生胎盘滞留。如何正确、及时地实行人工剥离胎盘术是预防和减少产后出血的重要环节。

一、操作前准备

(1)自身准备:着装整洁,仪表规范;洗手,戴口罩。

(2)环境准备:整洁、安静、室温适宜,保护隐私。

(3)用物准备:产包(聚血盆、消毒碗、消毒棉球、纱布、消毒钳1~3把、无菌孔巾1块、大单1块、腿套2块、手术衣1件、手套1双)、导尿包。

(4)产妇准备:完善必要的实验检查,建立静脉通道,合血、必要时备血,予以缩宫素加强宫缩,辅以镇痛镇静药物,如哌替啶、地西泮等。

二、操作步骤

(1)产妇取膀胱截石位,导尿排空膀胱。外阴重新消毒,铺无菌巾,术者更换手套及手术衣,助手协助产妇体位摆放,观察手术过程中产妇情况,或超声引导下进行。

(2)麻醉:一般不需特殊麻醉,若宫颈内口较紧时,可行双侧阴部神经阻滞麻醉或哌替啶100 mg肌内注射。对操作困难者可应用丙泊酚静脉麻醉。

(3)剥离胎盘:阴道分娩时,术者左手放于腹壁上向下按压子宫底部,另一手五指并拢呈圆锥形状沿脐带伸入宫腔内,到胎盘与子宫交界面,胎盘下缘,掌心朝向胎盘母面,掌背贴于子宫壁,手掌尺侧于胎盘-子宫壁间隙腔像裁纸样剥离。如能剥离出一缺口,继续扩大剥离面,直至整个胎盘剥离,轻轻向下牵脐带协助胎盘娩出,然后用手掌托住整个胎盘,顺一个方向旋转,将其缓慢拿出阴道外,直至阴道外口时翻转胎盘,以胎儿面娩出,并将胎膜完整带出。固定子宫体的左手与宫腔操作的右手注意配合动作。

(4)检查胎盘:取出胎盘后要仔细检查胎盘母体面,观察胎盘小叶是否完整。

(5)若胎盘仍有缺损,手再进入宫腔寻找并剥离残留部分并取出;若剥离困难应进行清宫,有条件时可在超声引导下进行清宫。

(6)确认取出胎盘完整后,继续给予缩宫素加强宫缩,必要时给予前列腺制剂。

(7)撤除无菌巾,脱手术衣及手套,洗手,记录(胎盘剥离的方法、时间,以及胎盘、胎膜的完整性),进行健康指导。

(8)用物及垃圾分类处理、洗手。

三、操作注意事项

（1）把握指征，严格无菌操作，术后使用抗生素预防感染。

（2）如胎盘附着于子宫前壁，手掌朝向胎盘面操作困难时，亦可手掌朝向子宫前壁贴于子宫壁剥离胎盘。

（3）操作轻柔，勿强行抓挖。

（4）术中、术毕加强宫缩。

（5）剥离时发现胎盘与子宫壁边界不清，找不到疏松的剥离面不能分离者，可疑植入胎盘，切不可用力强行剥离。

（6）对部分植入性胎盘，可将已剥离的部分胎盘取出，植入部分胎盘暂行保守治疗。

（7）手术应该给予镇痛或麻醉以减轻产妇的痛苦。可给予哌替啶 50 mg 静脉注射、哌替啶 50 mg 及异丙嗪 25 mg 肌内注射镇痛镇静。当子宫颈内口过紧或关闭时，可肌内注射阿托品 0.5 mg 及哌替啶 100 mg。但情况异常紧急时可以不考虑麻醉。

（8）术后 24 小时或出院前进行 B 型超声复查，排除宫腔残留物。

四、评分标准

人工剥离胎盘术操作评分标准见表 2-13。

表 2-13　人工剥离胎盘术操作评分表

项目	内容及评分标准	分值	得分
准备 （10分）	环境准备：室温、光线适宜，保护隐私	4	
	用物准备：物品齐全，摆放有序；质量合格	4	
	自身准备：着装整洁，仪表规范；洗手，戴口罩	2	
实施 （70分）	核对解释：核对医嘱，确认签署知情同意书，向产妇解释操作目的、有关事项，取得配合	5	
	评估：产妇生命体征、胎儿娩出时间及子宫收缩情况、阴道流血量，有无失血性休克，既往孕产史，有无保胎史等	5	
	产妇取屈膝仰卧位，放松，排空膀胱，取得合作，必要时给予麻醉	5	
	外阴再次消毒 2 次：大阴唇—小阴唇—阴阜—大腿内上 1/3—会阴—肛门周围	5	
	将外露的脐带消毒 2 次	5	
	更换手术衣，戴无菌手套，铺无菌孔巾	6	
	剥离胎盘：术者一手放于腹壁上向下按压子宫底部；另一手五指并拢呈圆锥形状沿脐带伸入宫腔内，到胎盘与子宫交界面，胎盘下缘，掌心朝向胎盘母面，掌背贴于子宫壁，手掌尺侧于胎盘-子宫壁间隙腔像裁纸样剥离。整个胎盘剥离后轻轻向下牵脐带协助胎盘娩出	20	
	检查胎盘：仔细检查胎盘母体面，观察胎盘小叶是否完整	5	

续表 2-13

项目	内容及评分标准	分值	得分
实施 (70分)	肌内注射催产素 10 U 促进子宫收缩	2	
	撤除无菌巾,脱手术衣及手套,洗手,记录	5	
	健康宣教:告知人工剥离胎盘术后注意事项	5	
	用物处置:用物及垃圾分类处理、洗手	2	
评价 (20分)	人文关怀:操作前告知产妇操作目的,保护产妇隐私;若为男选手操作,应有女性医务人员在场(可口述);操作中询问产妇感受并观察其情况;操作后及时告知人工剥离胎盘相关注意事项	6	
	熟练度:操作熟练,动作轻柔,规范、不违反无菌操作原则	10	
	健康宣教:有效沟通,有针对性,涉及操作、疾病等相关内容	2	
	专业素养:精神面貌、自信心、协调性、整体状态等综合评估	2	
总分		100	

五、相关知识

1.适应证

(1)胎儿娩出后,胎盘部分剥离引起子宫出血≥200 mL,经按摩子宫,各种途径给予子宫收缩药物,均未能使胎盘完全剥离者。

(2)阴道分娩,胎儿娩出后,常规使用缩宫素 30 分钟后,胎盘仍未娩出者,虽然出血不多也应行人工剥离胎盘。

(3)既往有胎盘粘连史者,应尽早剥离胎盘。

2.禁忌证

怀疑植入性胎盘者,切勿强行剥离。

3.并发症

(1)感染。

1)原因:多见于分娩前已有感染者(阴道炎等);产程较长者;无菌操作不严格;剥离胎盘时反复进入宫腔等;术后子宫缩复不良,出血较多者。

2)预防及处理:①手术时外阴重新消毒,铺无菌巾,换手套及手术衣;②徒手剥离胎盘尽量一次完成,不可反复进出宫腔,以减少感染机会;③术后给予抗生素并密切观察有无子宫出血;④感染较重者联合应用抗生素。

(2)穿破子宫。

1)原因:剥离胎盘时,如不易与宫壁分离,特别是在子宫角区子宫壁较薄处暴力分离;胎盘有残留时,经宫颈施行卵圆钳钳夹或刮匙刮取胎盘时用力不当。

2)预防及处理:①剥离胎盘时,如不易分离,不可用暴力,特别是在子宫角区子宫壁较薄处,应手法轻柔,在胎盘与宫壁之间小心剥离。若胎盘与宫壁极为紧密没有界限,很可能是植入性胎盘。可疑为植入性胎盘时,不要强行剥离;如为部分植入性胎盘,给予缩宫素及抗生素后,如出血明显减少,可给予保守处理,若出血不止则需及时手术。如已穿破子宫,则需要开腹手术。根据情况,可行子宫修补术或宫体切除术。②在超声引导下操作,可以尽量避免发生。

(3)产后出血。

1)若为植入性胎盘,强行剥离可致剥离面出血。对于试行剥离时发现胎盘与宫壁结合较为紧密时,不可强行剥离,如无出血可待日后处理。

2)若手剥离胎盘后部分胎盘小叶仍有残留,可用大型钝型刮匙刮取或胎盘钳钳取,最好在B超引导下进行处理,取出物送病检。如胎盘植入病灶深大,出血严重时,则需行介入手术或开腹手术。开腹手术包括胎盘植入病灶切除、止血,严重时需行次全子宫切除术,保留附件及子宫颈。

六、测试题

(1)下列哪种**不是**人工剥离胎盘的适应证(   )。

A.胎盘部分植入,不应强行剥离

B.胎儿娩出后阴道流血≥200 mL

C.胎儿娩出后,常规使用缩宫素30分钟后,胎盘仍未自然剥离者

D.曾有胎盘粘连史等高危因素

E.胎儿娩出后为防止产后出血,应常规人工剥离胎盘

答案:E

解析:人工剥离胎盘术不作为常规产程管理及护理,需要有指征。

(2)胎盘娩出前阴道大量流血,正确的处理方法是(   )。

A.以纱条填塞阴道   B.按摩宫底

C.用胎盘钳夹取胎盘   D.手取胎盘

E.检查有无产道裂伤

答案:D

解析:胎儿娩出后,胎盘部分剥离引起子宫出血≥200 mL者,应行人工剥离胎盘。

(3)下列人工剥离胎盘方法正确的是(   )。

A.人工剥离部分胎盘后就可外拉脐带娩出胎盘

B.胎盘与宫腔粘连时用手指抠挖

C.手进宫腔抓着胎盘往外拉

D.只要抓着脐带使劲牵拉就可使胎盘自然剥离

E.手呈圆锥状进宫腔,沿胎盘边缘呈"裁纸式"逐渐剥离胎盘,待胎盘完全剥离后牵拉脐带娩出胎盘

答案:E

解析:人工剥离胎盘时,应动作轻柔,切不可暴力牵拉或抠挖,以免发生子宫内翻,或子宫穿孔等。

(4)初产妇,30岁,足月自然分娩,胎儿娩出后,胎盘未娩出前出血。下列处理措施**错误的**是(   )。

A.胎盘未娩出，出血>300 mL，应立即手取胎盘

B.如系膀胱过度膨胀所引起胎盘滞留，应先导尿

C.植入性胎盘应先试行人工剥离胎盘术

D.胎盘剥离不全或粘连伴出血，应行人工剥离胎盘

E.胎盘嵌顿在子宫狭窄环以上者，可在全麻下待缩窄环松解后取出胎盘

答案：C

解析：胎盘植入时切忌行人工剥离胎盘术。

(5)人工剥离胎盘术，适应于(　　　)。

A.胎儿娩出后30分钟，胎盘尚未剥离排出者

B.胎儿娩出后20分钟，胎盘尚未剥离排出者

C.胎儿娩出后15分钟，胎盘尚未剥离排出者

D.胎儿娩出后10分钟，胎盘尚未剥离排出者

E.胎儿娩出后5分钟，胎盘尚未剥离排出者

答案：A

解析：胎儿娩出后30分钟，胎盘尚未剥离排出者为人工剥离胎盘适应证。

(6)关于人工剥离胎盘，**不正确**的是(　　　)。

A.做好输血前准备　　　　　　　　B.关怀安慰产妇

C.必要时注射缩宫素　　　　　　　D.必要时强行剥离胎盘

E.检查剥出胎盘胎膜是否完整

答案：D

解析：人工离胎盘术是因为各种原因导致胎盘滞留、胎盘剥离不全而采取的治疗措施。若胎盘粘连紧密，剥离困难者，不能强行剥离胎盘。

(7)产妇自然分娩后，胎盘已娩出，仍有大量阴道流血，暗红色，检查胎盘形态规则边缘处有血管断裂可能为(　　　)。

A.脐带断裂　　　　　　　　　　　B.胎膜残留

C.副胎盘　　　　　　　　　　　　D.帆状胎盘副胎盘

E.宫颈裂伤

答案：C

解析：胎盘边缘处有断裂的血管，考虑可能存在副胎盘。

(8)足月胎儿娩出后，未出现胎盘剥离征象，强行牵拉脐带易导致产妇出现最危险的并发症是(　　　)。

A.胎盘剥离　　　　　　　　　　　B.子宫内翻

C.脐带断裂，胎盘嵌顿　　　　　　D.宫颈裂伤

E.胎盘粘连

答案：B

解析：胎盘无剥离征象时，切不可强行牵拉脐带，否则可引起子宫内翻。

(9)人工剥离胎盘术**错误的**是(　　　)。

A.遵医嘱注射缩宫素

B. 术后有发热者应用抗生素预防感染

C. 若为胎盘植入时，必须多次进入宫腔，进行强行剥离

D. 宫缩不佳时应及时按摩子宫

E. 做好输液、输血准备

答案：C

解析：胎盘植入者，不可强行人工剥离胎盘。

（10）关于人工剥离胎盘术，**错误的**是（　　　）。

A. 适用于胎儿娩出后 15 分钟胎盘仍未剥离者

B. 胎盘娩出后立即使用缩宫素

C. 术者左手在腹部按压宫底，右手并拢呈锥形沿脐带进入宫腔

D. 一般不用麻醉

E. 剥离时勿用暴力强行拉扯胎盘

答案：A

解析：人工剥离胎盘术适用于阴道分娩胎儿娩出后，常规使用缩宫素 30 分钟后，胎盘仍未娩出者，虽然出血不多也应行人工剥离胎盘。

七、操作模拟竞赛试题

1. 题干　张某，女，29 岁，ID 号：666999，G_3P_2，宫内孕 39 周，单活胎，于 19：40 分自然分娩，胎儿娩出后 10 分钟后，阴道有持续活动性鲜血流出，约 200 mL，给予按摩子宫，子宫收缩药物，胎盘未娩出。产妇神志清楚、面色苍白、紧张、虚弱乏力。生命体征：T 36℃，P 98 次/分钟，R 22 次/min，BP 112/67 mmHg。产妇既往史：2015 年因"胎盘粘连"行人工剥离胎盘术。

2. 竞赛要求　请选手做出正确的处理并完成相应操作。

3. 临床思维　该产妇胎儿娩出后，阴道有持续活动性鲜血流出，约 200 mL，经按摩子宫，给予子宫收缩药物，均未能使胎盘完全剥离者，应立即进行人工剥离胎盘术。产妇既往有胎盘粘连进行人工剥离胎盘术史，这次胎盘粘连可能性大。人工剥离胎盘前排空膀胱，再次评估有无胎盘剥离征象，应尽量减少宫腔内操作次数，术后用抗生素预防感染。人工剥离胎盘术后能根据产妇病情，胎盘剥离完整情况做出正确的处理及健康指导。

4. 模型及环境要求　产妇模型，胎盘模型。

5. 用物准备　器械车、产包（聚血盆、消毒碗、消毒棉球、纱布、消毒钳 1~3 把、无菌孔巾 1 块、大单 1 块、腿套 2 块、手术衣 1 件、手套 1 双）、导尿包、快速手消毒液、分类垃圾桶、产时记录单、笔。

（余芳　石理红）

第三章

妇科护理技术

第一节　会阴擦洗/冲洗

会阴擦洗/冲洗是妇产科临床工作中最常使用的护理操作技术之一，主要通过使用消毒液对会阴部进行擦洗/冲洗，以达到保持患者会阴部及肛门局部清洁、促进患者舒适和会阴部伤口愈合、预防生殖系统和泌尿系统感染的目的。

一、操作前准备

(1)自身准备：着装整洁，仪表规范；洗手，戴口罩。

(2)环境准备：整洁、安静、室温适宜，用床帘或屏风遮挡，保护隐私。

(3)用物准备：一次性中单或垫巾、一次性手套、快速手消毒液；会阴擦洗盘1个(内置弯盘2个、无菌镊子2把、无菌纱布及浸有0.02%~0.05%络合碘溶液或0.1%苯扎溴铵溶液或1∶5000高锰酸钾溶液的消毒棉球若干)；若行会阴冲洗，则准备消毒干棉球或妇科长棉签、盛有冲洗液(如0.1%苯扎溴铵溶液、0.02%络合碘溶液、1∶5000高锰酸钾溶液)500 mL的冲洗壶1个、水温计1个、大便盆1个。

二、操作步骤

(1)备齐用物至床旁，核对患者姓名及腕带信息，向患者说明会阴擦洗/冲洗的目的，并告知患者有关事项，取得配合，嘱患者排空膀胱。

(2)协助患者取屈膝仰卧位，脱下一条裤腿，暴露外阴，将中单或垫巾放臀下，进行会阴冲洗时将大便盆放于中单或垫巾上，注意保暖，拉床帘或屏风遮挡，保护患者隐私。

(3)评估患者病情、年龄、意识、配合度、有无尿失禁或留置导尿管，会阴伤口的愈合情况、局部有无肿胀，分泌物的性质与气味。

(4)操作者戴手套后将弯盘放于患者会阴部，用无菌镊子夹取棉球或擦洗液充分蘸湿的妇科棉签进行擦洗，常规行擦洗3遍：第1遍按照阴阜—大腿内上1/3—大阴唇—小阴唇—会阴及肛门的顺序，自上而下、由外至内，先对侧后近侧进行擦洗，初步擦净会阴部的污垢、血迹和分泌物；第2遍原则上按照自上而下、由内向外，先对侧后近侧，或以伤口为中心向外擦洗，擦洗时严格执行无菌操作，每擦洗一个部位更换一个棉球，防止污染；第3遍顺序同第2遍，根据患者实际情况增加擦洗次数，直至擦净，最后用无菌纱布擦干。

（5）若行会阴冲洗，操作者一手持盛有消毒液的冲洗壶，另一手持镊子或卵圆钳夹住棉球，一边冲刷一边擦洗，顺序同会阴擦洗。

（6）撤去大便盆、中单或垫巾，协助患者整理衣裤及床单位。

（7）脱手套，洗手，再次核对，记录。

（8）进行相关健康宣教，指导患者保持会阴部清洁。

（9）用物及垃圾分类处理、洗手。

三、操作注意事项

（1）操作前与患者进行有效沟通，告知其操作目的，取得配合。

（2）操作过程中注意遮挡，保护患者隐私；操作时动作轻柔，顺序正确。

（3）严格遵守无菌操作原则，操作前后使用快速手消毒液进行手卫生消毒，最后擦洗/冲洗有感染伤口的患者，避免交叉感染。

（4）擦洗/冲洗时，注意会阴部伤口愈合情况，伤口周围组织有无红肿、分泌物的性质，发现异常及时报告医生。

（5）产后及会阴部手术后的患者，每次排便后均应擦洗会阴，预防伤口感染。

（6）留置导尿管患者的清洁与护理。

1）清洁尿道口和尿管周围，擦洗顺序由尿道口向远端依次擦洗尿管的对侧→上方→近侧→下方。

2）检查留置导尿管及集尿袋开始使用日期。

3）操作过程中，尿管妥善固定。

4）操作后注意导尿管是否通畅，避免导管脱落、受压、扭曲。

四、评分标准

会阴擦洗/冲洗操作评分标准见表3-1。

表3-1　会阴擦洗/冲洗操作评分表

项目	内容及评分标准	分值	得分
准备 （10分）	医嘱准备：打印执行单，签名，请人核对	4	
	环境准备：整洁明亮、室温适宜，用床帘或屏风遮挡，保护隐私	1	
	用物准备：物品齐全，摆放有序；质量合格	4	
	自身准备：着装整洁，仪表规范；洗手，戴口罩	1	

续表3-1

项目	内容及评分标准	分值	得分
实施 (70分)	核对解释：携用物至床旁，核对患者信息，解释操作目的和有关事项，嘱其排尿；协助患者取屈膝仰卧位，暴露外阴，将中单或垫巾放臀下，进行会阴冲洗时将大便盆放于中单或垫巾上	8	
	评估患者：病情、年龄、意识、配合度、有无尿失禁或留置导尿管，会阴伤口的愈合情况、局部有无肿胀，分泌物的性质与气味	6	
	第1遍擦洗：按照阴阜—大腿内上1/3—大阴唇—小阴唇—会阴及肛门的顺序，自上而下、由外至内，先对侧后近侧进行擦洗，初步擦净会阴部的污垢、血迹和分泌物	15	
	第2遍擦洗：按照自上而下、由内向外、先对侧后近侧，或以伤口为中心向外擦洗；严格执行无菌操作，每擦洗一个部位更换一个棉球	15	
	第3遍擦洗：顺序同第2遍，根据患者实际情况增加擦洗次数，直至擦净，最后用无菌纱布擦干	15	
	擦洗完毕：撤去便盆、中单或垫巾，协助患者整理衣裤	3	
	核对记录：脱手套，洗手，再次核对，记录	3	
	宣教：健康宣教，取舒适体位，整理床单位	3	
	用物处置：用物及垃圾分类处理、洗手	2	
评价 (20分)	人文关怀：操作前告知患者操作目的；操作中询问患者感受并观察其病情；操作后协助患者整理衣裤与床单位，关注隐私保护及安全保护	8	
	熟练度：护士操作轻柔，擦洗熟练，顺序正确，操作过程流畅	8	
	健康宣教：有效沟通，有针对性，涉及操作、疾病等相关内容	2	
	专业素养：精神面貌、自信心、协调性、整体状态等综合评估	2	
总分		100	

五、相关知识

1. 适应证

(1) 妇科或产科手术后，留置导尿管的患者。

(2) 会阴部手术术后患者。

(3) 产后会阴有伤口患者。

(4) 长期卧床、生活不能自理的患者。

(5) 急性外阴炎患者。

2. 禁忌证

无。

六、测试题

（1）会阴擦洗/冲洗时患者采取（　　　）。

A.患侧卧位　　　B.屈膝仰卧位　　C.半坐卧位　　　D.平卧位　　　　E.截石位

答案：B

解析：进行会阴擦洗时应协助患者取屈膝仰卧位，大腿略外展，彻底暴露会阴，以便观察局部情况，进行擦洗/冲洗。

（2）患者，女，宫颈癌行广泛子宫切除手术术后第7天，护士为其进行会阴擦洗，以下**错误的**是（　　　）。

A.应由导尿管远端向尿道口处依次用棉球擦洗干净导尿管

B.观察导尿管与集尿袋的留置时间，长期留置者定期更换导尿管与集尿袋

C.注意检查导尿管是否通畅

D.避免导尿管脱落、受压或扭曲

E.术后导尿管保留时间长，应交代患者多饮水

答案：A

解析：为留置导尿管患者进行会阴擦洗时，应注意观察导尿管是否通畅，检查管道有无脱落、受压、扭曲，擦洗导尿管应由尿道口向远端擦洗，宫颈癌术后患者导尿管留置10～14天，应注意交代患者预防泌尿系统感染。

（3）进行会阴部擦洗/冲洗的目的**不包括**（　　　）。

A.保持会阴部及肛门周围皮肤清洁　　　　B.提高患者舒适度

C.预防泌尿系统逆行感染　　　　　　　　D.促进会阴部伤口愈合

E.减轻会阴部水肿

答案：E

解析：进行会阴部擦洗/冲洗的目的是保持患者会阴及肛门局部清洁，促进患者舒适和会阴部伤口愈合，预防生殖系统和泌尿系统感染，不包括减轻会阴部水肿，如有会阴部水肿，可采用会阴湿热敷。

（4）产妇会阴侧切术后采取（　　　）。

A.健侧卧位　　　B.患侧卧位　　　C.屈膝仰卧位　　D.俯卧位　　　　E.膝胸卧位

答案：A

解析：会阴部手术后应注意保持伤口局部清洁，应采取健侧卧位，防止恶露污染伤口。

（5）关于会阴擦洗/冲洗描述正确的是（　　　）。

A.先擦洗污染部位

B.月经期患者不能进行会阴冲洗

C.第1遍由上到下，由外到内擦洗，先对侧后近侧

D.第2遍由上到下，由外到内擦洗，先近侧后对侧

E.第3遍由上到下，由外向内擦洗，先对侧后近侧

答案：C

解析：会阴擦洗/冲洗时第1遍应由外向内、自上而下、先对侧后近侧，按照阴阜—大

腿内上 1/3—大阴唇—小阴唇—会阴及肛门的顺序进行操作；第 2、第 3 遍均为由内向外、自上而下、先对侧后近侧的顺序，最后擦洗肛门。

(6)为会阴部有感染性伤口的患者进行会阴擦洗/冲洗操作时应注意（　　）。

A.同时有多个患者需进行会阴冲洗时，有感染性伤口的患者最后进行操作

B.操作前后护士均需洗手

C.操作前应注意观察会阴部伤口有无红肿、分泌物，有异常及时报告和记录

D.注意遵守无菌操作原则

E.以上都正确

答案：E

解析：为感染患者进行会阴擦洗/冲洗时，应特别注意交叉感染，因此操作时应注意遵守无菌操作原则，操作前后均需进行手卫生，如同时有多个患者需要进行操作时，应将有感染性伤口的患者放在最后。操作前注意观察伤口的情况，发现异常，及时报告医生。

(7)会阴擦洗/冲洗第 1 遍正确的顺序是（　　）。

A.自上而下、由内至外、先对侧后近侧

B.自下而上、由外至内、先对侧后近侧

C.自上而下、由内至外、先对侧后近侧

D.自上而下、由外至内、先对侧后近侧

E.自上而下、由外至内、先近侧后对侧

答案：D

解析：进行会阴擦洗/冲洗时，第 1 遍应按照阴阜—大腿内上 1/3—大阴唇—小阴唇—会阴及肛门的顺序，自上而下、由外至内、先对侧后近侧的顺序依次进行擦洗，初步擦净会阴部的污垢、血迹和分泌物。

(8)会阴擦洗/冲洗后，护士应在护理记录单上记录的内容是（　　）。

A.患者切口有无红肿、分泌物、切口愈合情况

B.患者的体温与检验结果

C.患者的配合程度

D.患者的反应

E.患者对本次操作的评价

答案：A

解析：为会阴部有切口的患者擦洗/冲洗时，护士应注意观察会阴部伤口愈合情况，伤口周围有无红肿、分泌物，发现异常及时报告医生并记录。

(9)关于会阴冲洗，以下说法**错误的**是（　　）。

A.患者取截石位，大腿略外展

B.患者臀下垫中单或垫巾，将便盆放于中单或垫巾上

C.擦洗前后护理人员需清洁双手，使用卵圆钳夹住棉球进行冲洗

D.会阴冲洗时一边冲刷一边擦洗，冲洗顺序同会阴擦洗

E.月经期患者可进行会阴冲洗

答案：A

解析：会阴冲洗时患者应取屈膝仰卧位，大腿外展，暴露外阴，在患者臀下垫中单或垫巾，将便盆放于中单或垫巾上，操作人员应遵守无菌操作原则，调配好冲洗液后，按会阴擦洗的顺序进行冲洗。月经期女性可进行会阴冲洗，但不能进行阴道冲洗/灌洗。

（10）会阴擦洗/冲洗后对患者进行健康指导，内容包括（　　）。

A. 告诉患者会阴擦洗/冲洗的目的，并教会会阴护理的方法

B. 指导患者注意个人卫生，勤换内裤和护理垫

C. 指导会阴部有伤口的患者每次排便后均需进行会阴擦洗/冲洗，预防感染

D. 嘱咐长期留置导尿管患者多饮水，保持导尿管通畅，避免导尿管受压、扭曲

E. 以上均正确

答案：E

解析：A、B、C、D 均是会阴擦洗/冲洗操作后健康指导的要点。

七、操作模拟竞赛试题

1. 题干　妇科病房，15 床，李某，女，28 岁，ID：1234567，因"停经 55 天，不规则阴道流血 10 天，腹痛 2 小时"入院。入院诊断："异位妊娠"，急诊行左输卵管妊娠物清除手术，术后留置导尿管，遵医嘱行会阴擦洗，每天 2 次。

2. 竞赛要求　请选手完成会阴擦洗操作。

3. 临床思维　患者术后留置导尿管，行会阴擦洗护理时，应注意清洁尿道口和导尿管周围，擦洗顺序由尿道口向远端依次擦洗导尿管的对侧—上方—近侧—下方。同时，应检查留置导尿管及集尿袋开始使用日期。操作过程中，导尿管妥善固定。操作后注意导尿管是否通畅，避免导尿管脱落、受压、扭曲。并注意隐私保护和保暖。能对患者进行留置导尿管的相关健康宣教。

4. 模型及环境要求　下半身/全身女性模型，留置导尿管。

5. 用物准备　一次性使用中单或垫巾、一次性手套、会阴擦洗盘 1 个（内置弯盘 2 个、无菌镊子 2 把、无菌纱布、浸有 0.1% 苯扎溴铵溶液的消毒棉球若干）、快速手消毒液、分类垃圾桶、护理记录单、笔。

（孙淑娟　王瑶）

第二节　会阴湿热敷

会阴湿热敷是应用热原理和药物化学原理，通过热敷溶液促进会阴局部血液循环，有利于改善组织营养，增强局部白细胞的吞噬作用，加速组织再生和消炎，促进会阴水肿吸收、陈旧性血肿局限及外阴伤口愈合等。

一、操作前准备

（1）自身准备：着装整洁，仪表规范；洗手，戴口罩。

（2）环境准备：整洁、安静、室温适宜，用床帘或屏风遮挡，保护隐私。

（3）用物准备：一次性使用中单或垫巾1块、一次性棉垫1块、一次性手套1副、快速手消毒液，会阴擦洗盘1个（内置弯盘2个，无菌镊子2把，无菌纱布，浸有0.02%～0.05%络合碘溶液或0.1%苯扎溴铵溶液或1∶5000高锰酸钾溶液的消毒棉球若干）、无菌纱布数块、医用凡士林、棉签若干、热源袋（热水袋、电热宝）、红外线灯等，热敷溶液（沸水、煮沸的50%硫酸镁溶液或95%乙醇）。

二、操作步骤

（1）备齐用物至床旁，核对患者姓名及腕带信息，向患者说明会阴湿热敷的目的，并告知患者有关事项，取得配合，嘱患者排空膀胱。

（2）协助患者取屈膝仰卧位，脱下一条裤腿，暴露外阴，将中单或垫巾置于臀下，注意保暖，拉床帘或屏风遮挡，保护患者隐私。

（3）评估患者病情、年龄、意识、配合度、会阴伤口的愈合情况、局部有无肿胀、分泌物的性质与气味。

（4）准备热敷溶液，调节温度为41～46℃。

（5）操作者戴手套后，进行常规会阴擦洗，去除会阴局部的污垢。

（6）热敷部位先用棉签涂一薄层凡士林，盖上干纱布，再覆盖浸有热敷溶液的无菌纱布，外盖棉垫保温。

（7）热敷时间15～30分钟，每3～5分钟更换热敷垫一次，可将热源袋放在棉垫外或用红外线灯照射以延长更换热敷垫的时间。

（8）热敷完毕，移除热源及热敷垫，检查热敷部位皮肤，用纱布擦净皮肤上的药物。

（9）撤去中单、垫巾，协助患者整理衣裤。

（10）脱手套，洗手，再次核对，记录。

（11）协助患者取舒适体位，整理床单位，并进行相关健康宣教。

（12）用物及垃圾分类处理、洗手。

三、操作注意事项

（1）操作前与患者进行有效沟通，告知会阴湿热敷的目的，取得患者的配合。

（2）操作过程中注意遮挡，保护患者隐私。

（3）做会阴湿热敷前应先进行常规会阴擦洗，去除局部的污垢。

（4）使用热源袋前应检查其是否完好，使用热源袋或红外线照射时，应特别注意防止烫伤，尤其是休克、昏迷及术后感觉不灵敏的患者。

（5）湿热敷的温度为 41～46℃，热敷面积至少为病灶范围的 2 倍。

（6）会阴部损伤初期（24 小时内）禁做湿热敷。

四、评分标准

会阴湿热敷操作评分标准见表 3-2。

表 3-2　会阴湿热敷操作评分表

项目	内容及评分标准		分值	得分
准备 （10 分）	医嘱准备：打印执行单，签名，请人核对		4	
	环境准备：整洁明亮、室温适宜，用床帘或屏风遮挡，保护隐私		1	
	用物准备：物品齐全，摆放有序；质量合格		4	
	自身准备：着装整洁，仪表规范；洗手，戴口罩		1	
实施 （70 分）	核对解释：携用物至床旁，核对患者信息，解释操作目的和有关事项，嘱其排尿；协助患者取屈膝仰卧位，暴露外阴，将中单或垫巾放臀下		8	
	评估患者：病情、年龄、意识、配合度、会阴伤口的愈合情况、局部有无肿胀、分泌物的性质与气味		6	
	热敷溶液：准备热敷溶液，调节温度为 41～46℃		5	
	会阴部擦洗：常规进行会阴部擦洗，去除局部污垢		5	
	热敷：热敷部位先用棉签涂一薄层凡士林，盖上干纱布，再覆盖浸有热敷溶液的无菌纱布，外盖棉垫保温。每 3～5 分钟更换热敷垫，可将热源袋放在棉垫外或红外线灯照射		24	
	热敷完毕：移除热源及热敷垫，检查热敷部位皮肤，用纱布擦净皮肤上的药物，撤去中单、垫巾，协助患者整理衣裤		10	
	核对记录：脱手套，洗手，再次核对，记录		5	
	宣教：健康宣教，取舒适体位，整理床单位		5	
	用物处置：用物及垃圾分类处理、洗手		2	

续表3-2

项目	内容及评分标准	分值	得分
评价 (20分)	人文关怀：操作前告知患者操作目的；操作中询问患者感受并观察其病情；操作后协助患者整理衣裤与床单位，关注隐私保护及安全保护	8	
	熟练度：操作熟练、规范、按时完成；热敷溶液温度合适，按时更换热敷垫	8	
	健康宣教：有效沟通，有针对性，涉及操作、疾病等相关内容	2	
	专业素养：精神面貌、自信心、协调性、整体状态等综合评估	2	
总分		100	

五、相关知识

1. 适应证

会阴水肿及血肿的吸收期；会阴硬结及早期感染者。

2. 禁忌证

外阴创伤后24小时内；意识不清或昏迷患者。

3. 外阴水肿/血肿

（1）形成原因：由于外阴部皮肤、黏膜下组织疏松，血管丰富，局部受到损伤后可导致血管破裂、组织液渗出，血液和组织液在疏松的结缔组织中迅速蔓延，形成外阴或阴道血肿。如果不及时处理，血肿可向上扩展，形成盆腔血肿。

（2）临床表现：外阴可见紫蓝色块状物突起，压痛明显，如有明显裂口，可见活动性出血。损伤轻、出血量少的患者疼痛轻微；损伤大，出血多者疼痛难以忍受，患者可出现休克及贫血表现。合并感染的患者可出现体温升高，局部红、肿、热、痛等炎性反应。

（3）处理原则：对于外出血量多或血肿较大的患者应注意生命体征的变化，遵医嘱做好手术前准备；对于血肿小的患者可采取保守治疗（24小时内冷敷，降低局部血流速度及局部神经的敏感性，减轻患者的疼痛；24小时后可进行局部热敷或外阴部红外线照射以促进水肿或血肿的吸收）。

六、测试题

（1）会阴湿热敷溶液的温度一般为（   ）。

A. 30~32℃   B. 43~45℃   C. 40~45℃   D. 41~46℃   E. 50~60℃

答案：D

解析：会阴湿热敷是利用热敷溶液促进血液循环，增强局部白细胞的吞噬作用和组织活力的一项护理技术。湿热敷的温度一般为41~46℃。

（2）会阴部损伤初期，（   ）后才能进行湿热敷。

A. 2小时   B. 6小时   C. 8小时   D. 12小时   E. 24小时

答案：E

解析：会阴部皮肤、黏膜下组织疏松，血管丰富，一旦局部受到撞击可导致血管破裂，组织液渗出，形成外阴局部血肿。在损伤初期(24小时内)应进行局部冷敷，降低外阴血流速度及神经敏感性；并在局部加压包扎，防止血肿进一步扩大；24小时后可以选择热敷或红外线照射，促进水肿或血肿的吸收。

(3)会阴湿热敷护理要点包括(　　)。

A.湿热敷时热敷溶液的温度一般为41~46℃

B.湿热敷的面积应是病损范围的2倍

C.护士定期检查热源袋的完好性，热敷过程中随时评价热敷的效果

D.会阴部损伤初期不能进行湿热敷

E.以上均正确

答案：E

解析：会阴部损伤初期不能进行湿热敷，损伤24小时后可遵医嘱进行会阴局部湿热敷，热敷液的温度一般为41~46℃；湿热敷的面积应是病损范围的2倍；护士应定期检查热源袋的完好性，防止烫伤，在热敷的过程中护士应随时评价热敷效果。

(4)患者，女，15岁，因骑单车摔伤，导致会阴肿胀2天急诊入院，遵医嘱为患者进行50%硫酸镁会阴湿热敷，以下正确的是(　　)。

A.热敷前进行会阴部擦洗

B.湿热敷溶液的温度一般为40~42℃

C.湿热敷溶液的面积与病损范围大致等同

D.5~10分钟更换热敷垫一次

E.热敷时间为50~60分钟

答案：A

解析：会阴湿热敷前护理人员应该进行常规会阴擦洗，去除外阴局部伤口污垢；湿热敷的温度一般为41~46℃；湿热敷的面积应是病损范围的2倍；一般每次热敷的时间为15~30分钟，热敷期间每3~5分钟需更换热敷垫一次，如使用热源袋(放在棉垫外)或用红外线灯局部照射可以延长更换热敷垫的时间。

(5)会阴湿热敷的目的包括(　　)。

A.利用药物的作用直接接触患区达到消炎、止痛、促进血肿消退的目的

B.应用热源，促进局部血液循环，利于血肿、水肿消退和吸收

C.改善组织营养，加速组织再生

D.增强局部白细胞的吞噬能力和组织活力，促进伤口愈合

E.以上均是

答案：E

解析：会阴湿热敷目的：促进局部血液循环，改善组织营养；增强局部白细胞的吞噬能力和组织活力，加快组织再生和消炎、止痛；促进水肿吸收，使陈旧性血肿局限；促进外阴伤口的愈合。出现会阴血肿后，应立即冰敷，促进血肿局限；受伤24小时后，进行湿热敷，可促进血肿消退。

(6)会阴湿热敷的适应证包括(　　)。

A.会阴水肿吸收期　　　　　　　　　　B.会阴损伤24小时以后

C.会阴部硬结   D.会阴伤口早期感染

E.以上均是

答案：E

解析：会阴湿热敷适用于会阴水肿及血肿的吸收期；会阴硬结及早期感染的患者。

(7)会阴湿热敷未使用外部热源时，一般每(　　　)更换热敷垫一次。

A.2~4分钟   B.3~5分钟

C.5~10分钟   D.10~15分钟

E.无须中途更换

答案：B

解析：会阴湿热敷一般热敷时间为15~30分钟，热敷期间每3~5分钟更换热敷垫一次，若将热源袋放在棉垫外或用红外线灯照射可延长更换热敷垫的时间。

(8)会阴湿热敷1次热敷时间为(　　　)。

A.3~5分钟   B.5~10分钟

C.10~15分钟   D.15~30分钟

E.30~60分钟

答案：D

解析：会阴湿热敷时间一般为15~30分钟，热敷期间每3~5分钟更换热敷垫一次，如将热源袋放在棉垫外或用红外线灯照射可延长更换热敷垫的时间。

(9)外阴水肿的患者使用50%硫酸镁湿热敷的原理是(　　　)。

A.促进炎症吸收   B.改善局部营养

C.促进创面愈合   D.缓解局部痉挛

E.局部高渗透压，消除肿胀

答案：E

解析：50%硫酸镁是一种高渗溶液，会阴水肿的患者使用50%硫酸镁局部湿热敷是利用局部高渗透压作用，使细胞内的水分转移到细胞外，使局部炎症水肿的组织细胞脱水，以减轻局部肿胀、疼痛。

(10)湿热敷与干热敷的区别有(　　　)。

A.干热敷作用于浅表组织，目的是减轻紧张与痉挛性疼痛；湿热敷通过热传导，促进深层组织血液循环，帮助炎症吸收

B.二者温度不同，干热敷在60~70℃，湿热敷一般为41~46℃

C.二者作用时间不同，干热敷一般大于20分钟或更长时间，湿热敷一般15~30分钟

D.干热敷操作简单，无须专人操作；湿热敷需要专人操作

E.以上均是

答案：E

解析：热疗的方法有干热敷和湿热敷两种。干热敷操作简单，常用于解痉、镇痛、保暖，一般温度为60~70℃；湿热敷常用于消炎镇痛、减轻水肿，操作较干热敷复杂，一般热敷时间为15~30分钟。以上A、B、C、D均为二者的不同之处。

七、操作模拟竞赛试题

1.题干　妇科病房，10床，李某，女，15岁，ID：1234567，因外阴骑跨伤入院，入院体查：可见左侧大阴唇有一大小约 5 cm×5 cm 紫蓝色肿块，局部无活动性出血，遵医嘱进行 50%硫酸镁局部湿热敷。

2.竞赛要求　请选手完成会阴局部湿热敷。

3.临床思维　操作前评估局部受伤情况。询问受伤时间，如果是外阴创伤后 24 小时内禁忌热敷，应冷敷降低局部血流速度及局部神经的敏感性，减轻患者的疼痛；24 小时后可进行局部热敷或外阴部红外线照射以促进水肿或血肿的吸收。另外，能对患者进行外阴湿热敷相关健康宣教。

4.模型及环境要求　下半身/全身女性模型。

5.用物准备　一次性使用中单或垫巾 1 块、一次性棉垫 1 块、一次性手套 1 副，快速手消毒液，会阴擦洗盘 1 个（内置弯盘 2 个、无菌镊子 2 把、无菌纱布、浸有 0.1%苯扎溴铵溶液的消毒棉球若干）、无菌纱布数块、医用凡士林、棉签若干、热源袋（热水袋、电热宝）、红外线灯等，热敷溶液（煮沸的 50%硫酸镁溶液）、快速手消毒液、分类垃圾桶、护理记录单、笔。

（孙淑娟　石理红）

第三节　阴道灌洗/冲洗

阴道灌洗/冲洗是用消毒液对阴道进行清洗的一项护理技术。通过阴道灌洗/冲洗可促进阴道血液循环、缓解局部充血、减少阴道分泌物，达到控制和治疗炎症的目的；使阴道和宫颈保持清洁，用于治疗各种阴道炎、宫颈炎以及子宫切除手术和经阴道手术的常规阴道准备。

一、操作前准备

（1）自身准备：着装整洁，仪表规范；洗手，戴口罩。

（2）环境准备：整洁、安静、室温适宜，用床帘或屏风遮挡，保护隐私。

（3）用物准备：一次性使用中单或垫巾 1 块、一次性手套 1 副、一次性妇科阴道冲洗器 1 个（带有控制冲洗压力和流量的调节开关）、输液架 1 个、阴道窥器 1 个、大便盆 1 个、水温计 1 个、干纱布若干、灌洗溶液（常用的阴道灌洗溶液有 0.02% 络合碘溶液、0.1% 苯扎溴铵（新洁尔灭）溶液、2%~4% 碳酸氢钠溶液、1% 乳酸溶液、4% 硼酸溶液、0.5% 醋酸溶液、1：5000 高锰酸钾溶液、0.9% 氯化钠溶液等）。

二、操作步骤

（1）备齐用物，核对患者姓名及腕带信息，向患者说明阴道灌洗/冲洗的目的，并告知患者有关事项，取得配合，嘱患者排空膀胱。

（2）引导患者至妇科检查室，将中单或垫巾垫于检查床上，协助患者取膀胱截石位，暴露外阴，放置好大便盆，注意患者保暖，拉床帘或屏风遮挡，保护隐私。

（3）评估患者病情、年龄、意识、配合度、性生活史，外阴局部情况，阴道是否通畅，阴道内分泌物的性质与气味。

（4）根据患者病情配制灌洗液 500~1000 mL，水温 41~43℃，装进冲洗器内挂于输液架上（距床沿 60~70 cm）。

（5）操作者戴手套，一手持冲洗头，打开开关，先冲洗外阴，再分开小阴唇，将灌洗头沿阴道纵侧壁的方向缓缓插入阴道，达到阴道后穹隆部。灌洗时将灌洗头围绕宫颈上下左右移动，注意动作轻柔。也可使用阴道窥器暴露宫颈后再进行冲洗，冲洗时不停转动窥阴器，确保阴道壁及阴道后穹隆都冲洗干净。

（6）灌洗液剩下 100 mL 时拔出窥阴器和灌洗头，将外阴再次冲洗干净。

（7）灌洗/冲洗结束后，用干纱布擦干外阴，撤去大便盆、中单或垫巾，协助患者整理衣裤。

（8）脱手套，洗手，再次核对，记录。

（9）陪同患者返回病房，取舒适体位，并进行相关健康宣教。

（10）用物及垃圾分类处理、洗手。

三、操作注意事项

（1）操作前与患者进行有效沟通，告知患者操作的目的，取得患者的配合。

（2）操作过程中注意遮挡，保护患者隐私。

（3）操作前必须询问患者有无性生活史，无性生活史的患者不能使用阴道窥器，可选用导尿管进行阴道灌洗；月经期、产后或人流术后宫颈口未闭或有阴道流血的患者不宜进行阴道灌洗；宫颈癌有活动性出血的患者禁止进行阴道灌洗。

（4）灌洗筒高度据床沿距离不应超过 70 cm，以免压力过大，流速过快，导致灌洗液或污物进入宫腔或灌洗液局部作用时间不足。

（5）产后 10 日或手术后 2 周后的患者，如需要可进行低位阴道灌洗，灌洗筒距床沿的高度一般不超过 30 cm，以免污物进入宫腔或损伤阴道残端伤口。

（6）根据不同的灌洗目的选择灌洗液。外阴阴道假丝酵母菌的患者选用碱性溶液；滴虫性阴道炎患者应选用酸性灌洗液；非特异性阴道炎患者用一般的消毒液或 0.9%氯化钠溶液；术前患者可选用 0.02%络合碘溶液、0.1%苯扎溴铵（新洁尔灭）溶液或 1∶5000 高锰酸钾溶液进行灌洗。

（7）灌洗液温度以 41~43℃ 为宜，温度不能过高或过低。

（8）灌洗头插入不宜过深，且弯头应向上。灌洗过程中动作轻柔，以免刺激后穹隆引起患者不适或损伤局部组织引起出血。冲洗时不停转动阴道窥器，确保阴道壁及阴道后穹隆都冲洗干净。

四、评分标准

阴道灌洗/冲洗操作评分标准见表 3-3。

表 3-3　阴道灌洗/冲洗操作评分表

项目	内容及评分标准	分值	得分
准备（10分）	医嘱准备：打印执行单，签名，请人核对	4	
	环境准备：清洁安静，室温适宜，用床帘或屏风遮挡，保护隐私	1	
	用物准备：物品齐全，摆放有序；质量合格	4	
	自身准备：着装整洁，仪表规范；洗手，戴口罩	1	
实施（70分）	核对解释：核对患者信息，解释操作目的和有关事项，嘱其排尿	8	
	再次核对医嘱，询问患者性生活史，将中单或垫巾垫于检查床上，协助患者取膀胱截石位，暴露外阴	6	
	评估患者：病情、年龄、意识、配合度，外阴局部情况，阴道是否通畅，阴道内分泌物的性质与气味	2	
	配制灌洗液：根据病情配制灌洗液 500~1000 mL，水温 41~43℃，装进冲洗器内挂于输液架上（距床沿 60~70 cm）	10	

续表 3-3

项目	内容及评分标准	分值	得分
实施 (70分)	阴道灌洗/冲洗：先冲洗外阴，分开小阴唇，用阴道窥器暴露宫颈后，将灌洗头沿阴道纵侧壁的方向缓缓插入阴道，达到阴道后穹隆部。灌洗时将灌洗头围绕宫颈上下左右移动，注意动作轻柔。也可使用阴道窥器暴露宫颈后再进行冲洗，冲洗时不停转动阴道窥器，确保阴道壁及阴道后穹隆都冲洗干净	20	
	灌洗液剩下 100 mL 时拔出窥阴器和灌洗头，将外阴再次冲洗干净	10	
	清洁、体位：灌洗/冲洗结束后，用无菌干纱布擦干外阴，撤去大便盆、中单或垫巾，协助患者整理衣裤	2	
	核对记录：脱手套，洗手，再次核对，记录	5	
	健康宣教：陪同患者返回病房，取舒适体位，整理床单位，并进行相关健康宣教	5	
	用物处置：用物及垃圾分类处理、洗手	2	
评价 (20分)	人文关怀：操作前告知患者操作目的；操作中询问患者感受；操作后协助患者整理衣裤与床单位，关注隐私保护及安全保护	8	
	熟练度：操作熟练、规范，动作轻柔，按时完成	8	
	健康宣教：有效沟通，有针对性，涉及操作、疾病等相关内容	2	
	专业素养：精神面貌、自信心、协调性、整体状态等综合评估	2	
总分		100	

五、相关知识

1. 适应证

各种阴道炎、宫颈炎；经阴道手术或子宫切除手术术前的常规阴道准备。

2. 禁忌证

月经期、产后或人工流产术后宫颈口未闭或阴道出血患者；宫颈癌有活动性出血的患者。

3. 常见阴道炎的相关知识

(1) 滴虫性阴道炎：是由阴道毛滴虫引发的阴道炎，是一种常见的性传播疾病。主要临床症状是阴道分泌物增多及外阴瘙痒，或伴有灼热、疼痛、性交痛。典型分泌物为稀薄的、黄绿色、泡沫状白带并伴有臭味。由于滴虫能消耗或吞噬阴道上皮细胞内的糖原，也可吞噬乳杆菌，影响乳酸形成，使阴道内 pH 升高利于滴虫繁殖，因此，滴虫性阴道炎患者应选用酸性灌洗液降低阴道 pH。主要治疗药物为甲硝唑和替硝唑，要求夫妻同治，治疗期间避免无保护性交。由于月经前、后，阴道 pH 发生变化，隐藏在腺体和阴道皱襞的滴虫得以繁殖，导致炎症复发，因此，滴虫性阴道炎患者治疗期间需在每次月经干净后复查白带，连续 3 次阴性方算治愈。

(2) 外阴阴道假丝酵母菌病：病原体为假丝酵母菌，其作为条件致病菌寄生于阴道外、口腔、肠道等，当局部环境条件适合时易发病。主要症状为外阴瘙痒、灼痛、性交痛及尿痛。典型分泌物为白色稠厚或豆腐渣样白带。治疗以去除诱因，根据患者具体情况选择抗真菌药物，为提高用药效果，可用2%~4%碳酸氢钠溶液坐浴或阴道冲洗后用药。

（3）萎缩性阴道炎：因卵巢功能衰退，雌激素水平降低，阴道壁萎缩，黏膜变薄，上皮细胞内糖原减少，阴道pH升高，局部抵抗力降低，其他致病菌繁殖或外源性致病菌侵入而引起的炎症，常见于自然绝经或人工绝经后的女性，也可见于产后闭经或药物导致假绝经的女性。主要症状为外阴灼热不适、瘙痒及阴道分泌物增多。阴道分泌物稀薄，呈淡黄色，合并感染时呈血性脓性白带。治疗通常在1%乳酸或0.5%醋酸溶液冲洗阴道后局部用药；补充雌激素增强阴道抵抗力，但乳腺癌或子宫内膜癌患者慎用雌激素。

（4）细菌性阴道病：是阴道内正常菌群失调引起的一种混合感染，多发生于性活跃期的女性。典型症状为阴道分泌物增多，伴有鱼腥臭味，性交后加重，可出现轻度外阴瘙痒或灼烧感，检查可见阴道分泌物呈灰白色，稀薄，均匀一致。无症状者无须治疗，有症状的患者采用抗厌氧菌药物，如甲硝唑和克林霉素进行治疗，治疗后无症状者不需常规随访。

六、测试题

（1）为患者进行阴道灌洗/冲洗时，灌洗液的温度应为（　　）。
A. 32~35℃　　　B. 37~41℃　　　C. 41~43℃　　　D. 43~45℃　　　E. 45~50℃
答案：C
解析：为患者进行阴道灌洗或冲洗时，灌洗液的温度以41~43℃为宜，温度过低，患者感到不适，温度过高可能烫伤患者的阴道黏膜。

（2）患者，女，55岁，主诉外阴瘙痒、烧灼感，白带增多。妇科检查：阴道呈老年性改变，黏膜充血，淡黄色稀薄分泌物。为该患者行阴道灌洗/冲洗首选液体为（　　）。
A. 4%乳酸溶液　　　　　　　　B. 0.5%醋酸溶液
C. 5%碳酸氢钠溶液　　　　　　D. 1：5000高锰酸钾溶液
E. 0.9%氯化钠溶液
答案：B
解析：根据患者主诉和妇科检查结果考虑为萎缩性阴道炎，可采用1%乳酸或0.5%醋酸溶液进行阴道冲洗，以增加阴道酸碱度，抑制细菌生长繁殖。

（3）下列**禁忌**进行阴道灌洗/冲洗的情况是（　　）。
A. 阴道炎症局部治疗　　　　　B. 慢性子宫颈炎
C. 经阴道手术术前的阴道准备　D. 宫颈癌活动性出血
E. 白带常规结果：阴道清洁度Ⅳ度
答案：D
解析：宫颈癌患者有活动性出血时是阴道灌洗的禁忌证，因为灌洗可能导致大出血，但可进行外阴擦洗，以促进患者舒适，预防感染。其他均为阴道灌洗的适应证。

（4）适宜选用碱性溶液灌洗/冲洗阴道的患者是（　　）。
A. 外阴阴道假丝酵母菌病　　　B. 萎缩性阴道炎

C.滴虫性阴道炎 D.细菌性阴道炎

E.前庭大腺炎

答案：A

解析：根据病原体的特性：在进行阴道灌洗时外阴阴道假丝酵母菌的患者选用碱性溶液；滴虫性阴道炎患者应选用酸性灌洗液；萎缩性阴道炎选用 1% 乳酸或 0.5% 醋酸溶液；非特异性阴道炎患者用一般的消毒液或 0.9% 氯化钠溶液。

(5)为阴道炎患者进行阴道灌洗/冲洗时，灌洗筒不宜超过床沿( )，以免压力过大，水流过快使灌洗液或污物流入子宫腔。

A.70 cm B.75 cm C.78 cm D.80 cm E.90 cm

答案：A

解析：为普通阴道炎症患者进行阴道灌洗时灌洗筒高度据床沿距离不应超过 70 cm，以免压力过大，流速过快，导致灌洗液或污物进入宫腔或灌洗液局部作用时间不足。产后 10 日或手术后 2 周后的患者，如需要可进行低位阴道灌洗，灌洗筒距床沿的高度一般不超过 30 cm，以免污物进入宫腔或损伤阴道残端伤口。

(6)阴道灌洗/冲洗适用于( )。

A.各种阴道炎 B.子宫颈炎

C.子宫切除术前准备 D.经阴道手术术前准备

E.以上均是

答案：E

解析：A、B、C、D 均为阴道灌洗/冲洗的适应证。

(7)下面关于阴道灌洗/冲洗的注意事项描述错误的是( )。

A.灌洗筒的悬挂高度适宜

B.用阴道窥器灌洗时，应轻轻旋转窥器，使灌洗液达到阴道各部

C.未婚无性生活的女性不能进行阴道灌洗，防止损伤处女膜

D.月经期、产后和阴道流血的患者不适合进行阴道灌洗

E.灌洗液的温度不宜过高或过低

答案：C

解析：未婚无性生活的女性可用导尿管进行阴道灌洗，不能使用阴道窥器。

(8)阴道灌洗/冲洗的目的是( )。

A.促进阴道血液循环 B.减少阴道分泌物，保持宫颈和阴道清洁

C.缓解局部充血 D.控制和治疗炎症

E.以上均是

答案：E

解析：阴道灌洗/冲洗可促进阴道血液循环、缓解局部充血、减少阴道分泌物，达到控制和治疗炎症的目的；使阴道和宫颈保持清洁，用于治疗各种阴道炎、宫颈炎以及子宫切除手术和经阴道手术的常规阴道准备。

(9)关于阴道炎灌洗液的选择正确的是( )。

A.滴虫性阴道炎应选碱性冲洗液

B. 萎缩性阴道炎应选酸性冲洗液

C. 外阴阴道假丝酵母菌阴道病应选酸性冲洗液

D. 细菌性阴道炎应选 1∶5000 高锰酸钾溶液

E. 萎缩性阴道炎应选碱性冲洗液

答案：B

解析：根据病原体的特性：在进行阴道灌洗时外阴阴道假丝酵母菌的患者选用碱性溶液；滴虫性阴道炎患者应选用酸性灌洗液；萎缩性阴道炎选用 1% 乳酸或 0.5% 醋酸溶液；非特异性阴道炎患者用一般的消毒液或生理盐水。

（10）关于阴道灌洗/冲洗的流程描述**有误的**是（　　　）。

A. 备齐用物，核对患者姓名及腕带信息，向患者说明阴道灌洗/冲洗的目的

B. 询问患者性生活史，将中单或垫巾垫于检查床上，协助患者取膀胱截石位

C. 根据患者病情配制灌洗液 500~1000 mL，水温 41~43℃，装进冲洗器内挂于输液架上

D. 打开开关，先冲洗阴道，当灌洗液剩下 100 mL 时拔出窥阴器和灌洗头，将外阴冲洗干净

E. 灌洗/冲洗结束后，用干纱布擦干外阴

答案：D

解析：阴道灌洗/冲洗时，打开开关，先冲洗外阴，再冲洗阴道、宫颈，当灌洗液剩下 100 mL 时拔出窥阴器和灌洗头，将外阴再次冲洗干净。

七、操作模拟竞赛试题

1.题干　妇科病房，张某，女，50 岁，ID：1234567，因"体检发现子宫肌瘤 10 余年"入院，入院后完善相关检查，白带正常，无阴道炎，准备行子宫切除术，医嘱行术前阴道准备。

2.竞赛要求　请选手为患者选择合适灌洗液，完成阴道灌洗。

3.临床思维　操作前选手应询问患者是否为月经期、有无阴道出血。该患者无阴道炎，为术前患者阴道准备。可选用 0.02% 络合碘溶液、0.1% 苯扎溴铵（新洁尔灭）溶液或 1∶5000 高锰酸钾溶液进行灌洗，灌洗筒高度距床沿距离不应超过 70 cm。灌洗操作正确，能对患者进行行术前健康宣教。

4.模型及环境要求　下半身/全身女性模式，可以进行阴道灌洗。

5.用物准备　一次性使用中单或垫巾 1 块、一次性手套 1 副、一次性妇科阴道冲洗器 1 个（带有控制冲洗压力和流量的调节开关）、输液架 1 个、阴道窥器 1 个、大便盆 1 个、水温计 1 个、干纱布若干、快速手消毒液、分类垃圾桶、护理记录单、笔。灌洗溶液：0.02% 络合碘溶液或 0.1% 苯扎溴铵（新洁尔灭）溶液或 1∶5000 高锰酸钾溶液。

（孙淑娟　石理红）

第四节　阴道/宫颈上药

阴道/宫颈上药在妇产科临床护理工作中应用十分广泛，目的是将治疗性药物涂抹在阴道壁或宫颈表面，来治疗各种阴道炎、子宫颈炎或术后阴道残端炎症。由于操作简单，既可以由护士操作，也可教会患者自行上药。

一、操作前准备

（1）自身准备：着装整洁，仪表规范；洗手，戴口罩。

（2）环境准备：整洁、安静、室温适宜，用床帘或屏风遮挡，保护隐私。

（3）用物准备：一次性使用中单或垫巾1块、一次性手套1副、阴道冲洗用物1套、阴道窥器1个、长镊子1把、消毒干棉球若干、无菌妇科棉签若干、带尾线的大棉球或纱布若干、阴道用药。

二、操作步骤

（1）备齐用物至床旁，核对患者姓名及腕带信息，向患者说明阴道/宫颈上药的目的，并告知患者有关事项，取得配合，嘱患者排空膀胱。

（2）将中单或垫巾垫于检查床上，协助患者取截石位，暴露外阴，注意保暖，拉床帘或屏风遮挡，保护患者隐私。

（3）评估患者病情、年龄、意识、配合度、性生活史，外阴局部情况，阴道是否通畅，阴道内分泌物的性质与气味。

（4）根据病情配制灌洗液500~1000 mL，水温41~43℃，装进冲洗器内挂于输液架上（高度距床沿60~70 cm）。

（5）先冲洗外阴，再分开小阴唇，将灌洗头沿阴道纵侧壁的方向缓缓插入阴道，达到阴道后穹隆部。灌洗时将灌洗头围绕宫颈上下左右移动，注意动作轻柔。也可使用阴道窥器暴露宫颈后再进行冲洗，冲洗时不停转动窥器，确保阴道壁及阴道后穹隆都冲洗干净。

（6）灌洗液剩下100 mL时拔出窥阴器和灌洗头，将外阴再次冲洗干净。

（7）用阴道窥器充分暴露阴道、宫颈，用妇科长棉签或消毒干棉球拭去后穹隆、阴道内灌洗液以及宫颈、阴道壁的分泌物。

（8）根据病情需要以及药物的性状采取不同的上药方式。

1）局部上药：包括腐蚀性药物和非腐蚀性药物，常用于治疗宫颈炎和阴道炎。非腐蚀性药物可用妇科长棉签蘸取药物后，转动阴道窥器将药物直接涂于阴道壁或宫颈；腐蚀性药物常用于治疗宫颈糜烂样改变，上药时用妇科长棉签蘸取药物后涂于宫颈糜烂面，并插入宫颈管内约0.5 cm，上药后用生理盐水棉球擦去表面残余的药液，最后用干棉球吸干，以保护正常阴道、宫颈组织。

2)喷洒法：操作时用喷洒器将药物直接均匀喷于病变部位。

3)宫颈棉球上药：用阴道窥器充分暴露宫颈，长镊子夹取已蘸取药物的带尾线大棉球塞于宫颈，阴道窥器和长镊子退出后将棉球尾线用胶布固定于阴阜上方，24小时后患者可自行将棉球取出。

4)阴道后穹隆上药：将药物用长镊子放至阴道后穹隆处，也可指导患者自行放置。

(9)协助患者整理衣裤。

(10)脱手套，洗手，再次核对，记录。

(11)陪同患者返回病房，取舒适体位，并进行相关健康宣教。

(12)用物及垃圾分类处理、洗手。

三、操作注意事项

(1)操作前与患者进行有效沟通，告知患者操作的目的，取得患者的配合。

(2)操作过程中注意遮挡，保护患者隐私。

(3)操作前必须询问患者性生活史，无性生活史的患者禁用阴道窥器上药，可用长棉签涂擦，老年人选用小号阴道窥器，动作轻柔，避免损伤阴道黏膜。

(4)上药后指导患者上药期间禁止性生活，保持会阴部清洁干燥，每日更换棉质内裤，月经期停止上药。

(5)上非腐蚀性药物时应转动阴道窥器使阴道壁均匀涂好药物。

(6)上腐蚀性药物后，应用生理盐水擦去表面残余的药物，保护好正常的阴道壁和宫颈组织。

(7)选择合适上药时间，最好为临睡前或休息时，避免药物流出。

四、评分标准

阴道/宫颈上药操作评分标准见表3-4。

表3-4　阴道/宫颈上药操作评分表

项目	内容及评分标准	分值	得分
准备 (10分)	医嘱准备：打印执行单，签名，请人核对	4	
	环境准备：清洁安静，室温适宜，用床帘或屏风遮挡，保护隐私	1	
	用物准备：物品齐全，摆放有序；质量合格	4	
	自身准备：着装整洁，仪表规范；洗手，戴口罩	1	
实施 (70分)	核对解释：核对患者信息，解释操作目的和有关事项，嘱其排空膀胱	8	
	再次核对医嘱，询问患者性生活史，将中单或垫巾垫于检查床上，协助患者取截石位，暴露外阴	6	
	评估患者：病情、年龄、意识、配合度，外阴局部情况，阴道是否通畅，阴道内分泌物的性质与气味	2	

续表 3-4

项目	内容及评分标准	分值	得分
实施（70分）	阴道灌洗/冲洗：根据病情配制灌洗液 500~1000 mL，水温 41~43℃，装进冲洗器内挂于输液架上。先冲洗外阴，分开小阴唇，用阴道窥器暴露宫颈，将灌洗头沿阴道纵侧壁的方向缓缓插入阴道，达到阴道后穹隆部。灌洗时将灌洗头围绕宫颈上下左右移动。也可使用阴道窥器暴露宫颈后进行冲洗，冲洗时不停转动窥器，确保阴道壁及阴道后穹隆冲洗干净。灌洗液剩下 100 mL 时拔出窥阴器和灌洗头，冲洗外阴	20	
	阴道/宫颈上药：充分暴露阴道、宫颈，用妇科长棉签或干棉球拭去后穹隆、阴道内灌洗液和宫颈、阴道壁分泌物，根据病情以及药物的性状采取不同的上药方式	20	
	上药完毕：协助患者整理衣裤	2	
	核对记录：脱手套，洗手，再次核对，记录	5	
	健康宣教：陪同患者返回病房，取舒适体位，整理床单位，并进行相关健康宣教	5	
	用物处置：用物及垃圾分类处理、洗手	2	
评价（20分）	人文关怀：操作前告知患者操作目的；操作中询问患者感受；操作后协助患者整理衣裤与床单位，关注隐私保护及安全保护	8	
	熟练度：操作熟练、规范、动作轻柔，按时完成	8	
	健康宣教：有效沟通，有针对性，涉及操作、疾病等相关内容	2	
	专业素养：精神面貌、自信心、协调性、整体状态等综合评估	2	
总分		100	

五、相关知识

1. 适应证
各种阴道炎、子宫颈炎或术后阴道残端炎；宫颈活检或 LEEP 术后。

2. 禁忌证
无。注意无性生活的女性禁止使用阴道窥器上药。

3. 阴道或宫颈上药方式选择与常用药物
（1）阴道后穹隆上药：常用于治疗阴道假丝酵母菌病、滴虫性阴道炎、老年性阴道炎及慢性宫颈炎的患者。操作简单，可以教会患者自行上药。如患者自行上药，护士应告诉患者上药前洗净双手或带指套，用示指和中指夹持药品放入阴道内，再用示指将药片或栓剂沿阴道壁推至示指完全伸入阴道为止。为防止药物流出，最好选择睡前上药。常用药物有甲硝唑、制霉菌素等药片、丸剂或栓剂。

（2）局部上药：包括腐蚀性药物和非腐蚀性药物。①非腐蚀性药物用于治疗假丝酵母菌的患者，常用1%甲紫；新霉素、氯毒素常用于治疗急性或亚急性宫颈炎或阴道炎患者；

上药时可用妇科长棉签蘸取药物后，转动阴道窥器将药物直接涂于阴道壁或宫颈；②腐蚀性药物用于治疗宫颈糜烂样改变，常用药物是20%~50%硝酸银溶液、20%或100%络银溶液。由于药物具有腐蚀性，因此，上药时，用妇科长棉签蘸取药物后仅涂于宫颈糜烂面，并插入宫颈管内约0.5 cm；上药后，用生理盐水棉球擦去表面残余的药液；最后用干棉球吸干，以保护正常阴道、宫颈组织。

(3)宫颈棉球上药：适用于宫颈亚急性或急性炎症伴出血的患者。上药时，使用阴道窥器充分暴露宫颈，用长镊子将浸有药液的带尾线棉球塞压至宫颈处，缓慢退出阴道窥器，取出镊子，注意阴道窥器将棉球带出或移位，将尾线露于阴道口，并用胶布固定在阴阜上方，嘱患者12~24小时后牵引尾线将棉球自行取出。常用药物有止血药、抗生素等。

(4)喷雾器上药(喷洒法)：用于萎缩性阴道炎及非特异性阴道炎的患者。各种阴道用药的粉剂，如土霉素、磺胺嘧啶、呋喃西林、己烯雌酚等药物均可用喷雾器上药，使药物粉末均匀散布至阴道炎性组织表面。

六、测试题

(1)患者宫颈棉球上药后，应嘱患者于上药(   )小时后自行将棉球取出。

A.2~4　　　　　B.4~8　　　　　C.8~12　　　　　D.12~24　　　　　E.24~48

答案：D

解析：宫颈棉球上药适用于宫颈亚急性或急性炎症伴出血的患者。上药后将棉球尾线露于阴道口，并用胶布固定在阴阜上方，嘱患者12~24小时后牵引尾线将棉球自行取出。

(2)患者，女，50岁，因外阴瘙痒，白带增多就诊，白带联检显示：滴虫(+)，该患者首选的治疗药物是(   )。

A.甲硝唑阴道泡腾片　　　　　　　　B.克霉唑栓

C.咪康唑栓　　　　　　　　　　　　D.雌激素软膏

E.头孢类抗生素

答案：A

解析：滴虫性阴道炎是由阴道毛滴虫引起的阴道炎，在阴道分泌物中找到滴虫即可确诊。处理原则以杀灭阴道毛滴虫，切断传染途径，恢复阴道环境。常用药物是甲硝唑或替硝唑口服或阴道上药。

(3)关于阴道上药的操作要点正确的是(   )。

A.月经期或阴道流血的患者在进行阴道擦洗后可以阴道给药

B.无性生活史患者可以进行阴道内上药

C.手术后阴道残端感染的患者不能局部上药

D.上药期间患者无须禁止性生活

E.上腐蚀性药物时需将药物均匀涂布阴道四壁

答案：B

解析：阴道上药是妇科常见的一项护理操作，月经期、阴道流血、产后2周以内的患者不适合阴道上药；无性生活史的患者可进行阴道上药，但切记上药时不能使用阴道窥器，可用长棉棍或手指将药片推入阴道内；阴道上药治疗期间，应暂时避免性生活，必要情况下需要夫妻同时治疗。

(4)阴道或宫颈上药前常规先进行(　　)。

A.会阴擦洗　　　　　　　　　　　　B.阴道灌洗

C.高锰酸钾坐浴　　　　　　　　　　D.会阴湿热敷

E.以上都不需要

答案：B

解析：阴道或宫颈上药前应常规进行阴道灌洗，并用妇科长棉签或消毒干棉球擦去宫颈及阴道后穹隆、阴道内的灌洗液、黏液或分泌物，以提高治疗效果。

(5)宫颈局部应用腐蚀性药物时需特别注意(　　)。

A.保护好阴道壁和正常的宫颈组织

B.涂药时同一方向转动棉签

C.转动阴道窥器将药物均匀涂抹到阴道四壁及宫颈表面

D.可教会患者上药方法，可自行上药

E.上药后，将棉球放置在后穹隆处，交代患者12~24小时自行将棉球取出

答案：A

解析：宫颈局部使用腐蚀性药物时需特别注意保护好正常的阴道壁和正常的宫颈组织。上药前先将纱布或干棉球垫于阴道后壁及阴道后穹隆，以免药液下流灼伤正常组织。药液涂好后用干棉球吸干或用生理盐水棉球擦去宫颈表面残余的药液。

(6)阴道或宫颈上药后应交代患者(　　)。

A.阴道或宫颈上药期间应禁止性生活

B.使用甲硝唑时不能饮酒

C.经期或子宫出血患者不宜进行阴道上药

D.阴道栓剂最好晚上或休息时上药，以免起床活动时药物脱出影响疗效

E.以上均是

答案：E

解析：阴道或宫颈上药期间禁止性生活，月经期和子宫出血时应暂停阴道上药，保持会阴部清洁；甲硝唑药物中含有双硫仑结构，会阻止酒精在体内的代谢，引起双硫仑反应，因此，使用甲硝唑时禁止饮酒。阴道栓剂最好晚上或休息时上药，以免活动时药物脱出影响疗效。因此A、B、C、D均为阴道或宫颈上药后交代患者的注意事项。

(7)下列药物中属于腐蚀性药物的是(　　)。

A.20%络银溶液　　　　　　　　　　B.新霉素

C.氯霉素　　　　　　　　　　　　　D.磺胺嘧啶

E.1%甲紫

答案：A

解析：腐蚀性药物常用于治疗宫颈糜烂样改变，常用药物有20%~50%硝酸银溶液、20%或100%络银溶液。

(8)阴道后穹隆上药常用于治疗(　　)。

A.滴虫性阴道炎　　　　　　　　　　B.阴道假丝酵母菌病

C.萎缩性阴道炎　　　　　　　　　D.慢性宫颈炎

E.以上均是

答案：E

解析：阴道后穹隆上药是将药物沿阴道后壁推进，直至阴道后穹隆处，常用于各种阴道炎及宫颈炎的治疗。

(9)护士为患者进行阴道或宫颈上药前的准备工作，<u>错误的</u>是(　　)。

A.向患者做好解释工作，告诉患者操作的目的

B.嘱患者排空膀胱

C.检查床上铺好一次性中单或垫巾

D.协助患者取侧卧位

E.准备阴道冲洗用物和所需药物

答案：D

解析：阴道或宫颈上药时，患者应取膀胱截石位，利于彻底暴露阴道和宫颈。

(10)关于患者自行上药时的注意事项<u>错误的</u>是(　　)。

A.治疗期间要遵医嘱按时用药

B.用药期间注意保持会阴部清洁，尽量穿棉质透气的内裤

C.栓剂配有卫生棉条或棉球，一定要按时取出，不可时间太长

D.最好晚上或休息时上药，以免起床活动时药物脱出影响疗效

E.症状消失就可以自行停药，无须复诊

答案：E

解析：治疗阴道炎或宫颈炎时，要争取彻底治愈，在治疗期间要遵医嘱至医院复查，不能因为症状缓解而自行停药，如果不彻底治愈，可能出现复发、细菌耐药等，影响疗效。

七、操作模拟竞赛题

1.题干　李某，女，35岁，因"外阴瘙痒2天"至妇科门诊就诊，妇科检查可见阴道内大量豆腐渣样白带，取白带送检示：真菌(+)。

2.竞赛要求　请为该患者进行阴道上药并教会患者自行上药。

3.临床思维　该案例阴道内可见大量豆腐渣样白带，白带常规：真菌(+)，考虑诊断为"阴道假丝酵母菌"，可选用制霉菌素(如咪康唑)进行阴道/宫颈上药。教会患者自行上药，应告诉患者上药前洗净双手或带指套，用示指和中指夹持药品放入阴道内，再用示指将药片或栓剂沿阴道壁推至示指完全伸入阴道为止。为防止药物流出，最好选择睡前上药。

4.模型及环境要求　下半身/全身女性模型，能够进行阴道冲洗和阴道上药。

5.用物准备　一次性使用中单或垫巾1块、一次性手套1副、阴道冲洗用物1套、阴道窥器1个、长镊子1把、消毒干棉球若干、药品(咪康唑200 mg 1粒)、快速手消毒液、分类垃圾桶、护理记录单、笔。

(孙淑娟　孙玫)

第五节　坐浴

坐浴是借助水温与药液的作用,促进局部组织的血液循环,增强抵抗力,减轻外阴局部的炎症及疼痛,使创面清洁,有利于组织的恢复,是妇产科最常用的护理技术之一。

一、操作前准备

(1)自身准备:着装整洁,仪表规范;洗手,戴口罩。
(2)环境准备:整洁、安静、室温适宜,用床帘或屏风遮挡,保护隐私。
(3)用物准备:坐浴盆1个、专用坐浴盆架(高30 cm)1个、消毒小毛巾1块、水温计1支、坐浴溶液。

二、操作步骤

(1)备齐用物至床旁,核对患者姓名及腕带信息。向患者及家属说明操作目的、效果、坐浴方法及相关注意事项,以取得患者的配合及理解。嘱患者排空膀胱。
(2)核对坐浴药物,检查患者外阴局部皮肤。
(3)将坐浴盆放于坐浴盆架上,根据患者病情配制好比例正确的溶液,溶液量需要能浸泡全臀部及外阴,测试水温。
(4)使用床帘或屏风遮挡,或指引患者前去卫生间进行操作。
(5)协助患者将裤子脱至膝下,扶其缓慢坐入盆中,嘱患者将整个臀部及外阴部浸泡于溶液中,一般持续约20分钟,浸泡完毕后使用洁净毛巾擦干外阴部及臀部。
(6)检查患者外阴、臀部皮肤完整性,协助患者穿好衣裤,取舒适体位,整理好床单位,进行相关知识健康宣教。
(7)再次核对药物,医嘱执行单上签名。
(8)用物及垃圾分类处理、洗手。

三、操作注意事项

(1)操作前告知患者排空大小便,用温水清洗外阴部及肛门周围。
(2)操作中注意保暖,防止受凉,告知患者如有不适及时告知,停止坐浴,协助患者卧床休息。
(3)坐浴部位有伤口时,浴盆、药液及用物必须无菌,坐浴结束后使用无菌技术处理伤口。
(4)坐浴溶液按照药物要求按比例配制好,浓度过高会导致皮肤黏膜灼伤,浓度太低达不到药物治疗效果。
(5)孕妇、产后1周内的产妇、月经期、阴道流血者、盆腔急性炎症患者禁止坐浴。

（6）根据坐浴的目的配置温度适宜的溶液，坐浴溶液温度不能过高，避免烫伤。

1）热浴：溶液温度为 39~41℃，适用于急性炎性浸润和渗出性病变患者，一般持续 20 分钟；

2）温浴：溶液温度为 35~37℃，适用于手术前准备和慢性盆腔炎患者，时间 15~20 分钟；

3）冷浴：溶液温度为 14~15℃，适用于性功能低下、阴道膀胱松弛及性无能等患者，时间一般持续 2~5 分钟。

（7）放入坐浴盆中的溶液量不超过坐浴盆总容量的 1/2，保持外阴及臀部完全浸入溶液中。

四、评分标准

坐浴操作评分标准见表 3-5。

表 3-5　坐浴操作评分表

项目	内容及评分标准	分值	得分
准备 （10分）	医嘱准备：打印执行单，签名，请人核对	4	
	环境准备：清洁安静，室温适宜，用床帘或屏风遮挡，保护隐私	1	
	用物准备：物品齐全，摆放有序；质量合格	4	
	自身准备：着装整洁，仪表规范；洗手，戴口罩	1	
实施 （70分）	核对解释：携用物至床旁，核对患者信息；向患者及家属说明操作目的、效果、坐浴方法及相关注意事项；协助患者排空膀胱	10	
	评估患者：年龄、病情、意识、心理状态、肢体活动度、自理能力、合作能力、会阴部及肛周皮肤情况	10	
	核对坐浴药物，根据患者病情配制好足量的、比例正确的溶液，测试水温，检查患者外阴局部皮肤	5	
	坐浴：协助患者下床并为其褪下裤子至膝盖处，扶其缓慢坐到坐浴盆中，嘱患者将整个臀部及外阴部浸泡于药液中，时间根据坐浴种类而定，热浴、温浴一般持续 15~20 分钟，冷浴持续 2~5 分钟。浸泡完毕用洁净毛巾擦干外阴部及臀部	15	
	检查、体位：检查患者皮肤完整性，协助患者穿好衣裤，取舒适体位，整理好床单位	10	
	健康宣教：指导患者学会坐浴方法、温度、时间；结合患者病情告知其坐浴相关知识	10	
	核对药物，医嘱执行单上签名	5	
	用物处置：用物及垃圾分类处理、洗手	5	

续表3-5

项目	内容及评分标准	分值	得分
评价 (20分)	人文关怀：操作前告知患者操作目的；操作中及时询问患者感受并观察其情况；操作后及时检查外阴、臀部皮肤；协助患者取舒适卧位；关注隐私保护及安全保护	8	
	熟练度：操作熟练、规范、按时完成	8	
	健康宣教：有效沟通，有针对性，涉及操作、疾病等相关内容	2	
	专业素养：精神面貌、自信心、协调性、整体状态等综合评估	2	
总分		100	

五、相关知识

1. 适应证

阴道、外阴手术或经阴道行全子宫切除手术的术前准备；子宫脱垂、膀胱阴道松弛患者；外阴炎、阴道炎；会阴伤口已经愈合但局部有硬结患者。

2. 禁忌证

月经期、妊娠、产后1周内；有阴道流血、盆腔急性炎症；外阴或臀部手术非感染性伤口未愈合患者。

3. 坐浴目的

主要是清洁外阴，改善外阴局部血液循环，消除炎症，有利于组织的修复。

4. 坐浴前排空膀胱的目的

主要是因为热水可刺激肛门、会阴部，易引起排尿、排便反射，所以热水坐浴前需要先行排尿、排便。

5. 坐浴的分类

根据水温不同，坐浴分为热浴、温浴和冷浴。冷浴可刺激局部肌肉神经，使其张力增加，改善局部血液循环。

6. 临床上根据不同的疾病选择不同的坐浴溶液

(1)外阴阴道假丝酵母菌病：常选用2%~4%碳酸氢钠溶液。

(2)滴虫性阴道炎：常选用0.5%醋酸溶液、1:5000高锰酸钾溶液或者1%乳酸溶液。

(3)萎缩性阴道炎：一般用0.5%~1%乳酸溶液。

(4)外阴、阴道手术前准备及外阴炎或其他非特异性阴道炎：可用1:5000高锰酸钾溶液、1:1000苯扎溴铵(新洁尔灭)溶液、0.02%络合碘溶液以及各种中成药液等。

六、测试题

(1)热浴的水温要求是(　　　)。

A. 30~40℃　　　　B. 36~42℃　　　　C. 39~41℃　　　　D. 40~45℃　　　　E. 47~50℃

答案：C

解析：热浴水温为 39~41℃。

(2)以下患者可以进行坐浴的是(　　)。

A.月经期的女性　　　　　　　　　B.急性盆腔炎的患者

C.产后 2 天的女性　　　　　　　　D.细菌性阴道炎患者

E.37 周的孕妇

答案：D

解析：A、B、C、E 选项均为坐浴禁忌证，细菌性阴道炎患者可以进行坐浴。

(3)使用坐浴法进行局部治疗，下列说法**错误的**是(　　)。

A.操作前先擦净外阴或肛门周围污垢

B.坐浴药液的浓度应严格按比例配制，不可过高或过低

C.月经期、阴道流血患者禁止坐浴

D.坐浴液量保持为坐浴盆 2/3，使外阴和臀部完全浸入药液中

E.注意保暖，防止受凉

答案：D

解析：坐浴药液量要求不超过坐浴盆总容量的 1/2。

(4)下列坐浴的药物配制浓度正确的是(　　)。

A.50%硫酸镁溶液　　　　　　　　B.1∶5000 高锰酸钾溶液

C.1∶10000 苯扎溴铵溶液　　　　　D.2%乳酸溶液

E.0.5%络合碘溶液

答案：B

解析：坐浴常用药物为 1∶5000 高锰酸钾、1∶1000 苯扎溴铵溶液、0.5%~1%乳酸、0.02%络合碘溶液。

(5)坐浴的目的**不包括**(　　)。

A.清洁外阴、保持洁净　　　　　　B.改善局部血液循环，减轻炎症和疼痛

C.消除局部炎症　　　　　　　　　D.促进组织的修复

E.促进血管收缩，减轻肿胀

答案：E

解析：E 为冷敷的目的。

(6)患者，女，已婚，平常喜穿紧身不透气内裤，近两天自觉外阴瘙痒，白带多，现检查：白带黏稠、豆腐渣样、阴道壁充血，子宫颈光滑，白带常规里提示发现假丝酵母菌丝，局部坐浴应用(　　)。

A.2%~4%碳酸氢钠溶液　　　　　　B.0.5%醋酸溶液

C.1∶5000 高锰酸钾溶液　　　　　　D.1∶1000 苯扎溴铵溶液

E.0.5%~1%乳酸溶液

答案：A

解析：从该患者的症状和白带化验诊断为外阴阴道假丝酵母病，所以坐浴溶液应用碱性溶液(如 2%~4%碳酸氢钠溶液)来进行坐浴。

(7)患者，女，因意外怀孕行吸宫术，为预防其术后发生感染，嘱其术后禁盆浴时间

为(　　　)。

A. 5 天　　　　B. 7 天　　　　C. 10 天　　　　D. 14 天　　　　E. 28 天

答案：B

解析：产后 1 周内禁止坐浴。

(8) 下列哪项<u>不是</u>坐浴前必须要做的准备(　　　)。

A. 坐浴前评估患者基本病情　　　　B. 嘱患者坐浴前排空膀胱

C. 嘱患者坐浴前淋浴　　　　D. 坐浴前评估患者心理状况

E. 坐浴前评估患者皮肤情况

答案：C

解析：坐浴前需协助患者排空膀胱，需评估患者年龄、病情、意识、心理状态、肢体活动度、自理能力、合作能力、会阴部及肛周皮肤情况。

(9) 术后患者对温水坐浴和换药的安排正确的顺序为(　　　)。

A. 换药→排便→温水坐浴　　　　B. 排便→换药→温水坐浴

C. 温水坐浴→换药→排便　　　　D. 排便→温水坐浴→换药

E. 温水坐浴→排便→换药

答案：D

解析：针对术后有伤口的患者坐浴的正确顺序为排便→温水坐浴→换药。

(10) 患者，女，65 岁，因外阴瘙痒、灼热感、血性白带及尿频等症状来院就诊，门诊医生诊断为：老年性阴道炎，开具坐浴医嘱，该患者坐浴溶液应为(　　　)。

A. 1∶5000 高锰酸钾溶液　　　　B. 0.5%~1% 乳酸溶液

C. 2%~4% 碳酸氢钠溶液　　　　D. 50% 硫酸镁溶液

E. 0.02% 聚维酮碘溶液

答案：B

解析：该患者诊断为老年性阴道炎即萎缩性阴道炎，主要为绝经后女性雌激素水平降低，阴道内 pH 升高，乳酸杆菌减少导致的一系列症状，所以可用酸性溶液进行坐浴。

七、操作模拟竞赛试题

1. 题干　03 床，李某，女，48 岁，近一个月外阴奇痒、灼痛、分泌物增多，呈白色豆腐渣样，门诊白带检查为外阴假丝酵母菌病。

2. 竞赛要求　请选手利用模型完成坐浴操作并进行健康指导。

3. 临床思维　患者外阴假丝酵母菌病，应选用 2%~4% 碳酸氢钠溶液进行坐浴；能正确指导坐浴方法，避开月经期；能根据患者疾病进行针对性健康指导。

4. 模型及环境要求　女性模型或女性下半身模型，环境设有隔帘。

5. 用物准备　坐浴盆 1 个、专用坐浴盆架(高 30 cm)1 个、消毒小毛巾 1 块、水温计 1 支、坐浴溶液、快速手消毒液、分类垃圾桶、护理记录单、笔。

(王琴)

第四章

妇科常用的检查与手术

第一节　生殖道脱落细胞学检查

女性生殖道脱落上皮细胞是指来源于阴道上段、子宫颈阴道部、子宫颈管、子宫、输卵管及腹腔的上皮细胞。这些上皮细胞受卵巢激素影响出现周期性变化，故临床上可通过检查生殖道脱落细胞来了解卵巢功能，以及体内性激素的变化情况，协助诊断生殖道不同部位的恶性肿瘤及观察其治疗效果，其操作简便、经济实用，是目前国内外防癌普查的重要方法之一。

一、操作前准备

（1）自身准备：着装整洁，仪表规范；洗手，戴口罩。

（2）环境准备：整洁、安静、室温适宜，用床帘或屏风遮挡，保护隐私。

（3）用物准备：阴道窥器 1 个、无菌干棉签及棉球数个、消毒钳 1 把、载玻片 2 张、子宫颈刮匙 2 个或子宫颈刷 1 个、0.9%氯化钠溶液、子宫颈吸管 1 根、装固定液（95%乙醇）标本瓶 1 个或新柏氏（细胞保存液）1 瓶。

二、操作步骤

（1）核对患者信息；向患者及家属解释目的、有关事项；询问患者有无性生活史、有无阴道流血情况、24 小时内有无性生活、阴道上药、阴道检查。

（2）评估患者年龄、病情、婚育史、意识、心理状态、肢体活动度、自理能力、合作能力。

（3）协助患者取膀胱截石位。

（4）涂片种类及采集方法如下：

1）阴道涂片：患者取膀胱截石位。有性生活的女性从阴道侧壁上 1/3 处刮取，动作轻柔，避免刮取深层组织；无性生活的女性用消毒棉签浸湿后伸入阴道侧壁上 1/3 处轻卷后取出，均匀涂抹于玻片，忌来回反复涂抹，将玻片置于 95% 的乙醇溶液中固定。

2）子宫颈刮片：取材位置在子宫颈鳞-柱上皮交接处，以子宫颈外口为中心，用小刮板轻轻刮取一周，避免引起组织出血影响检测结果，然后均匀涂抹于玻片。对白带过多的患者应先拭去黏液后取材。

3）子宫颈刷片：目前临床最常用的是薄层液基细胞学检查（thin-prep cytologic test，TCT）。先将子宫颈分泌物拭去，用吸管轻放入子宫颈管吸取分泌物或用子宫颈刷在子宫颈管内旋转一周后取出，旋转子宫颈刷将标本均匀涂抹于玻片或保存于特制液中。

4）宫腔吸片：将宫腔吸管缓慢送入宫底，往上下左右方向移动吸取分泌物，取出时停止抽吸，然后将所吸标本均匀涂于玻片固定。也可用宫腔灌洗法收集洗涤液，离心后再取沉渣涂片。

（5）操作完毕后评估检查患者外阴、阴道流血情况，询问其是否有不适，协助患者穿好衣裤，协助其下检查床。

（6）填写涂片检查申请单，注明患者姓名、涂片号及病历号，及时送检。

（7）指导患者了解此检查的注意事项及相关知识。

（8）用物及垃圾分类处理、洗手。

三、操作注意事项

（1）采集标本前 24 小时禁性生活、阴道检查、阴道灌洗及阴道用药，取材用具要求无菌干燥。

（2）检查前讲解检查的方法及意义，使患者积极配合。

（3）准备好检查用物，检查用具必须为无菌、干燥的一次性用品，载玻片应为脱脂处理。载玻片做好标记，取好标本后立即放入标本瓶中固定并及时送检。

（4）标本取放过程中动作应轻、稳、准。涂片均匀往一个方向涂抹，忌来回涂抹，防止破坏细胞。取标本时，若患者阴道分泌物较多时，应用无菌棉球轻轻擦拭后再取标本。

（5）及时追踪报告结果，避免延误治疗，可疑癌前病变或癌变时，须进行阴道镜进一步检查。

（6）保持会阴部清洁，检查后应评估阴道流血情况，询问患者有无不适，如有异常情况出现，及时通知医生。

四、评分标准

阴道涂片操作评分标准见表 4-1；子宫颈刮片操作评分标准见表 4-2；子宫颈刷片操作评分标准见表 4-3；宫腔吸片操作评分标准见表 4-4。

表 4-1 阴道涂片操作评分表

项目	内容及评分标准	分值	得分
准备 （10分）	医嘱准备：打印执行单，签名，请人核对	4	
	环境准备：清洁安静，室温适宜，用床帘或屏风遮挡，保护隐私	1	
	用物准备：物品齐全，摆放有序；质量合格	4	
	自身准备：着装整洁，仪表规范；洗手，戴口罩	1	
实施 （70分）	核对解释：核对患者信息；向患者及家属解释操作目的、有关事项；询问患者有无性生活史、有无阴道流血情况及 24 小时内有无性生活、阴道上药、阴道检查	10	
	评估患者：年龄、病情、婚育史、意识、心理状态、肢体活动度、自理能力、合作能力	5	
	放置窥阴器：协助患者褪下裤子，取膀胱截石位，放置窥阴器暴露子宫颈，用棉签擦去子宫颈口及其周围的分泌物	10	
	取标本、固定：取出子宫颈刮板，刮板尖端在阴道壁上 1/3 处轻轻刮取黏液及细胞，将已取好标本的刮片立即在玻片上顺同一个方向推移，做成匀薄涂片，放入 95% 的乙醇标本瓶中固定，固定时间 15~30 分钟；无性生活的女性进行阴道涂片时，先将棉签浸湿，再伸入阴道内轻柔刮卷出，在玻片上涂片并固定	20	
	检查、体位：评估检查患者外阴、阴道流血情况，询问其是否有不适，协助患者穿好衣裤，协助其下检查床	5	
	健康宣教：指导患者了解此检查的注意事项及相关知识	10	
	涂片处理：填写涂片申请单，注明患者姓名、涂片号及病历号	5	
	用物处置：用物及垃圾分类处理、洗手	5	
评价 （20分）	人文关怀：操作前告知患者操作目的；操作中及时询问患者感受并观察其情况；操作后及时检查外阴皮肤、协助其穿好衣裤；关注隐私保护及安全保护	8	
	熟练度：操作熟练、规范、按时完成	8	
	健康宣教：有效沟通，有针对性，涉及操作、疾病等相关内容	2	
	专业素养：精神面貌、自信心、协调性、整体状态等综合评估	2	
总分		100	

表 4-2　子宫颈刮片操作评分表

项目	内容及评分标准	分值	得分
准备 （10分）	医嘱准备：打印执行单，签名，请人核对	4	
	环境准备：整洁明亮、室温适宜，用床帘或屏风遮挡，保护隐私	1	
	用物准备：物品齐全，摆放有序；质量合格	4	
	自身准备：着装整洁，仪表规范；洗手，戴口罩	1	
实施 （70分）	核对解释：核对患者信息；向患者及家属解释操作目的、有关事项；询问患者有无性生活史、有无阴道流血情况及 24 小时内有无性生活、阴道上药、阴道检查	10	
	评估患者：年龄、病情、婚育史、意识、心理状态、肢体活动度、自理能力、合作能力	5	
	放置窥阴器、清洁：协助患者褪下裤子，取膀胱截石位，放置窥阴器暴露子宫颈，棉签擦去子宫颈口及其周边的分泌物	10	
	取标本、制作玻片固定：取出子宫颈刮板，刮板尖端伸入子宫颈口内，在子宫颈外口与子宫颈管交界处，以子宫颈外口为圆心轻柔旋转刮取一周；若有子宫颈糜烂者，应在糜烂区与正常组织交界处刮取；将已取好标本的刮片立即在玻片上顺同一个方向推移，做成匀薄涂片，放入 95% 的乙醇标本瓶中固定，固定时间 15~30 分钟	20	
	检查、体位：评估检查患者外阴、阴道流血情况，询问有无不适，协助患者穿好衣裤	5	
	健康宣教：指导患者了解子宫颈刮片相关知识	10	
	涂片处理：填写涂片检查申请单，注明姓名、涂片号及病历号	5	
	用物处置：用物及垃圾分类处理、洗手	5	
评价 （20分）	人文关怀：操作前告知患者操作目的；操作中询问患者感受并观察其情况；操作后协助其穿好衣裤；关注隐私保护及安全保护	8	
	熟练度：操作熟练、规范、按时完成	8	
	健康宣教：有效沟通，有针对性，涉及操作、疾病等相关内容	2	
	专业素养：精神面貌、自信心、协调性、整体状态等综合评估	2	
总分		100	

表 4-3 子宫颈刷片操作评分表

项目	内容及评分标准	分值	得分
准备 (10 分)	医嘱准备：打印执行单，签名，请人核对	4	
	环境准备：整洁明亮、室温适宜，用床帘或屏风遮挡，保护隐私	1	
	用物准备：物品齐全，摆放有序；质量合格	4	
	自身准备：着装整洁，仪表规范；洗手，戴口罩	1	
实施 (70 分)	核对解释：核对患者信息；向患者及家属解释目的、有关事项；询问患者有无性生活史、有无阴道流血情况及 24 小时内有无性生活、阴道上药、阴道检查	10	
	评估患者：年龄、病情、婚育史、意识、心理状态、肢体活动度、自理能力、合作能力	5	
	放置窥阴器、清洁：协助患者褪下裤子，取膀胱截石位，放置窥阴器暴露子宫颈，棉签擦去子宫颈口及其周边的分泌物	10	
	取标本：取出"细胞刷"置于子宫颈管内，达子宫颈外口上方 10 cm 左右，在子宫颈管内旋转 360°数圈后再取出，旋转"细胞刷"将附着于小刷子上的标本均匀地涂在玻片上或者洗脱于细胞液保存瓶中	20	
	检查、体位：评估检查患者外阴、阴道流血情况，询问有无不适，协助患者穿好衣裤	5	
	健康宣教：指导患者了解子宫颈刷片相关知识	10	
	涂片、细胞瓶处理：填写涂片或细胞瓶检查申请单，注明患者姓名、涂片号及病历号	5	
	用物处置：用物及垃圾分类处理、洗手	5	
评价 (20 分)	人文关怀：操作前告知患者操作目的；操作中询问患者感受并观察其情况；操作后协助其穿好衣裤；关注隐私保护及安全保护	8	
	熟练度：操作熟练、规范、按时完成	8	
	健康宣教：有效沟通，有针对性，涉及操作、疾病等相关内容	2	
	专业素养：精神面貌、自信心、协调性、整体状态等综合评估	2	
总分		100	

表 4-4　宫腔吸片操作评分表

项目	内容及评分标准	分值	得分
准备 (10分)	医嘱准备：打印执行单，签名，请人核对	4	
	环境准备：整洁明亮、室温适宜，用床帘或屏风遮挡，保护隐私	1	
	用物准备：物品齐全，摆放有序；质量合格	4	
	自身准备：着装整洁，仪表规范；洗手，戴口罩	1	
实施 (70分)	核对解释：核对患者信息；向患者及家属解释操作目的、有关事项；询问患者有无性生活史、有无阴道流血情况及24小时内有无性生活、阴道上药、阴道检查	10	
	评估患者：年龄、病情、婚育史、意识、心理状态、肢体活动度、自理能力、合作能力	5	
	放置窥阴器、清洁：协助患者褪下裤子，取膀胱截石位，放置窥阴器暴露子宫颈，棉签擦去子宫颈口及其周边的分泌物	10	
	取标本：选择1~5 mm不同型号的塑料管，一端连接在无菌注射器上，将另一端送入子宫腔内达子宫底部，边上下左右转动方向，边轻轻抽吸注射器，将所吸出物进行涂片、固定、染色。停止抽吸后再取出吸管，以免将子宫颈管内容物吸入	20	
	检查、体位：评估检查患者外阴、阴道流血情况，询问有无不适，协助患者穿好衣裤	5	
	健康宣教：指导患者了解宫腔吸片的相关知识	10	
	涂片处理：填写涂片检查申请单，注明患者姓名、涂片号及病历号	5	
	用物处置：用物及垃圾分类处理、洗手	5	
评价 (20分)	人文关怀：操作前告知患者操作目的；操作中询问患者感受并观察其情况；操作后协助其穿好衣裤；关注隐私保护及安全保护	8	
	熟练度：操作熟练、规范、按时完成	8	
	健康宣教：有效沟通，有针对性，涉及操作、疾病等相关内容	2	
	专业素养：精神面貌、自信心、协调性、整体状态等综合评估	2	
总分		100	

五、相关知识

1. 适应证

子宫颈上皮内瘤变(cervical intraepithelial neoplasia, CIN)及早期子宫颈癌的筛查；生殖道感染性炎症(如子宫颈炎、阴道炎)；卵巢功能检查(如月经紊乱、功能失调性子宫出血、异常闭经等)；协助诊断阴道、子宫颈、宫腔、输卵管等部位的肿瘤；胎盘功能检查(如可疑胎盘功能减退的孕妇)；流产。

2. 禁忌证

急性生殖器炎症；月经期。

3. 涂片检查目的

(1)阴道涂片：检查下生殖道感染的病原体，了解卵巢或胎盘功能。

(2)子宫颈刮片：筛查早期子宫颈癌的重要方法之一。但该方法获取细胞数目较少，假阳性率高，现已少用。

(3)子宫颈刷片：筛查子宫颈管内病变。TCT所制涂片效果清晰，阅片容易，此项新技术一次取样多次阅片，对子宫颈癌及癌前病变诊断率较高，同时还可提示是否有炎症，现临床应用广泛。

(4)宫腔吸片：筛查宫腔内恶性病变。此方法适于绝经后阴道出血的女性，方法简单取材效果好，缺点是取材不够全面。

4. 正常女性生殖道脱落细胞的种类

(1)鳞状上皮细胞：阴道及子宫颈阴道部上皮的鳞状上皮为非角化的分层鳞状上皮，上皮细胞分为底层、中层和表层，其生长与成熟受雌激素水平的影响，细胞由底层向表层逐渐成熟，各层细胞的比例随月经周期中雌激素的变化而变化。

(2)柱状上皮细胞：分为子宫颈黏膜细胞和子宫内膜细胞，涂片中均可见到。

(3)非上皮成分：如吞噬细胞、白细胞、红细胞等。

5. 妇科肿瘤诊断标准及临床意义

癌细胞特征主要表现在细胞核、细胞形态和细胞间关系的改变。表现为细胞核改变、细胞形态改变、细胞间关系改变。子宫颈/阴道细胞学的诊断报告形式主要有描述性诊断及分级诊断。近年推广应用描述性诊断(the Bethesda system, TBS)分类法。

(1)1991年对子宫颈/阴道细胞学的诊断报告采用了TBS分类法，2001年再次对TBS分类法进行修订。修订后的TBS分类法改良了三个方面：将涂片制作质量作为细胞学检查结果报告的一部分；对病变的必要描述；给予细胞病理学诊断并提出治疗建议。TBS分类法描述性诊断报告主要包括以下内容：

1)未见上皮内病变细胞和恶性细胞：包括反应性细胞学改变(炎症、损伤)和感染(细菌、真菌、原虫等)。

2)上皮细胞异常：包括非典型鳞状上皮细胞、低级别鳞状上皮内病变、高级别鳞状上皮内病变、鳞状细胞癌；不典型腺上皮细胞、腺原位癌、腺癌。(后三个属于"腺上皮细胞异常"，前四个属于"不典型鳞状细胞")

3)其他恶性肿瘤：原发于子宫颈、宫体的不常见肿瘤及转移癌。

(2)巴氏分级法：该方法分为 5 级，以级别表示细胞学改变的程度容易造成假象。临床上发现各级之间的区别并无严格的客观标准，主观因素较多；巴氏分级法对癌前病变无明确规定，细胞学诊断不能与组织病理学诊断名词相对应，未包括非癌的诊断，现已逐渐被 TBS 分类法取代。巴氏 5 级分类标准如下：

1)Ⅰ级：未见明显异常细胞，提示正常。

2)Ⅱ级：可见非典型细胞，细胞中无恶性特征，提示炎症。

3)Ⅲ级：可见细胞核异质，为可疑恶性细胞，提示可疑癌。

4)Ⅳ级：可见非典型癌细胞，涂片中恶性细胞较少，提示高度可疑癌。

5)Ⅴ级：可见癌细胞，形态典型，量多，提示为癌。

六、测试题

(1)哪项**不是**生殖道脱落细胞学检查的适应证(　　　)。

A.30 岁以上的已婚女性　　　　　　　　B.子宫颈炎

C.功能失调性子宫出血　　　　　　　　D.月经紊乱

E.急性盆腔炎

答案：E

解析：A、B、C、D 均为生殖道脱落细胞学检查的适应证，急性生殖器炎症、月经期为禁忌证。

(2)某患者做生殖道脱落细胞学检查后，结果回报为巴氏Ⅴ级，考虑为(　　　)。

A.正常　　　　　B.炎症　　　　　C.可疑癌　　　　D.高度可疑癌　　E.癌

答案：E

解析：巴氏分级Ⅴ级为癌。

(3)生殖道脱落细胞学检查需要准备的物品，以下哪项是**不需要**的(　　　)。

A.一次性阴道窥阴器　　　　　　　　B.子宫颈刮片

C.装固定液的瓶子　　　　　　　　D.子宫探针

E.子宫颈消毒钳

答案：D

解析：A、B、C、E 均为生殖道脱落细胞学检查所用物品。

(4)进行生殖道脱落细胞学检查前正确的是(　　　)。

A.采集标本前 24 小时内禁性生活

B.阴道灌洗后去采集标本

C.取标本的容器清洁即可，不需无菌

D.夜里阴道上完药物后第二天上午再去采集标本

E.采集标本前 48 小时内禁阴道检查

答案：A

解析：采集标本前 24 小时禁止性生活、阴道检查、阴道灌洗、阴道上药等。

(5)取出标本后用来固定玻片标本的固定液是(　　　)溶液。

A.70%乙醇　　　B.甲苯　　　　C.福尔马林　　　D.50%甲醇　　　E.95%乙醇

答案：E

解析：标本固定液一般为95%乙醇。

(6)以下检查的目的**不正确**的是(　　　)。

A.阴道涂片—筛查卵巢病变

B.子宫颈刮片—筛查早期子宫颈癌

C.子宫颈管涂片—筛查子宫颈管内病变

D.宫腔吸片—筛查宫腔内恶性病变

E.涂片液基细胞学(TCT)—筛查早期子宫颈癌

答案：A

解析：阴道涂片的主要目的是了解卵巢或者胎盘功能。

(7)针对发现子宫颈癌普查最主要的方法是(　　　)。

A.子宫颈刮片细胞学检查　　　　　　　B.HPV检测

C.子宫颈和子宫颈管活体组织检查　　　D.阴道镜检查

E.阴道涂片检查

答案：A

解析：早期子宫颈癌普查筛查的最主要方法为子宫颈刮片细胞学检查。

(8)确诊子宫颈癌的方法是(　　　)。

A.子宫颈刮片细胞学检查　　　　　　　B.HPV检测

C.子宫颈和子宫颈管活体组织检查　　　D.阴道镜检查

E.阴道涂片检查

答案：C

解析：确诊子宫颈癌的主要方法为子宫颈和子宫颈管活体组织检查。

(9)做生殖道脱落细胞学检查时以下操作**不正确**的是(　　　)。

A.取阴道涂片时使用子宫颈刮板在阴道侧壁1/3处轻轻刮取

B.取子宫颈刮片时应在子宫颈外口鳞-柱状上皮交界，以子宫颈外口为圆心轻柔旋转刮取一周

C.若分泌物较多患者，应先用无菌棉球轻轻擦净黏液后再取标本

D.子宫颈吸片取样使用注射器抽吸时，最后应边抽边取出吸管

E.无性生活的女性做阴道涂片检查时，应先将棉签浸湿，再伸入阴道内轻柔刮卷出

答案：D

解析：子宫颈吸片取样使用注射器抽吸时，应停止抽吸后再取出吸管，避免将子宫颈管内容物吸出。

(10)以下哪项是正确的(　　　)。

A.无性生活的女性不能做生殖道脱落细胞学检查

B.取出标本后用75%乙醇固定玻片

C.子宫颈刮片是确诊子宫颈癌的重要方法

D.标本玻片应均匀向一个方向涂抹，禁忌来回涂抹

E.月经期女性可行生殖道脱落细胞学检查

答案：D

解析：无性生活的女性在签署知情同意书的情况下可以做生殖道脱落细胞学检查；标本固定液为95%乙醇；子宫颈刮片是筛查早期子宫颈癌的重要方法；月经期为生殖道脱落细胞学检查的禁忌证。

七、操作模拟竞赛试题

1.题干　李某，女性，42岁，因同房后出现接触性出血3月到妇科门诊就诊。

2.竞赛要求　考虑该患者的诊断是什么？最简单的辅助诊断方法是什么？请进行相应操作。

3.临床思维　患者有同房后接触性出血，考虑子宫颈癌的可能；该患者最简单的辅助诊断方法是TCT检测；细胞刷刮取子宫颈管上皮时，旋转角度正确；能正确判断描述性诊断的结果及意义；能对患者进行针对性健康指导。

4.模型及环境要求　女性模型或女性下半身模型，环境设有隔帘。

5.用物准备　阴道窥器1个、无菌干棉签及棉球数个、消毒钳1把、载玻片2张、子宫颈刮匙2个或子宫颈刷1个、0.9%氯化钠溶液、子宫颈吸管1根、装固定液(95%乙醇)标本瓶1个或新柏氏(细胞保存液)1瓶。

（王琴）

第二节　子宫颈脱落细胞 HPV 检测

流行病学分子生物学资料表明，人乳头瘤病毒(human papilloma virus，HPV)的持续感染能致子宫颈上皮内瘤变(CIN)及子宫颈癌的发生，高危型 HPV 持续感染是子宫颈癌发生的最主要因素。早期发现 HPV，并对 HPV 进行准确分型和病毒定量对子宫颈癌的预防和治疗具有十分重要的意义，临床上已逐渐推广 HPV 检测作为子宫颈癌及癌前病变的常规筛查手段。

一、操作前准备

(1)自身准备：着装整洁，仪表规范；洗手，戴口罩。

(2)环境准备：整洁、安静、室温适宜，用床帘或屏风遮挡，保护隐私。

(3)用物准备：阴道窥器 1 个、手套 1 副、消毒妇科长棉签或棉球若干、一次性子宫颈细胞采集器。

二、操作步骤

(1)核对患者信息，向患者及家属解释检测目的、有关事项；询问患者性生活史、阴道流血及阴道操作情况。

(2)评估患者年龄、病情、婚育史、意识、心理状态、肢体活动度、自理能力、合作能力。

(3)患者取膀胱截石位，暴露子宫颈后拭去子宫颈分泌物，在子宫颈口位置处以顺时针手法旋转 3~5 圈后取出，置于采集器细胞保存液瓶中及时送检。

(4)操作完毕评估检查患者外阴、阴道流血情况，询问其是否有不适，协助患者穿好衣裤，协助其下检查床。

(5)指导患者了解 HPV 检测的注意事项及相关知识。

(6)填写标本检查申请单，注明患者姓名、标本号及病历号。

(7)用物及垃圾分类处理、洗手。

(8)检测方法：

1)传统检测方法：因特异性和灵敏度不理想，目前较少用。

2)PCR 检测 HPV-DNA：灵敏度高，可检测核酸杂交阳性标本中的 HPV-DNA 片段，操作简单，缺点是易因高灵敏度，容易因样品的交叉污染导致假阳性结果。

3)杂交捕获检测 HPV-DNA：目前广泛应用于子宫颈癌的筛查、复查，具有较好的特异性和灵敏度，可对 HPV 进行分型。

4)病理组织学检查结合原位杂交技术：操作复杂，国内缺乏检测所用稳定的探针，不适于大规模筛查。

三、操作注意事项

（1）采集标本前 3 天不做阴道冲洗、阴道上药，禁性生活 24 小时，取材用具要求无菌干燥。

（2）检查前评估患者心理状况，告知检查目的、方法、注意事项及可能出现的不适，以取得配合。

（3）检查前阴道内不进行醋酸或碘液涂抹。

（4）标本瓶上字迹清晰、信息详细，取完后及时送检。

（5）评估检查后阴道流血情况，如有异常及时告知医生。

（6）向患者说明检查结果的临床意义，及时将结果反馈给医生，避免延误诊治。

四、评分标准

子宫颈脱落细胞 HPV 检测操作评分标准见表 4-5。

表 4-5　子宫颈脱落细胞 HPV 检测操作评分表

项目	内容及评分标准	分值	得分
准备 （10 分）	医嘱准备：打印执行单，签名，请人核对	4	
	环境准备：整洁明亮、室温适宜，用床帘或屏风遮挡，保护隐私	1	
	用物准备：物品齐全，摆放有序；质量合格	4	
	自身准备：着装整洁，仪表规范；洗手，戴口罩	1	
实施 （70 分）	核对解释：核对患者信息；向患者及家属解释操作目的、有关事项；询问患者性生活史、阴道流血及阴道操作情况	10	
	评估患者：年龄、病情、婚育史、意识、心理状态、肢体活动度、自理能力、合作能力	5	
	放置窥阴器、清洁：协助患者褪下裤子，取膀胱截石位，放置窥阴器暴露出子宫颈，用棉签擦去子宫颈口及其周围的分泌物	10	
	取标本：取出子宫颈细胞采集器中的子宫颈刷，在子宫颈口的位置处以顺时针手法旋转 3~5 圈后取出，置于采集器细胞保存液瓶中送检	20	
	检查、体位：评估检查患者外阴、阴道流血情况，询问有无不适，协助患者穿好衣裤	5	
	健康宣教：指导患者 HPV 检测的注意事项及相关知识	10	
	标本处理：填写标本申请单，注明患者姓名、标本号及病历号	5	
	用物处置：用物及垃圾分类处理、洗手	5	

续表4-5

项目	内容及评分标准	分值	得分
评价 (20分)	人文关怀：操作前告知患者操作目的；操作中及时询问患者感受并观察其情况；操作后协助其穿好衣裤；关注隐私保护及安全保护	8	
	熟练度：操作熟练、规范、按时完成	8	
	健康宣教：有效沟通，有针对性，涉及操作、疾病等相关内容	2	
	专业素养：精神面貌、自信心、协调性、整体状态等综合评估	2	
总分		100	

五、相关知识

1. 适应证

阴道炎伴接触性不规则出血；白带异常；骶尾部、臀部及大腿根部持续性疼痛；排尿、排便障碍等。

2. 禁忌证

月经期；生殖系统炎症药物治疗期。

3. HPV 的生理特性

HPV 是环状双链 DNA 病毒，属于乳头多瘤空泡病毒科乳头瘤病毒属；已分离出多种基因型。HPV 被分为高危型和低危型。低危型包括 HPV6、11、42、43、44 等，与外生殖道湿疣、复发性呼吸道息肉等相关；高危型包括 HPV16、18、31、33、35、39、45、51、52、56、58、59、66、68 等，与子宫颈癌前病变及子宫颈癌相关。HPV 的型别与子宫颈癌的病理分型相关，子宫颈鳞癌中 HPV16/HPV18 的感染率约为 67%，子宫颈腺癌中 HPV16/HPV18 的感染率约为 35%，HPV 的型别有区域差异性，中国及东亚妇女中 HPV52、58 感染率较高。

HPV 具有高度宿主特异性，性接触为主要的传染途径，经正规系统治疗后 HPV 可被人体清除。其感染率取决于被感染者年龄、身体素质、性行为习惯，性活跃期感染率最高，高峰年龄在 18~28 岁，大部分女性的感染期比较短，一般 8~10 个月可自行消失，10%~15% 的女性呈持续感染状态，持续感染状态的女性患子宫颈癌的风险增高。女性可同时感染多种不同型号的 HPV，也可反复多次感染 HPV。

4. HPV 感染与子宫颈癌及癌前病变的关系

HPV 持续感染是子宫颈癌发生的必备条件。从感染开始到子宫颈癌的发生，时间可间隔 10~15 年，一旦机体免疫力降低，潜伏的病毒即可恢复活动，由感染期可进展为 CIN，CIN 有可能发展为子宫颈浸润癌。

5. HPV 检测的临床意义

HPV 检测主要用于子宫颈癌筛查中的以下几个方面：

（1）与细胞学检查联合应用，用于子宫颈癌的初步筛查，降低了细胞学检查的假阴性结果。

（2）单独用于子宫颈癌初步筛查，HPV 检测阳性的女性进一步行细胞学检查。由于 HPV 在年轻女性中感染率高、多为一过性感染，故不推荐 25 岁以下的女性进行 HPV 初筛。因 HPV16/HPV18 阳性的女性发生子宫颈高级别病变的风险明显高于其他型别，若 HPVI6/HPV18 阳性，则可直接进行阴道镜检查。

（3）用于细胞学初筛为 ASC-US 的分流，以避免过度诊断和治疗给医生及患者增添负担。

（4）用于子宫颈高度病变手术治疗后患者的随访监测和治疗效果判断，若术后 HPV 检测持续阳性，提示有残余病灶或复发可能，须严格遵医嘱随访。

6.子宫颈癌的筛查策略

目前子宫颈癌的筛查策略有很多种，世界卫生组织（WHO）等权威机构认为子宫颈癌的筛查策略主要有 3 种：HPV 初筛、细胞学初筛、细胞学与 HPV 联合筛查。筛查要点：无性生活的女性不推荐 HPV 检测作为初筛，有 HIV 感染、器官移植、长期应用皮质激素的女性应将初筛年龄提前，有性生活的女性于 21 岁开始筛查。发病风险很低细胞学和高危型 HPV 检测均为阴性者，筛查间隔时间为 3~5 年；细胞学阴性而高危型 HPV 阳性者，1 年后复查；ASC-US 及以上且 HPV 阳性、细胞学 LSIL 及以上或 HPV16/HPV18 阳性者转诊阴道镜。65 岁以上的女性，若过去 20 年有完善的阴性筛查结果、无高级病变病史，可终止筛查；因良性疾病已行全子宫切除且并无高级别病变史的任何年龄的女性可终止筛查。

六、测试题

（1）关于 HPV 病毒，**错误的**是（　　　）。

A. HPV 病毒即人乳头瘤病毒

B. HPV 病毒能引起人体皮肤黏膜的柱状上皮增殖

C. 感染 HPV 病毒后常表现为寻常疣、生殖器疣（尖锐湿疣）等症状

D. 临床上发现 HPV 病毒是导致子宫颈病变和子宫颈癌的"元凶"

E. HPV 病毒是一种环状双链 DNA 病毒

答案：B

解析：HPV 病毒引起人体皮肤黏膜的鳞状上皮增殖。

（2）HPV 的主要传播途径是（　　　）。

A.呼吸道　　　　B.胃肠道　　　　C.日常接触　　　　D.性接触　　　　E.密切接触

答案：D

解析：性接触为 HPV 的主要传播途径。

（3）目前已发现120 余种 HPV 病毒，大约有 35 种类型与生殖道感染息息相关，目前认为引起子宫颈癌的高危型 HPV 是（　　　）。

A. HPV16、18、31、33、35、45、51、52

B. HPV1、2、3、4、7、11、12、15

C. HPV6、8、14、17、20、36、38

D. HPV6、11、13、32、34、40、42、43、44、53、54

E. HPV6、11、16、18、31

答案：A

解析：低危型包括 HPV6、11、42、43、44 等，与外生殖道湿疣、复发性呼吸道息肉等相关；高危型包括 HPV16、18、31、33、35、39、45、51、52、56、58、59、66、68 等，与子宫颈癌前病变及子宫颈癌相关。

（4）HPV 二价疫苗国内推荐接种的年龄是（　　）。

A. 9~45 岁　　　B. 12~25 岁　　　C. 9~25 岁　　　D. 12~45 岁　　　E. 10~35 岁

答案：A

解析：HPV 二价疫苗国内推荐接种的年龄为 9~45 岁。

（5）接种 HPV 疫苗常见不良反应<u>不包括</u>（　　）。

A. 手臂接种位点上的疼痛、发红或肿胀　　　B. 发热

C. 头痛或感觉疲惫　　　D. 肌肉或关节痛

E. 白细胞减少

答案：E

解析：接种 HPV 疫苗常见副反应表现为手臂接种位点上的疼痛、发红或肿胀、发热、头痛或感觉疲惫、肌肉或关节痛。

（6）下列描述<u>不正确</u>的是（　　）。

A. 持续高危型 HPV 病毒感染是子宫颈癌发生的明确原因

B. 女性感染 HPV 病毒，可以妊娠

C. 感染 HPV 病毒不一定会得子宫颈癌

D. 接种 HPV 疫苗成功后就不需要进行子宫颈癌的筛查

E. 接种 HPV 疫苗仍需要加强免疫

答案：D

解析：接种 HPV 疫苗成功后仍需要进行子宫颈癌的筛查。

（7）发病风险很低细胞学和高危型 HPV 检测均为阴性者，筛查间隔时间为（　　）。

A. 1~2 年　　　B. 2~3 年　　　C. 3~5 年　　　D. 5~6 年　　　E. 半年

答案：C

解析：发病风险很低且细胞学和高危型 HPV 检测均为阴性者，筛查间隔时间为 3~5 年。

（8）世界卫生组织（WHO）等权威机构认为有性生活的女性于（　　）开始筛查子宫颈癌。

A. 18 岁　　　B. 19 岁　　　C. 20 岁　　　D. 21 岁　　　E. 25 岁以上

答案：D

解析：世界卫生组织（WHO）等权威推荐机构认为有性生活的女性于 21 岁开始进行子宫颈癌筛查。

（9）HPV 检测的适应证<u>不包括</u>（　　）。

A. 阴道炎伴接触性不规则出血　　　B. 白带异常

C. 生殖系统炎症药物治疗期　　　D. 骶尾部、臀部及大腿根部持续性疼痛

E. 排尿、排便障碍

答案：C

解析：生殖系统炎症药物治疗期为 HPV 检测的禁忌证。

(10) 关于 HPV 检测的操作方法，下列描述**不正确**的是(   )。

A. 患者取膀胱截石位

B. 暴露子宫颈后拭去子宫颈分泌物

C. 在子宫颈口位置处以逆时针手法旋转 3~5 圈后取出

D. 置于采集器细胞保存液瓶中及时送检

E. 操作前询问阴道流血及阴道操作情况

答案：C

解析：取标本时应在子宫颈口位置处以顺时针手法旋转 3~5 圈后取出。

七、操作模拟竞赛试题

1. 题干　王某，女性，39 岁，因白带增多 2 个月到妇科门诊就诊，已行 TCT 检测，结果报告发现无明确诊断意义的不典型鳞状上皮细胞。

2. 竞赛要求　若要明确诊断，应建议患者做什么检查？并完成该项检查。

3. 临床思维　为了明确诊断，建议患者行 HPV 检测；取标本时手法旋转方向正确；能正确判断检测结果的临床意义；能对患者进行针对性健康指导。

4. 模型及环境要求　女性模型或女性下半身模型，环境设有隔帘。

5. 用物准备　阴道窥器 1 个、手套 1 副、消毒妇科长棉签或棉球若干、一次性子宫颈细胞采集器、快速手消毒液、分类垃圾桶。

(王琴)

第三节　白带常规检查

白带常规检查是一项女性生理卫生常见的身体检查，通过显微镜观察阴道分泌物涂片，根据多视野观察阴道 pH、微生物、线索细胞、胺试验和阴道自洁程度等。

一、操作前准备

（1）自身准备：着装整洁，仪表规范；洗手、戴口罩。

（2）环境准备：整洁、明亮，室温适宜，用床帘或屏风遮挡，保护隐私。

（3）用物准备：无菌手套、医用垫巾、阴道窥阴器、无菌棉签、干燥标本管或标本瓶、0.9%氯化钠溶液。

二、操作步骤

（1）核对患者姓名及腕带信息，向患者解释白带常规检查的意义、目的和配合方法。

（2）评估患者月经史、性生活史；了解肢体活动情况；嘱患者排空膀胱。

（3）带患者至检查室，协助患者取膀胱截石位，充分暴露外阴，保护患者隐私。

（4）窥阴器暴露阴道，观察阴道内情况，用无菌棉签从阴道后穹隆取适量白带。将取好标本的棉签放入干燥标本瓶内，做好标记。

（5）退出窥阴器，清洁阴道口，协助患者下检查床，整理检查床。

（6）再次核对标本瓶信息，及时送检。

（7）结合患者的疾病情况告知相关知识。

（8）用物及垃圾分类处理、洗手。

三、操作注意事项

（1）患者了解白带常规检查的意义、目的和配合方法。

（2）询问月经史、性生活史，告知患者检查前 24 小时禁阴道灌洗、阴道上药、盆浴和性生活。

（3）协助患者上下检查床，预防患者坠床、跌倒，保护患者隐私。

（4）及时将检查结果反馈给医生，结果异常者及时遵医嘱给予药物治疗。

四、评分标准

白带常规检查操作评分标准见表4-6。

表 4-6　白带常规检查操作评分表

项目	内容及评分标准	分值	得分
准备 （10分）	医嘱准备：打印执行单，双人核对签名	4	
	环境准备：整洁明亮、室温适宜，用床帘或屏风遮挡，保护隐私	1	
	用物准备：物品齐全，摆放有序；质量合格	4	
	自身准备：着装整洁，仪表规范；洗手、戴口罩	1	
实施 （70分）	核对解释：核对患者信息；向患者解释白带常规检查的意义、目的和配合方法	8	
	评估患者：询问患者月经史、性生活史；了解肢体活动情况；协助患者排空膀胱	8	
	带患者至检查室：注意房间温度和保护患者隐私；协助患者取膀胱截石位	8	
	放置窥阴器：确定患者有性生活史后，用 0.9%氯化钠润滑窥阴器，置入阴道内，观察阴道内白带量、形状、颜色等	15	
	取白带分泌物：用无菌棉签从阴道后穹隆或异常处取适量白带（无性生活史的患者，用无菌小棉签伸进处女膜孔蘸取少许白带），放入干燥标本瓶内	13	
	清洁、体位：退出窥阴器，清洁阴道口，协助患者下检查床，整理检查床	4	
	核对记录：洗手，再次核对标本瓶信息，及时送检	4	
	健康宣教：结合患者的疾病情况进行相关健康指导	6	
	用物处置：用物及垃圾分类处理、洗手	4	
评价 （20分）	人文关怀：操作前告知患者操作目的；操作中询问患者感受；协助患者上下检查床；关注隐私保护	8	
	熟练度：操作熟练、规范、按时完成；放置及退出窥阴器方式正确，暴露充分，动作轻柔	8	
	健康宣教：有效沟通，有针对性，涉及操作、疾病等相关内容	2	
	专业素养：精神面貌、自信心、协调性、整体状态等综合评估	2	
总分		100	

五、相关知识

1. 适应证

妇科体检；阴道分泌物颜色、气味及性状异常；外阴及阴道瘙痒。

2. 禁忌证

月经期；阴道灌洗、阴道上药、盆浴和性生活后。

3. 白带常规的评价指标及意义

（1）阴道 pH：阴道正常 pH 为 4~4.5，呈弱酸性，此酸碱度条件下可防止致病菌在阴道内繁殖；pH>5 时，滴虫性阴道炎可能性大。

（2）阴道微生物：正常阴道环境内有大量乳酸杆菌，表示"−"，乳酸杆菌检查出少量或无，表示阴道微环境失调，如出现滴虫、念珠菌、淋球菌等呈"+"表示有阴道炎。

（3）线索细胞：细菌性阴道炎最敏感、最特异的体征，联合胺试验(+)及线索细胞(+)即可诊断为细菌性阴道病。

（4）胺实验：细菌性阴道疾病的诊断方法，患有细菌性阴道疾病的白带中的胺通过氢氧化钾碱化后可挥发出鱼腥味。

（5）阴道清洁度：Ⅰ~Ⅱ度为正常；Ⅲ~Ⅳ度为异常白带，提示有阴道炎，同时常可发现病原菌、真菌、阴道滴虫等，做清洁度检查时应同时做滴虫、真菌检查。

（6）白带性状：念珠菌性阴道炎白带呈豆腐渣样，滴虫性阴道炎白带呈稀薄、泡沫状，黄绿色。

六、测试题

（1）白带检查评估**不正确**的是（　　　）。

A. 月经史 　　　　　　　　　　B. 阴道灌洗

C. 性生活史 　　　　　　　　　D. 24小时内阴道用药史

E. 会阴

答案：E

解析：白带常规检查需评估患者月经史、性生活史；24小时内有无阴道灌洗、阴道上药、盆浴和性生活。

（2）白带检查用物准备**不包括**（　　　）。

A. 无菌棉签 　　　　　　　　　B. 0.9%氯化钠溶液

C. 干燥标本管或标本瓶 　　　　D. 一次性使用手套

E. 0.5%络合碘溶液

答案：E

解析：白带检查24小时内禁阴道灌洗、阴道上药、盆浴，不可使用消毒剂。

（3）白带常规检查的禁忌证，以下说法**错误的**是（　　　）。

A. 月经期 　　　　　　　　　　B. 无性生活史

C. 阴道灌洗后 　　　　　　　　D. 盆浴和性生活后

E. 阴道上药后

答案：B

解析：无性生活史的患者也可以行白带常规检查，用无菌小棉签伸进处女膜孔蘸取少许白带，放入试管内立刻送检。

（4）关于白带常规检查操作步骤**错误的**是（　　　）。

A. 检查前排空膀胱 　　　　　　B. 患者取膀胱截石位

C. 用无菌棉签从阴道后穹隆取适量白带　　D. 取好标本的棉签放入防腐剂标本瓶内

E. 做好标记立刻送检

答案：D

解析：取好标本的棉签应放入无菌干燥标本管或标本瓶。

(5)白带常规检查的项目下列哪项**错误**(　　　)。

A. 人乳头瘤病毒　　　　　　　　B. 微生物

C. 线索细胞　　　　　　　　　　D. 胺试验

E. 阴道 pH 和自洁度

答案：A

解析：白带常规检查是通过显微镜观察阴道 pH、微生物、线索细胞、胺试验和阴道自洁程度等。

(6)下列白带常规评价指标**错误的**是(　　　)。

A. 正常 pH 为 4~4.5，呈弱酸性

B. 念珠菌性阴道炎白带呈豆腐渣样

C. 胺试验阳性及有线索细胞即可诊断为细菌性阴道病

D. 细菌性阴道炎白带呈黄绿色

E. 正常阴道环境内有大量乳酸杆菌，表示"–"

答案：D

解析：细菌性阴道炎白带为鱼腥臭味稀薄分泌物。

(7)下列白带常规检查的用物准备**错误的**是(　　　)。

A. 无菌棉签　　　　　　　　　　B. 窥阴器

C. 酒精　　　　　　　　　　　　D. 标本管

E. 一次性使用手套

答案：C

解析：白带常规检查不可用消毒剂，窥阴器只能用少量 0.9% 氯化钠溶液润滑。

(8)下列关于白带常规评价说法正确的是(　　　)。

A. 阴道清洁度Ⅲ度为正常

B. 正常阴道内有大量乳酸菌

C. 线索细胞是念珠菌性阴道炎最敏感的体征

D. 阴道 pH 为 5.0

E. 细菌性阴道炎白带呈黄绿色

答案：B

解析：阴道清洁度Ⅰ~Ⅱ度为正常；线索细胞是细菌性阴道炎最敏感、最特异的体征；正常阴道 pH 为 4~4.5，呈弱酸性；滴虫性阴道炎白带呈黄绿色。

(9)白带常规适应证**错误的**是(　　　)。

A. 妇科体检　　　　　　　　　　B. 阴道分泌物颜色、性状异常

C. 月经期间　　　　　　　　　　D. 外阴及阴道瘙痒

E. 白带异味

答案：C

解析：白带检查适应证为妇科体检；阴道分泌物颜色、气味及性状异常；外阴及阴道瘙痒。

（10）下列白带常规检查操作的注意事项<u>错误的</u>是（　　　）。

A. 拉挡隔帘、注意保护患者隐私

B. 患者取侧卧位

C. 将取好标本的棉签放入干燥标本瓶内送检

D. 使用窥阴器应动作轻柔

E. 检查前24小时禁阴道灌洗、阴道上药、盆浴和性生活

答案：B

解析：白带检查取膀胱截石位。

七、操作模拟竞赛试题

1. 题干　01床，张某，女，28岁，未婚，ID：666555，因"外阴瘙痒、白带增多3天"就诊，遵医嘱进行白带常规检查。

2. 竞赛要求　请选手完成白带常规检查。

3. 提示卡　患者白带常规检验报告单结果为：清洁度Ⅱ，pH 4.2，念珠菌、滴虫未检出，线索细胞（+），胺试验（+）。请判断是否正常。（完成白带常规检查后出示）

4. 临床思维　白带常规检查前应详细评估患者月经史、性生活史，该患者未婚，应重点评估有无性生活史，如无性生活史，用无菌小棉签伸进处女膜孔蘸取少许白带；如确定患者有性生活史后可从阴道取白带。另外，能正确判断白带常规结果，该案例线索细胞（+）及胺试验（+）可诊断为细菌性阴道病。能进行针对性健康指导。

5. 模型及环境要求　女性盆腔检查模型。

6. 用物准备　无菌手套、医用垫巾、阴道窥阴器、无菌棉签、干燥标本管或标本瓶、0.9%氯化钠溶液。

（谭朝霞）

第四节　妇科肿瘤标志物检查

肿瘤标志物是肿瘤细胞异常表达所产生的蛋白抗原或生物活性物质，可在肿瘤患者的组织、血液或体液及排泄物中检测出，有助于肿瘤的诊断、鉴别及监测。

一、妇科肿瘤标志物（血液）检查

(一) 操作前准备

(1) 自身准备：着装整洁，仪表规范；洗手，戴口罩。

(2) 环境准备：整洁、明亮，室温适宜，用床帘或屏风遮挡，保护隐私。

(3) 用物准备：治疗车上层备治疗盘、0.5%络合碘消毒液、快速手消毒液、无菌棉签、压脉带、无菌手套、一次性采血针、促凝真空采血管、医用垫巾或小枕、医嘱单、化验单、签字笔等；治疗车下层备医疗垃圾桶、锐器盒、生活垃圾桶。

(二) 操作步骤

(1) 携用物至床旁，核对患者姓名、手腕带信息、检验项目、标本容器，向患者说明操作的目的、告知有关事项，以取得配合。

(2) 询问患者是否进食；协助患者取舒适的体位，评估穿刺部位皮肤、血管状况及肢体活动情况。

(3) 选择好穿刺静脉，垫小枕，戴无菌手套，消毒穿刺部位皮肤。

(4) 系压脉带，嘱患者握拳后，再次消毒穿刺部位皮肤及核对患者化验单检验项目与标本容器是否一致。

(5) 采血针按静脉穿刺法进针，见回血后固定采血针，将采血针另一端插入促凝真空采血管中，见血流入后，松压脉带、松拳，采血至所需量，拔出采血管端针头，再在迅速拔针的同时用干棉签按压穿刺点皮肤，局部按压 1~2 分钟。

(6) 协助患者取舒适体位，整理床单位。

(7) 再次核对血标本标签条形码内容、床号、姓名、化验单，洗手、签名；及时送检，避免震荡。

(8) 指导患者正确按压穿刺点皮肤，结合患者的疾病情况告知相关知识。

(9) 用物及垃圾分类处理、洗手。

(三) 操作注意事项

(1) 患者了解妇科肿瘤标志物（血液）检查的意义、目的和配合方法。

(2) 评估患者病情和配合程度，未进食者协助患者进食后再采血。

（3）采集的标本血量准确，不同检查项目选择合适的采血管。

（4）禁止从正在进行输液、输血治疗侧肢体采集血标本。

（5）严格落实查对制度。

（6）严格执行无菌操作技术。

（四）评分标准

妇科肿瘤标志物（血液）检查护理配合操作评分标准见表4-7。

表4-7　妇科肿瘤标志物（血液）检查护理配合操作评分表

项目	内容及评分标准	分值	得分
准备 （10分）	医嘱准备：打印医嘱单，双人核对签名	4	
	环境准备：清洁安静，室温适宜，用床帘或屏风遮挡，保护隐私	1	
	用物准备：用物齐全，摆放有序；在有效期内	4	
	自身准备：着装整洁，仪表规范；洗手、戴口罩	1	
实施 （70分）	核对解释：用两种方法核对患者身份后，核对化验单检验项目、标本容器；向患者解释检验项目、采血目的、要求和意义，征得其同意和配合	8	
	评估患者及血管：询问患者是否进食；评估穿刺部位皮肤、血管状况肢体活动情况；协助患者取合适体位	8	
	消毒，再次核对：垫小枕，选择静脉，消毒穿刺部位皮肤两次；再次核对患者化验单检验项目与标本容器是否一致	12	
	采集血标本：采血针按静脉穿刺法进针，见回血后，将采血针另一端插入促凝真空采血管中，见血液流入管内，即松开压脉带，采血3~5 mL	10	
	拔针：拔出采血管端针头，再在拔针的同时用干棉签按压穿刺点皮肤，局部按压1~2分钟	11	
	协助患者取舒适体位，整理衣物及床单位	5	
	核对记录：再次核对血标本标签条形码内容、床号、姓名、化验单，洗手、签名；将血标本及时送检	6	
	健康宣教：结合患者的疾病情况告知相关知识	5	
	用物处置：将采血针丢入锐器盒，其他用物分类处理、洗手	5	
评价 （20分）	人文关怀：操作前告知操作的目的要求及意义；操作中询问患者感受；操作后协助患者按压止血；关注隐私保护	8	
	熟练度：操作熟练、规范、按时完成	8	
	健康宣教：有效沟通，有针对性	2	
	专业素养：精神面貌、自信心、协调性、整体状态等综合评估	2	
总分		100	

(五)相关知识

1. 适应证

盆腔包块的鉴别诊断、辅助诊断；妇科恶性肿瘤判断预后及疗效观察。

2. 禁忌证

无。

3. 妇科肿瘤标志物(血液)的评价指标及意义

(1)癌抗原125(cancer antigen 125,CA125)正常参考值范围<35 U/mL。CA125 对肿瘤检测具有较高价值,被认为是目前卵巢上皮癌研究最多及应用最广的肿瘤标志物。在多数的卵巢浆液性腺癌患者中表达阳性,其临床常用于卵巢癌的诊断、病情监测及预后判断等。CA125 对子宫内膜癌和子宫颈腺癌也有一定敏感性,CA125 水平增高也可见于子宫内膜异位症患者,但很少超过 200 U/mL。

(2)人附睾蛋白4(human epididymis protein 4,HE4)正常参考值范围<150 pmol/L。在正常卵巢上皮中 HE4 是不表达的,在卵巢浆液性癌和子宫内膜样癌中表达率分别高达93%和100%,因此,HE4 联合 CA125 的检测对卵巢上皮性癌早期诊断、病情变化、术后复发及与良性肿瘤的鉴别中极具临床价值,HE4 对子宫内膜癌的诊断中也有一定敏感性。

(3)癌链抗原19-9(carbohydrate antigen 19-9,CA19-9)正常参考值范围<37 U/mL。主要是对检测卵巢黏液性腺癌及卵巢上皮性肿瘤有较高敏感性。卵巢癌有 27%~76%的阳性率,当 CA19-9 明显升高时,首先应考虑是否为肿瘤性病变。子宫内膜癌和子宫颈管腺癌也可有表达阳性。

(4)癌胚抗原(carcinoembryonic antigen,CEA)一般正常参考值范围<2.5 μg/L。当>5 μg/L 可视为异常。CEA 属于肿瘤胚胎抗原,多种妇科恶性肿瘤均可出现阳性表达如宫颈癌、子宫内膜癌、阴道癌、外阴癌、卵巢上皮性癌等,对肿瘤类别无特殊标记功能,在妇科恶性肿瘤中,卵巢黏液性腺癌阳性率最高,Brenner 瘤次之,子宫内膜癌和透明细胞癌也具有较高的表达水平,浆液性肿瘤相对较低。卵巢肿瘤中 CEA 表达阳性率分别为黏液性良性肿瘤 15%,交界性肿瘤 80%,恶性肿瘤 100%,尤其低分化黏液性癌最为明显;故借助 CEA 动态检测可跟踪各种妇科肿瘤病情变化及观察治疗效果,具有较高临床价值。

(5)甲胎蛋白(alpHa-fetoprotein,AFP)成年人正常参考值范围<20 μg/L。AFP 属于胚胎期蛋白产物,由胚胎肝细胞和卵黄囊产生,出生后肝癌细胞和卵巢生殖细胞肿瘤都可分泌 AFP。在卵巢生殖细胞肿瘤中,多个类型的肿瘤 AFP 水平均出现明显增高,如内胚窦瘤 AFP 水平可>1000 μg/L,是卵巢恶性生殖细胞肿瘤敏感而特异的肿瘤标志物,特别是对内胚窦瘤(卵黄囊瘤)的诊断和监视具有较高价值。

(6)鳞状细胞癌抗原(squamous cell carcionama antigen,SCCA)正常参考值范围<1.5 μg/L。SCCA 为从宫颈鳞状上皮细胞癌分离所得肿瘤糖蛋白抗原,对绝大多数鳞状上皮细胞癌有较高特异性。宫颈鳞癌 70%以上 SCCA 升高,宫颈腺癌则为 15%左右,外阴、阴道鳞状上皮细胞癌为 40%~50%。临床上将 SCCA 作为宫颈鳞癌病情进展和临床分期的指标之一,如肿瘤侵及淋巴结,SCCA 明显升高,患者如接受规范治疗痊愈后则逐渐下降,若化疗后 SCCA 持续上升,提示该化疗方案不敏感。因此,SCCA 对肿瘤患者有了解病

情进展、临床分期、疗效评价的作用。

(7)激素标志物：人绒毛膜促性腺激素正常值<3.1 μg/L，是绒毛膜上皮细胞癌、滋养细胞肿瘤标志物，临床上用于与妊娠相关疾病的诊断、鉴别及病情观察。

二、妇科肿瘤标志物(组织)检查

(一)操作前准备

(1)自身准备：着装整洁，仪表规范；洗手，戴口罩。

(2)环境准备：整洁、安静、室温适宜，用床帘或屏风遮挡，保护隐私。

(3)用物准备：无菌手术包、无菌手术器械、氧气装置、心电监护仪、0.5%络合碘消毒液、快速手消毒液、无菌手套、固定液、标本容器、组织检测知情同意书、签字笔、医疗垃圾桶、锐器盒、生活垃圾桶。

(二)操作步骤

(1)核对身份、检验项目、固定液和标本容器；向患者解释检验项目、组织检测目的、要求和意义，征得其同意和配合。

(2)评估患者病情意识和配合度，根据麻醉方式确定禁食、禁饮时间。

(3)协助患者取膀胱截石位，注意保暖及舒适度。

(4)建立静脉通路，上心电监护，密切观察患者不良反应。

(5)协助医生取组织标本，组织离体后尽快放入固定液中。

(6)签名并记录标本离体和进入固定的时间；完善标本容器上信息，填写病检单后及时送检。

(7)操作后检查患者身体各部位有无异常；密切观察患者病情变化。

(8)协助患者穿衣裤下床，整理检查床单位。

(9)指导患者注意保暖，结合患者的疾病情况告知相关知识。

(10)用物及垃圾分类处理、洗手。

(三)操作注意事项

(1)患者了解妇科肿瘤标志物(组织)检查的意义、目的和配合方法。

(2)评估患者病情意识和配合度，根据麻醉方式确定禁食、禁饮时间。

(3)密切观察患者生命体征和不良反应。

(4)选择正确的固定液，合适的标本容器。

(5)严格执行无菌操作技术。

(6)严格执行查对制度。

(四)评分标准

妇科肿瘤标志物(组织)检查护理配合操作评分标准见表4-8。

表 4-8　妇科肿瘤标志物(组织)检查护理配合操作评分表

项目	内容及评分标准	分值	得分
准备 (10分)	医嘱准备：核对医嘱、执行单；签名	4	
	环境准备：清洁安静，室温适宜，用床帘或屏风遮挡，保护隐私	1	
	用物准备：用物齐全，摆放有序；在有效期内	4	
	自身准备：着装整洁，仪表规范；洗手、戴口罩、戴手术帽	1	
实施 (70分)	核对解释：用两种方法核对患者身份后，详细核对检测项目、固定液、标本容器；向患者解释检验项目、组织检测目的、要求和意义，征得其同意和配合	5	
	评估患者：病情和配合度，根据麻醉方式确定禁食、禁饮时间	5	
	体位摆放：协助患者取膀胱截石位，注意保暖及舒适度	6	
	病情观察：建立静脉通路；心电监护动态监测患者生命体征并详细记录；密切观察患者不良反应	8	
	标本取出处理：协助医生取组织标本，组织离体后尽快(1小时内)放入10倍体积固定液中(标本固定液为4%甲醛溶液)	12	
	核对记录：签名并记录标本离体和进入固定的时间；完善标本容器上信息(姓名、床号、住院号、数量、标本类型等)；填写病检单；再次核对患者、标本信息	10	
	送检：将标本和病检单及时送至病理科	6	
	观察患者：操作后检查患者身体各部位有无异常；密切观察患者病情变化	8	
	健康宣教：指导患者注意保暖，告知疾病相关知识	5	
	用物处置：用物及垃圾分类处理、洗手	5	
评价 (20分)	人文关怀：操作前告知患者操作目的；操作中、操作后观察患者情况；关注隐私保护及保暖	8	
	熟练度：操作熟练、规范、按时完成	8	
	健康宣教：有效沟通，有针对性，涉及操作、疾病等相关内容	2	
	专业素养：精神面貌、自信心、协调性、整体状态等综合评估	2	
总分		100	

（五）相关知识

1. 适应证

妇科恶性肿瘤判断预后；指导应用激素治疗。

2. 禁忌证

月经期；阴道灌洗、阴道上药、盆浴和性生活后。

3.激素受体肿瘤标志物

雌激素受体(estrogen receptor，ER)与孕激素受体(progesterone receptor，PR)，其定量参考范围 ER 为 20 pmol/mL，PR 为 50 pmol/mL。实验研究表明，ER、PR 在大量激素作用下可影响妇科肿瘤的发生和发展。在卵巢恶性肿瘤中 ER 阳性率明显高于正常卵巢组织及良性肿瘤，子宫内膜癌、子宫颈癌在高分化肿瘤中 ER、PR 阳性率明显较高。ER、PR 在不同子宫内膜癌患者中的表达有很大变化，对子宫内膜癌的发展和转归影响较大，其对指导应用激素治疗有确定价值。

三、测试题

(1)关于妇科肿瘤标志物检测，下列说法正确的是(　　)。

A.均通过血液测定

B.妇科肿瘤标志物增高即可以确诊恶性肿瘤

C.妇科肿瘤标志物仅能测定是否罹患恶性肿瘤

D.妇科肿瘤标志物有助于肿瘤的诊断、鉴别及监测

E.妇科肿瘤标志物对肿瘤监测价值不高

答案：D

解析：妇科肿瘤标志物可在肿瘤患者组织中、血液或体液及排泄物中检测出；CA125 水平增高也可见于子宫内膜异位症患者，但很少超过 200 U/mL；有助于肿瘤的诊断、鉴别及监测。

(2)关于妇科肿瘤标志物(血液)检查操作步骤正确的是(　　)。

A.检查前需确认患者空腹　　　　　B.使用抗凝真空采血管

C.采集血液 2 mL　　　　　　　　　D.采血后须充分振摇抗凝

E.血液采集后需及时送检

答案：E

解析：检查前无须禁食；使用促凝真空采血管；采集血液 3~5 mL；采血后避免震荡及时送检。

(3)关于妇科肿瘤标志物(血液)检查操作注意事项**错误的**是(　　)。

A.采集的标本和量准确，不同检查项目选择合适的采血管

B.患者了解妇科肿瘤标志物检测的意义、目的和配合方法

C.评估患者病情意识和配合度

D.为减少患者的痛苦，可从正在进行输液的导管进行血标本采集

E.进食前协助患者进食后再采血

答案：D

解析：不能从正在进行输液、输血治疗侧肢体采集血标本。

(4)下列说法**错误的**是(　　)。

A.CA125 是目前认为卵巢上皮癌研究最多及应用最广的肿瘤标志物

B.人绒毛膜促性腺激素正常值<10 μg/L

C.甲胎蛋白是卵巢恶性生殖细胞肿瘤敏感而特异的肿瘤标志物

D. 卵巢上皮性癌的早期诊断中 HE4 联合 CA125 检测显示出优越的临床价值

E. 人绒毛膜促性腺激素是绒毛膜上皮细胞癌、滋养细胞肿瘤标志物

答案：B

解析：人绒毛膜促性腺激素（hCG）正常值<3.1 μg/L。

（5）肿瘤标志物（组织）检查说法正确的是（　　）。

A. 检查采集标本量为 5 mL

B. 使用抗凝真空采血管

C. 组织离体后放入无菌干燥容器中，尽快送检

D. 将标本和病检单及时送至病理科

E. 在卵巢恶性肿瘤中 ER 阳性率明显高于正常卵巢组织及良性肿瘤

答案：D

解析：标本为肿瘤组织；组织离体后尽快（1 小时内）放入 10 倍体积固定液中；标本和病检单及时送至病理科。

（6）肿瘤标志物（组织）检查操作注意事项**错误的**是（　　）。

A. 患者了解妇科肿瘤标志物检测的意义、目的

B. 向患者讲解配合方法

C. 无须禁食禁饮

D. 密切观察患者生命体征和不良反应

E. 选择正确的固定液，合适的标本容器

答案：C

解析：根据麻醉方式确定禁食禁饮时间。

（7）关于 CA125 说法**错误的**是（　　）。

A. 在多数的卵巢生殖细胞肿瘤表达阳性

B. CA125 正常参考值范围<35 U/mL

C. 对肿瘤检测有较高价值

D. 目前卵巢上皮癌研究最多及应用最广的肿瘤标志物

E. CA125 水平增高也可见于子宫内膜异位症患者，但很少超过 200 U/mL

答案：A

解析：在多数的卵巢浆液性腺癌表达阳性。

（8）下列说法正确的是（　　）。

A. HE4 联合甲胎蛋白检测常用在卵巢上皮性癌的早期诊断、病情检测、术后复发及良性肿瘤鉴别诊断中

B. 人绒毛膜促性腺激素是卵巢恶性生殖细胞肿瘤标志物

C. 鳞状细胞癌抗原是子宫颈癌患者疗效评定的指标之一

D. 癌胚抗原是一种特异性的上皮性肿瘤标志物

E. 子宫颈鳞癌患者 HCG 明显升高

答案：C

解析：CA125 和 HE4 联合检测常用于卵巢上皮性癌的早期诊断、病情检测、术后复发

及良性肿瘤鉴别诊断中;人绒毛膜促性腺激素是绒毛膜上皮细胞癌、滋养细胞肿瘤标志物;癌胚抗原是一种无特异性的上皮性肿瘤标志物,但在卵巢黏液性囊腺癌中阳性率最高。

(9)关于妇科肿瘤标志物(血液)检查用物准备**错误的**是( )。

A.促凝真空采血管　　　　　　　　B.抗凝真空采血管

C.医嘱单、化验单　　　　　　　　D.皮肤消毒剂

E.锐器盒

答案:B

解析:妇科肿瘤标志物(血液)检查应用促凝真空采血管。

(10)HE4 说法**错误的**是( )。

A.HE4 是继 CA125 之后又一个被高度认可的上皮性卵巢癌标志物

B.在卵巢上皮性癌的早期诊断、病情检测、术后复发及良性肿瘤鉴别诊断中,HE4 联合 CA125 检测显示出优越的临床价值

C.HE4 对子宫内膜癌的诊断中也有一定敏感性

D.HE4 是目前卵巢上皮癌研究最多及应用最广的肿瘤标志物

E.HE4 正常参考值范围<150 pmol/L

答案:D

解析:CA125 是目前卵巢上皮癌研究最多及应用最广的肿瘤标志物。

四、操作模拟竞赛试题

1.题干 01床,张某,女,38岁,ID:666555,因"下腹痛3个月余,发现盆腔包块3天"入院,入院完善相关检查,遵医嘱进行 CA125、HE4 检查。

2.竞赛要求 请选手完成 CA125、HE4 检查。

3.提示卡 患者检查结果 CA125 310 U/mL,HE4 50 pmol/L,请评判是否正常。(完成采血操作后出示)

4.临床思维 CA125 的正常参考值范围<35 U/mL,对肿瘤检测具有较高价值。人附睾蛋白4的正常参考值范围<150 pmol/L。HE4 联合 CA125 的检测对卵巢上皮性癌早期诊断、病情变化、术后复发及与良性肿瘤的鉴别中极具临床价值,选手能正确判断妇科肿瘤标志物检测的意义,并对患者进行针对性健康指导。

5.模型及环境要求 女性手臂模型,环境整洁、明亮,温度、湿度适宜。

6.用物准备 治疗车上层备治疗盘、0.5%络合碘消毒液、快速手消毒液、无菌棉签、压脉带、无菌手套、一次性采血针、促凝真空采血管、医用垫巾或小枕、医嘱单、化验单、签字笔等。治疗车下层备医疗垃圾桶、锐器盒、生活垃圾桶。

(谭朝霞)

第五节　女性生殖器活组织检查

女性生殖器活组织检查是指在女性生殖器病变处或可疑部位取小部分组织做病理学检查，简称活检。绝大多数的活检可作为诊断的最可靠依据。常用的取材方法包括：局部活组织检查、诊断性子宫颈锥切术、诊断性刮宫和组织穿刺检查。

一、活组织检查

(一)外阴活组织检查

1.操作前准备

(1)自身准备：着装整洁，仪表规范；洗手，戴口罩。

(2)环境准备：整洁、安静、室温适宜，光线对准操作部位，用床帘或屏风遮挡，保护隐私。

(3)用物准备：活检钳1把、无菌孔巾1块、纱布卷1个、棉球及棉签若干、无菌手套1副、0.5%利多卡因、1 mL无菌注射器1个、缝线、装有4%甲醛溶液的标本瓶若干个、0.5%络合碘消毒液。

2.操作步骤

(1)将患者带到检查室，核对患者姓名、手腕带信息及检查单，向患者说明操作目的、告知相关事项，以取得配合；嘱患者排空膀胱。

(2)评估患者生命体征并询问病史以及评估患者月经期情况。

(3)协助患者取膀胱截石位，常规消毒外阴，铺无菌孔巾，冬季注意保暖。

(4)协助医生在取材部位以0.5%利多卡因做局部浸润麻醉。

(5)赘生物可自蒂部剪下或用活检钳钳取，协助医生局部压迫止血。病灶面积大者行部分切除，如有局部活动出血，可协助医生创面缝合止血。病灶较小者应整块切除，并注意取材深度。

(6)标本置4%甲醛溶液中固定，贴标签，标签上的信息包括：姓名、诊断、标本组织名称，核对患者信息无误后送检。

(7)在手术过程中及时为医生传递所需物品，观察患者反应，给予患者心理支持。

(8)指导患者注意保持外阴清洁干燥，如有不适及时就诊。

(9)用物及垃圾分类处理、洗手。

3.操作注意事项

(1)患者了解外阴活组织检查的意义、目的和配合方法。

(2)询问月经史，月经期及月经前期不做活检。

(3)上下检查床预防患者坠床、跌倒。

（4）提醒患者按要求取病理报告单并及时复诊。

（5）嘱患者注意外阴伤口渗血情况，嘱其注意保持会阴清洁干燥，24 小时后可自行撕掉伤口敷料；若有不适及时就诊。

4. 评分标准

外阴活组织检查护理配合操作评分标准见表 4-9。

表 4-9　外阴活组织检查护理配合操作评分表

项目	内容及评分标准	分值	得分
准备 （10分）	医嘱准备：打印检查单，核对并签名	4	
	环境准备：清洁安静，室温适宜，用床帘或屏风遮挡，保护隐私	1	
	用物准备：物品齐全，摆放有序；质量合格	4	
	自身准备：着装整洁，仪表规范；洗手，戴口罩	1	
实施 （70分）	核对解释：将患者带到检查室，核对患者姓名、手腕带信息及检查单，向患者说明操作目的、告知相关事项，以取得配合；嘱患者排空膀胱	8	
	评估：测量患者生命体征、询问病史及患者月经期情况	4	
	核对、体位摆放及消毒：核对检查单及患者信息，协助患者取膀胱截石位，暴露外阴，消毒外阴，铺无菌孔巾	6	
	取活组织：医生协助抽取 0.5% 利多卡因进行局部浸润麻醉，用一把特制的活检钳，根据病变部位和要求，取几小块组织	10	
	伤口处理：外阴伤口压迫片刻，用无菌纱布妥善固定，嘱患者 24 小时后取出	5	
	清理、体位：清理用物，协助患者穿衣裤上床，整理检查床单位	6	
	活组织处理：将活组织分装标本瓶，4% 甲醛溶液固定，贴标签，核对患者信息	9	
	核对记录：洗手，再次核对，填写病理检查申请单，将标本及时送检	10	
	健康宣教：指导患者注意保持外阴清洁干燥，如有不适及时就诊	10	
	用物处置：用物及垃圾分类处理、洗手	2	
评价 （20分）	人文关怀：操作前告知患者操作目的；操作中询问感受并观察患者情况；协助患者上下检查床；关注隐私保护及安全保护	8	
	熟练度：操作熟练、规范，注意无菌原则，密切配合医生	8	
	健康宣教：有效沟通，有针对性，涉及操作、疾病等相关内容	2	
	专业素养：精神面貌、自信心、协调性、整体状态等综合评估	2	
总分		100	

5. 相关知识

（1）适应证：确定外阴色素减退性疾病的类型及排除恶变者；外阴部赘生物或久治不愈的溃疡；外阴特异性感染，如结核、尖锐湿疣等。

（2）禁忌证：外阴急性感染、月经期、怀疑为恶性黑色素瘤等。

（3）外阴活组织检查病理分析及意义。

1）外阴良性肿瘤较少见，主要有来源于上皮的外阴乳头瘤、汗腺腺瘤及来源于中胚叶的纤维瘤、脂肪瘤、平滑肌瘤和神经纤维瘤，而血管瘤、淋巴管瘤等罕见。

2）外阴鳞状上皮内病变是指与 HPV 感染相关的临床和病理改变，或有进展为浸润癌潜在风险的局限于外阴鳞状上皮内的一组病变。外阴鳞状上皮内病变以往称为外阴鳞状上皮内瘤变（VIN）、原位癌、外阴鲍文病（Bowen disease）和 Queyral 增殖性红斑。2014 年世界卫生组织（WHO）女性生殖器肿瘤分类将外阴鳞状上皮内病变分为：①低级别鳞状上皮内病变（low-grade squamous intraepithelial lesion，LSIL），以往称为普通型 VIN Ⅰ、轻度不典型增生、扁平湿疣、不典型挖空细胞等，与低危和高危型 HPV 感染均相关；②高级别鳞状上皮内病变（high-grade squamous intraepithelial lesion，HSIL），包括以往所称的 VIN Ⅱ（中度不典型增生）、VIN Ⅲ（重度不典型增生）、原位癌、鲍文病、鲍文样不典型增生等，绝大部分为 HPV16 型感染所致；③分化型外阴上皮内瘤变（differentiated-type vulvar intraepithelial neoplasia），以往称为分化型 VIN、单纯性原位癌，与 HPV 感染无关，可能系 $p53$ 突变所致。

3）外阴恶性肿瘤约占女性生殖道原发恶性肿瘤的 3%～5%，以鳞状细胞癌最常见，其他包括恶性黑色素瘤、基底细胞癌、前庭大腺癌、疣状癌、肉瘤等。

4）对任何外阴可疑病灶进行多点活组织病理检查，有助于确定临床治疗方案。

（二）阴道活组织检查

1. 操作前准备

（1）自身准备：着装整洁，仪表规范；洗手，戴口罩。

（2）环境准备：整洁、安静、室温适宜，光线对准操作部位，用床帘或屏风遮挡，保护隐私。

（3）用物准备：窥阴器、宫颈活检钳、长镊子、无菌孔巾、纱布卷、棉球及棉签若干、无菌带尾纱布、无菌手套、复方碘溶液、装有 4% 甲醛溶液的标本瓶若干个、0.5% 络合碘消毒液。

2. 操作步骤

（1）将患者带到检查室，核对患者姓名、手腕带信息及检查单，向患者说明操作目的、告知相关事项，以取得配合；嘱患者排空膀胱。

（2）评估患者生命体征并询问病史以及评估患者月经期情况，患有阴道炎者应治愈后再取活检。

（3）协助患者取膀胱截石位，常规消毒外阴，铺无菌孔巾，冬季注意保暖。

（4）放置窥阴器暴露活检部位后，用干棉球擦净阴道内黏液，局部消毒。

（5）协助医生持活检钳或长镊子钳取可疑部位组织，对表面有坏死的肿物，要取至深层新鲜组织。为提高取材准确性，可在阴道镜引导下，或在阴道涂以复方碘溶液，选择不着色区域取材。

（6）当手术结束时协助医生用无菌纱布压迫止血，必要时阴道内放置无菌带尾纱布压迫止血，嘱其 24 小时后自行取出。

（7）将取出的组织分别放在盛有 4% 甲醛溶液的标本瓶内，做好记录并及时送病理检查。

（8）在手术过程中及时为医生传递所需物品，观察患者反应，给予患者心理支持。

（9）指导患者注意阴道流血流液情况，保持会阴清洁干燥，若出现大量阴道流血情况，应及时就诊。

（10）用物及垃圾分类处理、洗手。

3. 操作注意事项

（1）患者了解阴道活组织检查的意义、目的和配合方法。

（2）询问月经史，月经期、月经前期及妊娠期不做活检，有阴道炎者应治愈后再取活检。

（3）上下检查床预防患者坠床、跌倒。

（4）嘱患者按要求取病理报告单并及时复诊。

（5）评估患者阴道流血流液情况，嘱其注意保持会阴清洁，24 小时后自行取出无菌带尾纱布，若出现大量阴道流血情况，应及时就诊。

（6）指导患者术后 1 个月内禁止性生活、盆浴及阴道灌洗。

4. 评分标准

阴道活组织检查护理配合操作评分标准见表 4-10。

表 4-10　阴道活组织检查护理配合操作评分表

项目	内容及评分标准	分值	得分
准备 （10分）	医嘱准备：打印检查单，核对并签名	4	
	环境准备：清洁安静，室温适宜，用床帘或屏风遮挡，保护隐私	1	
	用物准备：物品齐全，摆放有序；质量合格	4	
	自身准备：着装整洁，仪表规范；洗手，戴口罩	1	
实施 （70分）	核对解释：核对患者信息，解释操作目的和有关事项，嘱其排尿	8	
	评估患者：患者生命体征并询问病史以及评估患者月经期情况	10	
	核对、体位摆放及消毒：核对检查单及患者信息，协助患者取膀胱截石位，暴露外阴，消毒外阴，铺无菌巾，窥阴器暴露活检部位并消毒	10	
	取活组织：协助医生用活检钳或长镊子钳取可疑部位组织，对表面有坏死的肿物要取至深层新鲜组织	10	
	伤口处理：协助医生无菌纱布压迫止血，嘱患者24小时后自行取出	5	
	清理、体位：清理操作中的用物，协助患者穿衣裤下床，整理检查床单位	4	
	活组织处理：将活组织分装标本瓶，4%甲醛溶液固定，贴标签，核对患者信息	8	
	核对记录：洗手，再次核对，填写病理检查申请单，将标本及时送检	8	
	健康宣教：指导患者注意保持外阴清洁干燥，1个月内禁止性生活、盆浴及阴道灌洗，如有不适及时就诊	5	
	用物处置：用物及垃圾分类处理、洗手	2	

续表4-10

项目	内容及评分标准	分值	得分
评价 (20分)	人文关怀：操作前告知患者操作目的；操作中询问患者感受并观察其情况；协助患者上下检查床；关注隐私保护及安全保护	8	
	熟练度：操作熟练、规范，注意无菌原则，密切配合医生	8	
	健康宣教：有效沟通，有针对性，涉及操作、疾病等相关内容	2	
	专业素养：精神面貌、自信心、协调性、整体状态等综合评估	2	
总分		100	

5. 相关知识

（1）适应证：阴道赘生物、阴道溃疡灶；阴道特异性感染，如尖锐湿疣等；阴道镜诊断为高级别病变者。

（2）禁忌证：急性或亚急性生殖器炎症或盆腔炎性疾病；月经期。

（3）阴道活组织检查病理分析及意义：①阴道肿瘤可分为良性肿瘤和恶性肿瘤。阴道良性肿瘤有纤维瘤、平滑肌瘤、血管瘤、脂肪瘤、神经瘤、黏液瘤和乳头状瘤等，一般不产生明显症状；阴道恶性肿瘤是指恶性肿瘤发生在阴道壁组织中的病变，有原发性的，亦有继发性的，继发性多由宫颈癌、外阴癌、子宫内膜癌、直肠癌等转移而来，原发性阴道恶性肿瘤较少见。②阴道活组织检查是确定阴道某些病变或可疑病变的一种诊断方法，为提高活检的准确性，可在阴道镜指导下进行。

（三）子宫颈活组织检查

子宫颈活组织检查是诊断子宫颈癌前病变和子宫颈癌的必需步骤。

1. 操作前准备

（1）自身准备：着装整洁，仪表规范；洗手，戴口罩。

（2）环境准备：整洁、安静、室温适宜，光线对准操作部位，用床帘或屏风遮挡，保护隐私。

（3）用物准备：窥阴器、宫颈活检钳、长镊子、无菌孔巾、纱布卷、棉球及棉签若干、无菌带尾纱布、无菌手套、复方碘溶液、装有4%甲醛溶液的标本瓶若干个、0.5%络合碘消毒液。

2. 操作步骤

（1）将患者带到检查室，核对患者姓名、手腕带信息及检查单，向患者说明操作目的、告知相关事项，以取得配合；嘱患者排空膀胱。

（2）评估患者生命体征并询问病史及患者月经期情况，患有阴道炎者应治愈后再取活检。

（3）协助患者取膀胱截石位，常规消毒外阴，铺无菌孔巾，冬季注意保暖。

（4）当医生放置窥阴器，充分暴露宫颈后，协助医生用干棉球擦净宫颈表面黏液及分泌物，局部消毒。

（5）协助医生在宫颈外口鳞-柱交界处或特殊病变处，持宫颈活检钳钳取适当大小的组织。临床明确为宫颈癌，只为确定病理类型或浸润程度者可以行单点取材；可疑宫颈癌者，应按时钟位置 3、6、9、12 点钳取组织；需注意取材深度，应钳取上皮全层及部分间质，以适合组织学评估。

（6）为提高取材准确性，可在阴道镜引导下取材，或在宫颈阴道部涂以复方碘溶液，选择不着色区域取材。

（7）当病变延伸至子宫颈管或细胞学 AGC（非典型腺细胞-atypical glandular cells，AGC）及以上或 3 型转化区时，应同时进行子宫颈管搔刮术。

（8）当手术结束时协助医生予以子宫颈局部填塞无菌带尾纱布压迫止血，嘱患者 24 小时后自行取出。

（9）将取出的组织分别放在装有 4% 甲醛溶液标本瓶内，做好标记并及时送检。

（10）在手术过程中应及时为医生传递所需物品，观察患者反应，给予心理支持。

（11）指导患者注意阴道流血流液情况，保持会阴清洁干燥，若出现大量阴道流血情况，应及时就诊。

（12）用物及垃圾分类处理、洗手。

3. 操作注意事项

（1）患者了解子宫颈活组织检查的意义、目的和配合方法。

（2）月经期、月经前期不宜做活检，急性、亚急性生殖器炎症或盆腔炎性疾病应治疗后再取活检，妊娠期必要时可做活检。

（3）上下检查床预防患者坠床、跌倒。

（4）嘱患者按要求取病理报告单并及时复诊。

（5）评估患者阴道流血流液情况，嘱其注意保持会阴清洁，24 小时后自行取出无菌带尾纱布，若出现大量阴道流血情况，应及时就诊。

（6）指导患者术后 1 个月内禁止性生活、盆浴及阴道灌洗。

4. 评分标准

子宫颈活组织检查护理配合操作评分标准见表 4-11。

表 4-11　子宫颈活组织检查护理配合操作评分表

项目	内容及评分标准	分值	得分
准备 （10分）	医嘱准备：打印检查单，核对并签名	4	
	环境准备：清洁安静，室温适宜，用床帘或屏风遮挡，保护隐私	1	
	用物准备：物品齐全，摆放有序；质量合格	4	
	自身准备：着装整洁，仪表规范；洗手，戴口罩	1	
实施 （70分）	核对解释：核对患者信息，解释操作目的和有关事项，嘱其排空膀胱	8	
	评估患者：测量患者生命体征、询问病史及评估患者月经期情况	10	
	核对、体位摆放及消毒：核对检查单及患者信息，协助患者取膀胱截石位，暴露外阴，消毒外阴，铺无菌巾，窥阴器暴露子宫颈并消毒	10	

续表 4-11

项目	内容及评分标准	分值	得分
实施 **(70 分)**	取活组织：协助医生用活检钳或长镊子在病变部位单点或多点取材	10	
	伤口处理：协助医生无菌纱布压迫止血，嘱患者 24 小时后自行取出	5	
	清理、体位：清理操作中的用物，协助患者穿衣裤下床，整理检查床单位	4	
	活组织处理：将活组织分装标本瓶，4%甲醛溶液固定，贴标签，核对患者信息	8	
	核对记录：洗手，再次核对，填写病理检查申请单，将标本及时送检	8	
	健康宣教：指导患者注意保持外阴清洁干燥，1 个月内禁止性生活、盆浴及阴道灌洗，如有不适及时就诊	5	
	用物处置：用物及垃圾分类处理、洗手	2	
评价 **(20 分)**	人文关怀：操作前告知患者操作目的；操作中询问患者感受并观察其情况；协助患者上下检查床；关注隐私保护及安全保护	8	
	熟练度：操作熟练、规范，注意无菌原则，密切配合医生	8	
	健康宣教：有效沟通，有针对性，涉及操作、疾病等相关内容	2	
	专业素养：精神面貌、自信心、协调性、整体状态等综合评估	2	
总分		100	

5. 相关知识

（1）适应证：宫颈脱落细胞检查巴氏Ⅲ级或Ⅲ级以上；阴道镜诊断为子宫颈 HSIL 或可疑癌者；阴道镜诊断为子宫颈 LSIL，但细胞学为 ASC-H 及以上或 AGC 及以上；特异性宫颈炎症如尖锐湿疣，需与宫颈癌鉴别者；肉眼检查可疑癌者。

（2）禁忌证：月经期、急性或亚急性生殖器炎症、凝血功能障碍者。

（3）子宫颈活组织检查病理分析及意义：

子宫颈肿瘤包括良性肿瘤和恶性肿瘤。子宫颈良性肿瘤以肌瘤为常见，其余较为少见。子宫颈癌是最常见的妇科恶性肿瘤，起源于宫颈上皮内病变，两者均与高危型 HPV 感染相关。子宫颈鳞状上皮内病变（cervical squamous intraepithelial lesin, SIL）是与子宫颈浸润癌密切相关的一组子宫颈病变，SIL 既往称为子宫颈上皮内瘤变（CIN），分为三级。WHO 女性生殖器肿瘤二级分类法（即 LSIL 和 HSIL），LSIL 相当于 CIN1，HSIL 包括 CIN3 和大部分 CIN2。CIN2 可用 p16 免疫组化染色进行分流，p16 染色阴性者按 LSIL 处理，阳性者按 HSIL 处理。二级分类法较好地反映了 HPV 相关病变的生物学过程，能更好地指导临床处理及预后判断。

1）HSIL：细胞核极性紊乱，核浆比例增加，核分裂象增多，异型细胞扩展到上皮下 2/3 层甚至全层，p16 在上皮>2/3 层面内呈弥漫连续阳性。

2）LSIL：鳞状上皮基底及副基底样细胞增生，细胞核极性轻度紊乱，有轻度异型性，核分裂象少，局限于上皮下 1/3 层，p16 染色阴性或在上皮内散在点状阳性。

SIL 形成后继续发展，突破上皮下基底膜，浸润间质，形成宫颈浸润癌。主要分为浸润性鳞状细胞癌、腺癌，其他类型少见。

1）微小浸润性鳞状细胞癌：是指在 HSIL（CIN3）基础上镜检发现小滴状、锯齿状癌细胞团突破基底膜，浸润间质。

2）浸润性鳞状细胞癌：是指癌灶浸润间质范围超出微小浸润癌，多呈网状或团块状浸润间质，根据癌细胞核的多形性与大小及核分裂程度等可将鳞状细胞癌分为高（Ⅰ级）、中（Ⅱ级）、低分化（Ⅲ级）3 种，这种分级法可能提供了肿瘤对化疗和放疗相关的预后信息，但目前更倾向于分为角化型和非角化型。角化型大致相当于高分化鳞癌，细胞体积大，有明显角化珠形成，可见细胞间桥，细胞异型性较轻，无核分裂或核分裂罕见。非角化型大致相当于中分化和低分化鳞癌。细胞体积大或较小，可有单细胞角化但无角化珠，细胞间桥不明显，细胞异型性常明显，核分裂多见。

3）普通型宫颈腺癌：约占宫颈腺癌的 90%。虽然来源于子宫颈管柱状黏液细胞、偶尔间质内可见黏液池形成，但肿瘤细胞内见不到明确黏液，胞浆双嗜性或嗜酸性。镜下见腺体结构复杂、呈筛状和乳头状，腺上皮细胞增生呈复层，核异型性明显，核分裂象多见，该亚型绝大部分呈高-中分化。

4）黏液性腺癌：该亚型的特征是细胞内可见明确黏液，又进一步分为胃型、肠型、印戒细胞样和非特指型。其中，高分化的胃型腺癌，既往称为微偏腺癌（minimal deviation adenocarcinoma，MDA），虽然分化非常好，但几乎是所有宫颈腺癌中预后最差的一种亚型，5 年生存率仅为普通宫颈腺癌的一半。

（四）子宫内膜活组织检查

子宫内膜活组织检查可判断子宫发育程度及有无子宫颈管及宫腔粘连；也可间接反映卵巢功能和直接反映子宫内膜病变。

1. 操作前准备

（1）自身准备：着装整洁，仪表规范；洗手，戴口罩。

（2）环境准备：整洁、安静、室温适宜，光线对准操作部位，用床帘或屏风遮挡，保护隐私。

（3）用物准备：窥阴器 1 个、宫颈钳 1 把、卵圆钳 1 把、3~6 号扩宫棒 1 套、子宫探针 1 把、无齿镊 1 把、子宫刮匙 1 把、无菌孔巾 1 块、纱布卷 1 个、棉球及棉签若干、无菌手套 1 副、弯盘 1 个、装有标本固定液的固定瓶若干个、0.5% 络合碘消毒液。

2. 操作步骤

（1）将患者带到检查室，核对患者姓名、手腕带信息及检查单，向患者说明操作目的、告知相关事项，以取得配合；嘱患者排空膀胱。

（2）评估患者生命体征并询问病史，确定采取时间和部位。

（3）协助患者取膀胱截石位，查明子宫大小及位置。常规消毒外阴，铺无菌孔巾，当医生用窥阴器暴露子宫颈后协助医生消毒子宫颈及宫颈外口。冬季注意保暖。

（4）协助医生以宫颈钳夹持子宫颈前唇或后唇，用探针探查子宫位置和宫腔深度。

（5）对于宫腔占位病变的诊断，协助医生在宫腔镜引导下定点活检。若无条件者，也可使用专用活检钳。

（6）为了解子宫内膜功能状态，也可用小刮匙沿宫壁刮取组织。将刮匙送达宫底部，自上而下沿宫壁刮取，夹出组织，置于无菌纱布上，再取另一条。

（7）术毕，取下宫颈钳，收集全部组织固定于4%甲醛溶液中送检。检查申请单要注明末次月经时间并及时送检。

（8）在手术中应及时为医生传递所需物品，观察患者反应，给予心理上的支持。

（9）指导患者注意阴道流血流液情况，保持会阴清洁干燥，若出现大量阴道流血情况，应及时就诊。

（10）用物及垃圾分类处理、洗手。

3. 操作注意事项

（1）患者了解子宫内膜活组织检查的意义、目的和配合方法。

（2）询问月经史，月经期、月经前期及妊娠期不宜做活检，有阴道炎者应治愈后再取活检。

（3）了解卵巢功能通常在月经期前1~2日取材，一般多在月经来潮6小时内取材，自宫腔前、后壁各取一条内膜；闭经如能排除妊娠者则可随时取。

（4）若疑为子宫内膜异常增生，应于月经前1~2日或月经来潮6小时内取材；疑为子宫内膜不规则脱落时，则应于月经第5~7日取材。

（5）对于原发性不孕者，应在月经来潮前1~2日取材。如为分泌期子宫内膜，提示有排卵；内膜仍呈增殖期改变则提示无排卵。

（6）疑有子宫内膜结核，应在月经前1周或月经来潮6小时内取材。检查前3日及术后4日每日肌内注射链霉素0.75 g及口服异烟肼0.3 g，以防引起结核病灶扩散。

（7）疑有子宫内膜癌者可随时取材。

（8）上下检查床预防患者坠床、跌倒。

（9）嘱患者按要求取病理报告单并及时复诊。

（10）评估患者阴道流血流液情况，嘱其注意保持会阴清洁，若出现大量阴道流血情况，应及时就诊。

（11）指导患者术后1个月内禁止性生活、盆浴及阴道灌洗。

4. 评分标准

子宫内膜活组织检查护理配合操作评分标准见表4-12。

表4-12　子宫内膜活组织检查护理配合操作评分表

项目	内容及评分标准	分值	得分
准备 （10分）	医嘱准备：打印检查单，核对并签名	4	
	环境准备：清洁安静，室温适宜，用床帘或屏风遮挡，保护隐私	1	
	用物准备：物品齐全，摆放有序；质量合格	4	
	自身准备：着装整洁，仪表规范；洗手，戴口罩	1	

续表4-12

项目	内容及评分标准	分值	得分
实施 (70分)	核对解释：核对患者信息，解释操作目的和有关事项，嘱其排尿	8	
	评估：测量生命体征、询问病史以及评估患者月经期情况，确定采取时间和部位	6	
	核对、体位摆放及消毒：核对检查单及患者信息，协助患者取膀胱截石位，查明子宫大小及位置，消毒外阴，铺无菌巾，窥阴器暴露子宫颈并消毒	5	
	取活组织：协助医生以宫颈钳夹持子宫颈前唇或后唇，用探针探查子宫位置和宫腔深度，协助医生用小刮匙沿宫壁刮取组织。将刮匙送达宫底部，自上而下沿宫壁刮取，夹出组织，置于无菌纱布上，再取另一条	12	
	活组织处理：术毕，取下宫颈钳，将活组织分装标本瓶，4%甲醛溶液固定，贴标签，核对患者信息	10	
	清理、体位：清理用物，协助患者穿衣裤下床，整理检查床单位	7	
	核对记录：洗手，再次核对，填写病理检查申请单，申请单注明末次月经时间，将标本及时送检	10	
	健康宣教：指导患者注意保持外阴清洁干燥，1个月内禁止性生活、盆浴及阴道灌洗，如有不适及时就诊	10	
	用物处置：用物及垃圾分类处理、洗手	2	
评价 (20分)	人文关怀：操作前告知患者操作目的；操作中询问患者感受并观察其情况；协助患者上下检查床；关注隐私保护及安全保护	8	
	熟练度：操作熟练、规范，注意无菌原则，密切配合医生	8	
	健康宣教：有效沟通，有针对性，涉及操作、疾病等相关内容	2	
	专业素养：精神面貌、自信心、协调性、整体状态等综合评估	2	
总分		100	

5. 相关知识

（1）适应证：影像学检查有无宫腔占位病变；确定异常子宫出血的原因；子宫颈脱落细胞学提示子宫内膜来源的不典型腺细胞；检查不孕症病因。

（2）禁忌证：严重急性全身性疾病；体温超过37.5℃者；急性、亚急性生殖器炎症或盆腔炎性疾病；可疑妊娠。

（3）子宫内膜活检病理分析及意义：子宫内膜活组织检查可以间接反映卵巢功能，直接反映子宫内膜病变情况；判断子宫发育程度及有无子宫颈管及宫腔粘连，是妇科临床常用的辅助诊断方法。

1）正常子宫内膜：结果显示所取组织为增生期或分泌期子宫内膜。增殖期子宫内膜见于月经刚干净时，是月经前半周期的表现；分泌期子宫内膜见于快来月经时。两者都属于正常的子宫内膜，不需要进一步处理。

2)异常子宫内膜：①轻中度，一般会表现为轻度子宫内膜增生，包括单纯增生和复杂增生。单纯增生病变稍轻，常常要给予后半周期孕激素补充来对抗雌激素。复杂增生病情稍重，需要全月经周期补充孕激素对抗雌激素。疾病更重一点是非典型增生，是子宫内膜癌的癌前病变，对于非典型增生，如果没有生育要求，一般要行全子宫切除；如果要求保留生育能力，也可以先给予高剂量孕激素治疗，治疗缓解之后再进行受孕，妊娠结束之后定期观察，必要时可行子宫切除。②重度，子宫内膜病理有时会显示为子宫内膜癌，是最严重的情况。对于子宫内膜癌，要给予子宫内膜癌的标准治疗，行全子宫加双附件切除加淋巴结清扫，术后要根据高危复发情况来拟定是否补充放化疗。

二、诊断性子宫颈锥切术

诊断性子宫颈锥切术是对子宫活检诊断不足或有怀疑时，采取的补充诊断方法。

(一)操作前准备

(1)自身准备：着装整洁，仪表规范；洗手，戴口罩。

(2)环境准备：整洁、安静、室温适宜，光线对准操作部位，用床帘或屏风遮挡，保护隐私。

(3)用物准备：无菌导尿包1个、窥阴器1个、宫颈钳1把、卵圆钳1把、长镊子2把、尖手术刀1把(或高频电切仪1台、环形电刀1把、等离子电凝刀1把、电切球1个)、4~7号扩宫棒1套、子宫探针1把、子宫刮匙1把、肠线、持针器1把、圆针1枚、无菌孔巾1块、纱布卷1个、棉球及棉签若干、无菌手套1副、复方碘溶液、装有标本固定液的固定瓶若干个、0.5%络合碘消毒液。

(二)操作步骤

(1)将患者带到检查室，核对患者姓名、手腕带信息及检查单，向患者说明操作目的、告知相关事项，以取得配合；嘱患者排空膀胱。

(2)评估患者生命体征并询问病史，评估患者的手术时间，应在月经干净后3~7日内施行。

(3)在蛛网膜下隙或硬膜外麻醉下，协助患者取膀胱结石位，消毒外阴阴道后，铺无菌孔巾。

(4)为患者导尿，协助医生放置窥阴器充分暴露子宫颈并消毒阴道、子宫颈及子宫颈外口。

(5)手术过程中及时传递医生所需用物。

(6)协助医生以宫颈钳夹住子宫颈前唇向外牵引，子宫颈涂抹复方碘溶液。若行冷刀锥切术，在碘不着色区外0.5 cm处，以尖刀在子宫颈表面做深约0.2 cm环形切口，包括子宫颈上皮及少许皮下组织，按30°~50°向内做子宫颈锥形切除。医生在切除组织12点处做一标记，装入4%甲醛溶液标本瓶中。

(7)手术完成后用无菌纱布卷压迫创面止血；若有动脉出血者，协助医生用可吸收缝线缝扎止血或加用吸收性明胶海绵止血；必要时术毕探查宫颈管。

（8）观察患者反应，给予心理上的支持。

（9）协助患者穿衣裤下床，清理操作中的用物，整理检查床单位。

（10）洗手，再次核对，填写病理检查申请单，将标本及时送检。

（11）指导患者注意阴道流血流液情况，保持会阴清洁干燥，若出现大量阴道流血情况，应及时就诊。

（12）用物及垃圾分类处理、洗手。

（三）操作注意事项

（1）患者了解诊断性子宫颈锥切术的意义、目的和配合方法。

（2）应在月经干净后 3~7 日内实施操作，有阴道炎者应治愈后再取活检。

（3）不宜用电刀、激光刀，以免破坏边缘组织而影响诊断。

（4）将要进行子宫切除者，手术最好在锥切术后 48 小时内进行，可行宫颈前后唇相对缝合封闭止血；若不能在短期内行子宫切除或无须进一步做手术者，应行宫颈成型缝合术或荷包缝合术，术毕探查宫颈管。

（5）密切观察患者阴道流血流液情况、有无头晕及血压下降等不良反应。嘱其注意阴道流血情况，若出现大量阴道流血，应及时就诊。

（6）术后注意保持会阴部清洁，遵医嘱使用抗生素预防感染。

（7）告知患者术后应休息 3 日，2 个月内禁止性生活、盆浴及阴道灌洗。

（8）嘱患者 6 周后门诊复查，探查宫颈管有无狭窄。

（四）评分标准

诊断性子宫颈锥切术护理配合操作评分标准见表 4-13。

表 4-13　诊断性子宫颈锥切术护理配合操作评分表

项目	内容及评分标准	分值	得分
准备 （10分）	医嘱准备：打印检查单，核对并签名	4	
	环境准备：清洁安静，室温适宜，用床帘或屏风遮挡，保护隐私	1	
	用物准备：物品齐全，摆放有序；质量合格	4	
	自身准备：着装整洁，仪表规范；洗手，戴口罩	1	
实施 （70分）	核对解释：核对患者信息，解释操作目的和有关事项，嘱其排尿	8	
	评估患者：患者生命体征并询问病史以及评估患者月经期情况	6	
	核对、体位摆放及消毒：核对检查单及患者信息，协助患者在麻醉下取膀胱截石位，暴露外阴，为患者导尿，协助医生消毒外阴，铺无菌巾，窥阴器暴露子宫颈并消毒	8	
	病变组织切除：协助医生以宫颈钳夹持子宫颈前唇向外牵引，子宫颈涂复方碘溶液，环形切除病变组织，手术过程中及时传递医生所需用物	8	
	病情观察：观察患者反应，给予心理支持	6	

续表 4-13

项目	内容及评分标准	分值	得分
实施 (70分)	病变组织处理：医生在切除组织 12 点处做一标记，装入 4%甲醛溶液标本瓶中，贴标签，核对患者信息	6	
	伤口处理：协助医生止血和缝合子宫颈，术毕探查宫颈管	6	
	清理、体位：清理用物，协助患者穿衣裤下床，整理检查床单位	5	
	核对记录：洗手，再次核对，填写病理检查申请单，将标本及时送检	5	
	健康宣教：指导患者注意保持外阴清洁干燥，2 个月内禁止性生活、盆浴及阴道灌洗，如有不适及时就诊；6 周后门诊复查，探查宫颈管有无狭窄	8	
	用物处置：用物及垃圾分类处理、洗手	4	
评价 (20分)	人文关怀：操作前告知患者操作目的；操作中询问患者感受并观察其情况；协助患者上下检查床；关注隐私保护及安全保护	8	
	熟练度：操作熟练、规范，注意无菌原则，密切配合医生	8	
	健康宣教：有效沟通，有针对性，涉及操作、疾病等相关内容	2	
	专业素养：精神面貌、自信心、协调性、整体状态等综合评估	2	
总分		100	

（五）相关知识

1. 适应证

子宫颈活检为 HSIL，而临床为可疑浸润癌，为明确病变累及程度及决定手术范围者；宫颈细胞学检查多次阳性，而宫颈活检阴性者；子宫颈活检诊断为原位癌。

2. 禁忌证

有血液病等出血倾向者；急性、亚急性生殖器炎症或盆腔炎性疾病；妊娠期、月经期或伴有不规则子宫出血者。

3. 诊断性子宫颈锥切术的临床意义

诊断性子宫颈锥切术是对子宫颈活检诊断不足或有怀疑时实施的补充诊断手段，不是宫颈癌及其癌前病变诊断的必需步骤。

三、诊断性刮宫

诊断性刮宫简称刮宫，是通过刮取子宫内膜和内膜病灶性活组织检查，做出病理学诊断，是宫腔疾病最常采用的诊断方法。怀疑同时有子宫颈管病变时，需对子宫颈管及宫腔分别进行诊断性刮宫，简称分段诊刮。

(一)操作前准备

(1)自身准备：着装整洁，仪表规范；洗手，戴口罩。

(2)环境准备：整洁、安静、室温适宜，光线对准操作部位，用床帘或屏风遮挡，保护隐私。

(3)用物准备：无菌刮宫包1个(内有窥阴器1个、宫颈钳1把、卵圆钳1把、4~7号扩宫棒1套、子宫探针1把、长镊子2把、大小子宫刮匙各1把、取环器1个、无菌孔巾1块)、棉球及棉签若干、无菌手套1副、复方碘溶液、0.5%络合碘溶液、装有标本固定液的固定瓶若干个。

(二)操作步骤

(1)将患者带到检查室，核对患者姓名、手腕带信息及检查单，向患者说明操作目的，告知相关事项，以取得配合；嘱患者排空膀胱。

(2)评估患者生命体征并询问病史，不同诊断目的的检查时间不同。

(3)协助患者取膀胱截石位，双合诊查清子宫位置、大小及子宫屈向。常规消毒外阴，铺无菌孔巾，协助医生放置窥阴器，暴露宫颈，消毒阴道和宫颈。冬季注意保暖。

(4)宫颈钳钳夹宫颈前唇，用子宫探针探测宫腔深度，按子宫屈向逐渐扩张宫颈管，用刮匙依次刮取宫腔前壁、侧壁、后壁、宫底和两侧宫角，将刮出组织装入标本瓶中送检。行分段诊刮时，先不探及宫腔，先用小刮匙刮取宫颈内口及以下宫颈管组织，再刮取宫腔内膜组织，并将宫颈管和宫腔组织分开装入标本瓶中，做好记录。

(5)协助患者穿衣裤下床，清理用物，整理检查床单位。

(6)洗手、记录、再次核对，填写病理检查申请单，申请单注明末次月经时间，将标本及时送检。

(7)检查过程中密切观察患者的生命体征变化，检查中让患者做深呼吸等放松动作，安抚患者，分散注意力，以减轻疼痛。

(8)指导患者术后保持会阴部清洁，给予抗生素预防感染。

(9)用物及垃圾分类处理、洗手。

(三)操作注意事项

(1)患者了解诊断性刮宫术的意义、目的和配合方法。

(2)诊断性刮宫术检查时间，应根据不同的病史及诊断目的，确定检查时间及部位。

(3)操作过程中病情观察生命体征，倾听患者主诉。

(4)操作时，动作轻柔，以免子宫穿孔。

(5)术后保持会阴部清洁，给予抗生素预防感染。

(6)告知患者2周内禁止性生活、盆浴及阴道灌洗，按时取病理检查结果后复诊。

(四)评分标准

诊断性刮宫护理配合操作评分标准见表4-14。

表 4-14 诊断性刮宫护理配合操作评分表

项目	内容及评分标准	分值	得分
准备 (10分)	医嘱准备：打印检查单，核对并签名	4	
	环境准备：清洁安静，室温适宜，用床帘或屏风遮挡，保护隐私	1	
	用物准备：物品齐全，摆放有序；质量合格	4	
	自身准备：着装整洁，仪表规范；洗手，戴口罩	1	
实施 (70分)	核对解释：核对患者信息，解释操作目的和有关事项，嘱其排尿	8	
	评估：测量生命体征、询问病史，应根据不同的诊断目的，确定检查时间及部位	8	
	核对、体位摆放及消毒：核对检查单及患者信息，协助患者取膀胱截石位，双合诊查清子宫位置、大小及子宫屈向，协助医生消毒外阴，铺无菌巾，窥阴器暴露子宫颈并消毒	6	
	宫腔内膜组织刮出：协助医生以宫颈钳夹持子宫颈前唇，用探针探测宫腔深度，按子宫屈向逐渐扩张宫颈管，协助医生用小刮匙依次刮取宫腔前壁、侧壁、后壁、宫底和两侧宫角。行分段诊刮时，先不探及宫腔，先用小刮匙刮取宫颈内口及以下宫颈管组织，再刮取宫腔内膜组织。嘱患者做深呼吸等放松动作以减轻疼痛	20	
	内膜组织处理：术毕，取下宫颈钳，将宫颈管和宫腔组织分装标本瓶，4%甲醛溶液固定，贴标签，核对患者信息	8	
	清理、体位：清理用物，协助患者穿衣裤下床，整理检查床单位	4	
	核对记录：洗手、记录、再次核对，填写病理检查申请单，申请单注明末次月经时间，将标本及时送检	8	
	健康宣教：指导患者注意保持外阴清洁干燥，2周内禁止性生活、盆浴及阴道灌洗，如有不适及时就诊	6	
	用物处置：用物及垃圾分类处理、洗手	2	
评价 (20分)	人文关怀：操作前告知患者操作目的；操作中询问患者感受并观察其情况；协助患者上下检查床；关注隐私保护及安全保护	8	
	熟练度：操作熟练、规范，注意无菌原则，密切配合医生	8	
	健康宣教：有效沟通，有针对性，涉及操作、疾病等相关内容	2	
	专业素养：精神面貌、自信心、协调性、整体状态等综合评估	2	
总分		100	

（五）相关知识

1. 适应证

异常子宫出血患者或有阴道排液需进一步诊断者；排卵障碍性子宫出血、闭经、不孕症患者为进一步了解子宫内膜病变及有无排卵等情况，可行一般诊断性刮宫；区分子宫颈癌和子宫内膜癌；疑有子宫内膜结核者；宫腔内有残留组织、反复或多量异常子宫出血时，彻底刮宫有助于明确诊断，并可迅速止血。

2. 禁忌证

急性、亚急性生殖器炎症或盆腔炎性疾病。

3. 诊断性刮宫的意义及并发症

（1）疑有子宫内膜结核者，刮宫时要特别注意刮取两侧子宫角部，该部位阳性率较高。

（2）分段诊刮时，若肉眼观察刮出物为可疑癌组织，无须彻底刮宫，只要刮出组织足以用于组织学诊断即可，以避免子宫穿孔、出血及癌扩散。若肉眼观察未见明显癌组织时，应全面刮宫，以防漏诊。

（3）出血、子宫穿孔、感染是刮宫的主要并发症。有些疾病可能导致刮宫时大出血，应术前输液、配血并做好开腹准备。哺乳期、绝经后及子宫患有恶性肿瘤者均应查清子宫位置并仔细操作，以防子宫穿孔。阴道流血时间长者，常有宫腔内感染，刮宫会促使感染扩散，术前术后应给予抗生素。术中要严格无菌操作。刮宫患者术后2周内禁止性生活及盆浴，以防感染。

（4）不孕症或异常子宫出血患者应选择在月经前或月经来潮6小时内刮宫，以判断有无排卵或黄体功能不良。

（5）术者在操作时若反复刮宫，不但伤及子宫内膜基底层，甚至刮出肌纤维组织，造成子宫内膜炎或宫腔粘连，导致闭经，应注意避免。

四、测试题

（1）外阴活组织检查采取的体位是（　　）。

A. 平卧位　　　　　　　　　　　　B. 半卧位

C. 膀胱截石位　　　　　　　　　　D. 蹲位

E. 膝胸卧位

答案：C

解析：外阴活组织检查采取的体位是膀胱截石位。

（2）关于外阴活检，下列说法**不正确**的是（　　）。

A. 取材部位用10%利多卡因做局部浸润麻醉

B. 小赘生物可自蒂部剪下或用活检钳钳取

C. 大面积病灶者行部分切除

D. 有局部活动出血，可创面缝合止血

E. 标本置4%甲醛溶液中固定

答案：A

解析：取材部位用 0.5% 利多卡因进行局麻。

(3)下列哪项**不是**阴道活组织检查的适应证(　　　)。

A. 阴道赘生物　　　　　　　　　　　　B. 阴道溃疡灶

C. 尖锐湿疣　　　　　　　　　　　　　D. 阴道镜诊断为高级别病变

E. 阴道炎

答案：E

解析：阴道炎不需要也不能行阴道活组织检查。

(4)阴道活组织检查后，阴道内放置的用于压迫止血的无菌带尾纱布多久可以取出(　　　)。

A. 术后 2 小时　　　　　　　　　　　　B. 术后 6 小时

C. 术后 12 小时　　　　　　　　　　　D. 术后 24 小时

E. 术后 48 小时

答案：D

解析：无菌带尾纱布应放置 24 小时后取出。

(5)诊断子宫颈癌前病变和子宫颈癌的必需步骤是(　　　)。

A. 阴道活组织检查　　　　　　　　　　B. 子宫颈活组织检查

C. 子宫内膜活组织检查　　　　　　　　D. 诊断性子宫颈锥切

E. 诊断性刮宫

答案：B

解析：诊断子宫颈癌前病变和子宫颈癌的必需步骤是子宫颈活组织检查。

(6)关于宫颈活组织检查，正确的是(　　　)。

A. 凡肉眼可疑者应行活检　　　　　　　B. 取材部位在宫颈内口处

C. 活检后阴道纱布 2 小时取出　　　　　D. 取下标本立即用 95% 乙醇固定

E. 术后 3 天内禁盆浴和性生活

答案：A

解析：宫颈活组织检查取材部位在宫颈外口鳞-柱状上皮交界处，活检后阴道纱布 24 小时后取出，取出标本用 4% 甲醛溶液固定，术后 1 个月禁盆浴和性生活。

(7)关于宫颈活检，下列**错误的**是(　　　)。

A. 病变严重区可用活检钳多点或单点取材

B. 需注意取材深度，应钳取上皮全层及部分间质

C. 妊娠期必要时可做宫颈活检

D. 月经前期可以做宫颈活检

E. 月经来潮时不宜做宫颈活检

答案：D

解析：月经前期不宜做活检，以免与活检处出血相混淆，且月经来潮时创口不易愈合，有增加内膜在切口种植的机会。

(8)关于子宫内膜活组织检查,下列**错误的**是(　　)。

A.了解卵巢功能通常可在月经期前1~2日取材。

B.疑为子宫内膜异常增生者,应于月经前1~2日或月经来潮6小时内取材

C.疑为子宫内膜不规则脱落时,应于月经第5~7日取材

D.原发性不孕者,应在月经来潮前1~2日取材,若为分泌期内膜提示无排卵,内膜仍呈增殖期改变则提示有排卵

E.疑为子宫内膜癌者随时可取材

答案:D

解析:原发性不孕者,应在月经来潮前1~2日取材,若为分泌期内膜提示有排卵,内膜仍呈增殖期改变则提示无排卵。

(9)关于子宫颈锥切术,**不正确**的是(　　)。

A.诊断性子宫锥切术是对子宫颈活检诊断不足或有怀疑时,实施的补充诊断手段

B.诊断性子宫颈锥切是子宫颈癌及其癌前病变诊断的必需步骤

C.行诊断性子宫颈锥切术前需要导尿

D.不宜用电刀、激光刀

E.术后用抗生素预防感染

答案:B

解析:子宫颈活检是子宫颈癌及其癌前病变诊断的必需步骤,诊断性子宫颈锥切不是子宫颈癌及其癌前病变诊断的必需步骤。

(10)关于诊断性刮宫的注意事项,下列说法正确的是(　　)。

A.不孕症或异常子宫出血者应选在月经干净后刮宫

B.分段诊刮时,若肉眼观察刮出物为可疑癌组织时,应彻底刮宫

C.阴道流血时间长者,诊刮术前术后都应给予抗生素

D.疑有子宫内膜结核者,刮宫时要特别注意刮取子宫底部

E.术者在操作时应反复、彻底刮宫

答案:C

解析:不孕症或异常子宫出血者应选在月经前或月经来潮6小时内刮宫。分段诊刮时,若肉眼观察刮出物为可疑癌组织时,无须彻底刮宫,只要刮出组织学诊断即可。疑有子宫内膜结核者,刮宫时要特别注意刮取两侧子宫角部,因该部位阳性率高。术者在操作时唯恐不彻底,反复刮宫,易导致闭经。

五、操作模拟竞赛题

1.题干　王某,女,43岁,已婚,因"接触性出血2月"就诊,1周前门诊就诊进行了生殖道细胞学检查,结果回报:高度鳞状上皮内病变;本周再次就诊,医生建议进行宫颈活组织检查。

2.竞赛要求　请选手配合医生完成宫颈活组织检查。

3.临床思维　协助医生在宫颈外口鳞–柱交界处或特殊病变处,持宫颈活检钳多点或单点钳取适当大小的组织,需注意取材深度,应钳取上皮全层及部分间质,以适合组织学

评估。能根据活组织检查类型进行针对性健康指导。

4.模型及环境要求　女性盆腔模型,膀胱截石位。

5.用物准备　窥阴器、宫颈钳、宫颈活检钳、长镊子、无菌孔巾、纱布卷、棉球及棉签、无菌带尾纱布、无菌手套、复方碘溶液、装有标本固定液的固定瓶若干个、0.5%络合碘消毒液、快速手消毒液、分类垃圾桶。

（谭朝霞　彭梅）

第六节　宫腔镜检查

宫腔镜检查指应用膨宫介质扩张宫腔，通过插入宫腔的光导玻璃纤维窥镜直视观察子宫颈管、子宫颈内口、子宫腔及输卵管开口的生理与病理变化，以便针对病变组织直观准确取材并送病理检查，也可直接在宫腔镜下手术治疗。

一、操作前准备

（1）自身准备：着装整洁，仪表规范；洗手，戴口罩。

（2）环境准备：整洁、安静、室温适宜，光线对准操作部位，用床帘或屏风遮挡，保护隐私。

（3）用物准备：宫腔镜、窥阴器 1 个、宫颈钳 1 把、卵圆钳 1 把、3~6 号扩宫棒 1 套、无齿镊 1 把、子宫探针 1 个、弯盘 1 个、纱布棉球若干、无菌消毒巾、5%葡萄糖溶液 1000 mL（糖尿病患者选用 5%甘露醇溶液）、庆大霉素 8 万 U 1 支、地塞米松注射液 5 mg 1 支、0.5%络合碘消毒液。

二、操作步骤

（1）将患者带到检查室，核对患者姓名、手腕带信息及检查单，向患者说明操作目的、告知相关事项，以取得配合；嘱患者排空膀胱。

（2）评估患者生命体征、病史、相关检查、饮食（术前禁食 6~8 小时）。

（3）检查电视系统、摄像、电刀、光源、膨宫机是否处于正常工作状态。连接好摄像、电源线、电刀电缆线、膨宫液管、负极板回路垫。加入灌流液，铺好负极板回路垫后，打开开关，再调节电切电流功率和电凝电流功率。

（4）协助患者取膀胱截石位，常规消毒，铺无菌消毒巾，暴露宫颈后用宫颈钳夹持子宫颈，探针了解宫腔深度及方向，扩张宫颈至大于镜体外鞘直径半号。

（5）连接膨宫泵，调整压力为最低有效膨宫压力，膨宫液膨开子宫颈，宫腔镜直视下缓慢插入宫腔，调整出水口液体流量使宫腔内压达所需压力。保持容器内有足够的灌流液，以防空气栓塞。

（6）观察宫腔：先观察宫腔、宫底、宫腔前后壁、输卵管开口，在退出过程中观察宫颈内口及宫颈。

（7）宫内操作：时间短、简单的操作确诊后可立即施行，如节育环嵌顿、内膜息肉及内膜活检等；时间长、操作复杂的宫腔镜手术应在手术室麻醉后进行。

（8）术中取出的组织标本，按要求及时送检。

（9）操作过程中，观察患者病情变化，做好沟通，巡视液体，及时更换液体，让患者做深呼吸等放松动作，安抚患者，分散注意力，以减轻疼痛。

（10）指导患者术后保持会阴部清洁，给予抗生素预防感染。

（11）用物及垃圾分类处理、洗手。

三、操作注意事项

（1）患者了解子宫腔镜检查的意义、目的和配合方法。术前禁食6~8小时。

（2）应在月经干净后1周内为宜，此时子宫内膜处于增殖期早期，薄且不易出血，黏液分泌少，宫腔病变易见。

（3）仔细询问病史及相关检查情况。

（4）密切观察患者生命体征、阴道流血情况，倾听患者的主诉。

（5）观察患者有无腹痛、过度水化综合征等相关并发症。

（6）指导术后2周内禁止性生活及盆浴，按时取病理检查结果后复诊。

四、评分标准

宫腔镜检查护理配合操作评分标准见表4-15。

表4-15　宫腔镜检查护理配合操作评分表

项目	内容及评分标准	分值	得分
准备 （10分）	医嘱准备：打印检查单，核对并签名	4	
	环境准备：清洁安静，室温适宜，用床帘或屏风遮挡，保护隐私	1	
	用物准备：物品齐全，摆放有序；质量合格	4	
	自身准备：着装整洁，仪表规范；洗手，戴口罩	1	
实施 （70分）	核对解释：核对患者信息，解释操作目的和有关事项，嘱其排空膀胱	5	
	评估患者：生命体征、病史、相关检查、月经、饮食情况	5	
	核对、体位摆放及消毒：核对检查单及患者信息，协助患者取膀胱截石位，暴露外阴，选择合适的膨宫液及压力，协助医生消毒外阴，铺无菌巾	5	
	检查连接设备：连接好摄像、电源线、电刀电缆线、膨宫液管、负极板回路垫。加入灌流液，铺好负极板回路垫后，打开开关，再调节电切电流功率和电凝电流功率	5	
	放镜膨宫：暴露宫颈后用宫颈钳夹持宫颈，探针了解宫腔深度及方向，扩张宫颈至大于镜体外鞘直径半号，连接液体膨宫泵，调整压力为最低有效膨宫压力，膨宫液膨开子宫颈，宫腔镜直视下缓慢插入宫腔，调整出水口液体流量，使宫腔内压达所需压力。嘱患者做深呼吸等放松动作以减轻疼痛	13	
	观察宫腔：先观察宫腔、宫底、宫腔前后壁、输卵管开口，在退出过程中观察宫颈内口及宫颈，检查时采集图像并保存打印	6	
	宫内操作：时间短、简单的操作确诊后可立即施行	6	
	病情观察：观察患者病情变化，巡视液体，及时更换液体	5	

续表 4-15

项目	内容及评分标准	分值	得分
实施 (70分)	活组织处理：将取出的组织分装标本瓶，用4%甲醛溶液固定，贴标签，核对患者信息	5	
	清理、体位：清理用物，协助患者穿衣裤下床，整理检查床	5	
	核对记录：洗手，再次核对，记录，填写病理检查申请单，申请单注明末次月经时间，将标本及时送检	4	
	健康宣教：指导患者注意保持外阴清洁干燥，2周内禁止性生活、盆浴及阴道灌洗，如有不适及时就诊	4	
	用物处置：用物及垃圾分类处理、洗手	2	
评价 (20分)	人文关怀：操作前告知患者操作目的；操作中询问患者感受并观察其情况；协助患者上下检查床；关注隐私保护及安全保护	8	
	熟练度：操作熟练、规范、严格无菌操作，密切配合医生	8	
	健康宣教：有效沟通，有针对性，涉及操作、疾病等相关内容	2	
	专业素养：精神面貌、自信心、协调性、整体状态等综合评估	2	
总分		100	

五、相关知识

1. 适应证

异常子宫出血者；原因不明的不孕症或反复流产者；疑宫腔异常者，如宫腔粘连、内膜息肉、子宫畸形等；宫内异物，如节育器、流产残留物等的定位及取出；影像学检查提示宫腔内占位性病变者；宫腔镜术后相关评估。

2. 禁忌证

严重心肺功能不全者；严重血液系统疾病；急性、亚急性生殖道感染者。近3个月内有子宫手术或子宫穿孔史者，浸润性子宫颈癌、生殖道结核未经系统抗结核治疗者，宫颈瘢痕、宫颈裂伤或松弛者等为相对禁忌证。

3. 麻醉

宫腔镜检查无须麻醉或进行子宫颈局部麻醉；宫腔镜手术多采用硬膜外麻醉或静脉麻醉。

4. 能源

高频电发生器，单极、双极电切及电凝常用于宫腔镜手术治疗，此外还有激光和微波。

5. 膨宫液的选择

使用单极电切或电凝时，膨宫液体必须选用非导电的5%葡萄糖溶液，双极电切或电凝则选用0.9%氯化钠溶液，后者可减少过量低渗液体灌注导致的过度水化综合征（TURP）。对合并糖尿病的患者可选用5%甘露醇溶液膨宫。

6. 并发症

出血、子宫穿孔、过度水化综合征（TURP）、气体栓塞、感染、宫腔或（和）子宫颈粘连等。

7. 宫腔镜检查的评价指标及意义

（1）正常宫腔镜像：膨宫良好时，子宫底展平，有时可见宫底略向内凸起，两侧宫角显得较深。子宫内膜镜像随月经周期而有所变化。

（2）增殖期子宫内膜平整光滑，呈红黄色；增生中晚期，子宫内膜可有局限性波浪状隆起，或似息肉状；有时可清楚见血管走行；输卵管口易见，较少有分泌物遮盖。

（3）血管走行不易见；输卵管口不易见。

（4）绝经后的子宫内膜菲薄、光滑、平整，可见点状或散片状瘀斑。

（5）子宫颈管内膜呈红黄色，光滑，有皱峰纵行。

（6）输卵管口多呈光亮圆窝或瞳孔状，或黑洞、褐斑状，与检查选择时间及膨宫效果有关。

（7）其他镜像常可见到漂浮的黏液、黏膜碎片、出血及气泡。

（8）异常宫腔镜像包括：

1）宫腔内异物如断裂或残留的节育器、胎儿碎骨，部分可被黏膜及黏液覆盖。

2）各种形式的宫腔粘连。

3）畸形子宫如鞍状、双角及纵隔子宫。

4）出血点、片状瘀斑或出血。

5）萎缩及纤维化苍白、光滑、血管少，或有瘀斑。

6）肥厚不平、水肿、增厚、分泌物多。

7）息肉光滑、软、色白或与内膜同色，单发或多发，有蒂或无蒂。

8）肌瘤色白，表面有血管。

8. 宫腔镜器械及设备的保养

（1）器械的保养：光学视管需单独放置，避免受压。光学系统应用脱脂棉蘸上75%乙醇与乙醚混合液轻拭，忌用硬质布料擦拭，以防划痕损伤镜片。所有宫腔镜器械需每月进行除锈、润滑保养一次。各轴节部位用注射器滴入液体石蜡，注意打开关节、通道、活塞、弹簧、螺帽等部位。

（2）宫腔镜设备的保养：高频电流发生器应定期检测。更换氙气灯泡前冷却15分钟以上，避免烫伤。冷光源使用后，亮度调到最小再关机，用湿软布擦干净机身，下次开机使用时亮度调节从小到大逐渐增大，避免损坏灯泡，关机后应待灯泡完全冷却后使用，两次开机时间要间隔15分钟以上。主机应放置在宽敞通风、阴凉处。

六、测试题

（1）宫腔镜检查的膨宫压力正确的是（　　　）。

A. 60~80 mmHg　　　　　　　　　　B. 80~100 mmHg

C. 40~60 mmHg　　　　　　　　　　D. 100~120 mmHg

E. 以上都不是

答案：B

解析：膨宫压力一般为 80~100 mmHg，不能超过平均动脉压水平。

(2)关于宫腔镜检查膨宫液的选择，正确的是(　　)。

A.使用单极时，灌流液用5%葡萄糖溶液或5%甘露醇溶液

B.使用单极时，灌流液用0.9%氯化钠溶液

C.使用双极时，灌流液用5%葡萄糖溶液或5%甘露醇溶液

D.使用双极时，灌流液用复方氯化钠溶液

E.使用单极或双极时，灌流液都可以用0.9%氯化钠溶液

答案：A

解析：使用单极电切或电凝时，膨宫液体必须选用非导电的5%葡萄糖溶液，双极电切或电凝则选用0.9%氯化钠溶液，后者可减少过量低渗液体灌注导致的过度水化综合征。对合并糖尿病的患者可选用5%甘露醇溶液膨宫。

(3)宫腔镜检查的最佳时间是(　　)。

A.月经第 1 天 　　　　　　　　B.月经第 3 天

C.月经干净后第 1 天 　　　　　D.月经干净后 3~7 天

E.月经期间

答案：D

解析：月经干净后3~7天子宫内膜处于增殖期早期，薄且不易出血，黏液分泌少，宫腔病变易见。

(4)宫腔镜检查的液体膨宫一般流速是(　　)。

A.100~200 mL/min 　　　　　　B.200~300 mL/min

C.300~400 mL/min 　　　　　　D.400~500 mL/min

E.200~400 mL/min

答案：E

解析：流速控制在200~400 mL/min，既可以很好地扩张宫腔，又有利于获得比较清晰的手术视野。

(5)宫腔镜检查减轻子宫出血的注意事项，错误的是(　　)。

A.疑有颈管病变时不应扩张宫颈 　　B.避免内膜增生晚期检查

C.在膨宫良好的情况下进行检查 　　D.在分泌早期检查

E.宫腔内的小血块及时冲洗

答案：D

解析：分泌早期子宫内膜易出血。

(6)宫腔镜水中毒并发症包括(　　)。

A.急性肺水肿　　B.左心衰竭　　C.脑水肿　　D.电解质紊乱　　E.以上都是

答案：E

解析：宫腔镜水中毒并发症包括急性肺水肿、左心衰竭、脑水肿、电解质紊乱等。

(7)下列哪项不是宫腔镜检查的适应证(　　)。

A.异常子宫出血 　　　　　　　B.宫腔内嵌顿异物

C.习惯性流产史 　　　　　　　D.不孕症

E. 急性子宫内膜炎

答案：E

解析：急性、亚急性生殖道感染禁止宫腔镜检查，以防炎症扩散。

(8) 被视为现代诊断宫腔内病变的金标准的方法是(　　)。

A. 诊断性刮宫　　　　　　　　　　B. 子宫输卵管碘油造影

C. B超　　　　　　　　　　　　　　D. 宫腔镜

E. 磁共振成像

答案：D

解析：宫腔镜检查是应用膨宫介质扩张宫腔，通过插入宫腔的光导玻璃纤维窥镜直视观察子宫颈管、子宫颈内口、子宫腔及输卵管开口的生理与病理变化，以便针对病变组织直观准确取材并送病理检查。

(9) 过度水化综合征的处理原则**不包括**(　　)。

A. 吸氧、利尿　　　　　　　　　　B. 纠正电解质紊乱和水中毒

C. 防治肺和脑水肿　　　　　　　　D. 处理急性左心功能衰竭

E. 治疗高钠血症

答案：E

解析：过度水化综合征的处理原则包括吸氧、纠正电解质紊乱和水中毒(利尿、限制入液量、治疗低钠血症)、处理急性左心功能衰竭、防治肺和脑水肿。

(10) 宫腔镜检查时，如大量灌流可能导致(　　)。

A. 感染　　　　　　　　　　　　　B. 损伤

C. 出血　　　　　　　　　　　　　D. 子宫腔压力改变

E. 过度水化综合征(TURP)

答案：E

解析：灌流介质大量吸收引起体液超负荷和(或)稀释性低钠血症。

七、操作模拟竞赛试题

1. 题干　王某，女，34岁，ID：662233，因婚后正常性生活2年未孕于医院门诊就诊。完善相关检查后，需进行宫腔镜检查。

2. 竞赛要求　请选手进行检查前评估并配合医生完成宫腔镜检查。

3. 临床思维　检查前应评估患者月经史，是否为月经干净后3~7天，因此时期子宫内膜处于增殖期早期，薄且不易出血，黏液分泌少，宫腔病变易见，是最佳的检查时间。术前应禁食6~8小时。评估有无心肺功能、血液系统疾病、急性、亚急性生殖道感染等禁忌证。密切配合医生完成宫腔镜检查，注意控制好灌流总量，记录出入量。密切观察患者检查过程中的反应。

4. 模型及环境要求　女性盆腔模型。

5. 用物准备　宫腔镜、窥阴器、宫颈钳、卵圆钳、3~6号扩宫棒1套、无齿镊、探针、弯盘、纱布棉球若干、膨宫液、0.5%络合碘消毒液、快速手消毒液、分类垃圾桶等。

(谭朝霞)

第七节　阴道镜检查

阴道镜检查通过将充分暴露的阴道和子宫颈光学放大 5~40 倍，以观察暴露部位的上皮结构、血管形态，从而发现与肿瘤相关的病变，对可疑部位进行定点活检以明确诊断。阴道镜检查也可用于观察外阴、会阴体及肛周皮肤的相应病变。

一、操作前准备

（1）自身准备：着装整洁，仪表规范；洗手，戴口罩。

（2）环境准备：整洁、安静、室温及光线适宜，用床帘或屏风遮挡，保护隐私。

（3）用物准备：阴道镜、阴道窥器 1 个、子宫颈钳、子宫颈活检钳、无齿卵圆钳各 1 把、尖手术刀、弯盘、标本瓶 4 个、0.9%氯化钠溶液、0.25%~0.5%络合碘消毒液、复方碘溶液、3%~5%醋酸溶液、无菌长棉签、棉球及纱布若干。诊室要求配备基本急救设备。

二、操作步骤

（1）核对患者姓名及腕带信息，向患者说明操作目的、告知相关事项，以取得配合，嘱患者排空膀胱。

（2）评估患者心理状况、月经史、病史。

（3）协助患者取膀胱截石位。

（4）暴露外阴，常规消毒：用 0.25%~0.5%络合碘消毒液消毒外阴后，用窥阴器充分暴露子宫颈，无菌棉球蘸取生理盐水拭净子宫颈表面分泌物，观察子宫颈形态。

（5）协助医生将检查台调至合适高度，阴道镜物镜距子宫颈 25~30cm，对准病变部位后打开光源，调节焦距使图像清晰。检查过程中及时递送医生所需物品，为使光线柔和必要时加用绿色滤光镜片，或加用红色滤光镜片观察血管形态，可疑病变部位需取活检。

（6）检查过程中及时关注患者主诉，检查结束前清点敷料、器械，协助患者穿衣裤下床，整理检查床单位。

（7）及时将活检的组织标本用相应溶液固定、标记、送检。

（8）行子宫颈活检的患者阴道内有纱布填塞，指导患者 24 小时后取出。保持会阴清洁，2 周内禁止盆浴、性生活，一个月后复查。注意阴道流血情况，异常时及时就诊。

（9）用物及垃圾分类处理、洗手、记录。

三、操作注意事项

（1）患者了解阴道镜检查的意义及配合方法。

（2）检查时间：可疑子宫颈癌或 CIN 时在非月经期，了解子宫颈管内病变选择排卵期或接近排卵期，其他疾病检查时间在月经干净后 2 周内即可。

（3）操作过程中注意倾听患者的主诉，出现不适及时对症处理并做好心理护理。

（4）窥阴器暴露子宫颈后，使用生理盐水擦拭子宫颈分泌物，勿用润滑剂。

（5）可与细胞学检查联合使用降低漏诊率。

（6）监测患者生命体征及阴道流血情况，异常情况及时报告医生。

四、评分标准

阴道镜检查护理配合操作评分标准见表 4-16。

表 4-16　阴道镜检查护理配合操作评分表

项目	内容及评分标准	分值	得分
准备 （10分）	医嘱准备：打印执行单，签名，请人核对	4	
	环境准备：清洁安静，室温适宜，用床帘或屏风遮挡，保护隐私	1	
	用物准备：物品齐全，摆放有序；质量合格	4	
	自身准备：着装整洁，仪表规范；洗手，戴口罩	1	
实施 （70分）	核对解释：核对患者信息；解释操作目的、注意事项；确认检查时间是否合适，协助患者排空膀胱	8	
	评估患者：心理状况，病史、月经史，再次确认检查时间	6	
	体位摆放及消毒：协助患者取膀胱截石位，络合碘溶液常规消毒外阴；阴道窥器充分暴露子宫颈；用无菌棉球蘸取生理盐水拭净子宫颈表面分泌物以观察子宫颈形态	10	
	检查：将检查台调至合适高度，调节物镜与子宫颈距离；对准病变部位后打开光源；调节焦距使图像清晰，可疑病变部位取活检。根据需要及时递送医生所需物品	11	
	整理、体位：协助患者整理衣物下床，整理检查床单位	4	
	活检组织处理：所取的组织标本用相应溶液固定、标记、送检	15	
	健康宣教：指导患者24小时后取出阴道内填塞的纱布，注意阴道流血情况，保持会阴清洁，2周内禁止盆浴、性生活，一个月后复查	12	
	用物处置：用物及垃圾分类处理、洗手、记录	4	
评价 （20分）	人文关怀：操作前告知患者操作目的；操作中询问患者感受并观察其情况；操作后及时告知阴道镜结果；协助患者上下检查床；关注隐私保护及安全保护	8	
	熟练度：操作熟练、规范、按时完成	8	
	健康宣教：有效沟通，有针对性，涉及操作、疾病等相关内容	2	
	专业素养：精神面貌、自信心、协调性、整体状态等综合评估	2	
总分		100	

五、相关知识

1. 适应证

子宫颈细胞学检查 LSIL 及以上、ASCUS 伴高危型 HPV 阳性、AGC 者；HPV 检查示高危型 16、18 型阳性；子宫颈锥切、LEEP 术等确定术前切除范围；可疑外阴及阴道病变；外阴、阴道、子宫颈等病变治疗后复查。

2. 禁忌证

阴道镜检查无绝对禁忌证，下列情况时不宜行检查：下生殖道急性炎症未治疗；受检部位有活动性出血、挫伤等。

3. 阴道镜检查方法

（1）子宫颈形态可肉眼观察。

（2）醋酸试验：用蘸取 3%~5% 醋酸溶液的棉球浸湿子宫颈 1 分钟，组织中核质比增加的细胞会出现醋酸白，通常病变级别越高，醋酸白出现越快，持续时间也越长，周围正常的鳞状上皮则保持原来的粉红色。

（3）必要时使用绿色滤光镜片放大 20 倍观察血管成像。

（4）碘试验：用蘸取复方碘溶液的棉球浸湿子宫颈，富含糖原的成熟鳞状上皮细胞被染成棕褐色，而柱状上皮、角化上皮、未成熟化生上皮及不典型增生上皮不含糖原，涂碘后不着色。

（5）在可疑病变部位或醋酸试验、碘试验异常部位取活检送病理检查。

4. 阴道镜诊断的术语

（1）一般评价：

1）检查充分或不充分：检查不充分时需注明原因。

2）鳞-柱交界处的可见性：不可见、部分可见、完全可见。

3）转化区类型：1 型转化区，全部位于子宫颈外口以外，鳞-柱交界处完全可见；2 型转化区，鳞-柱交界部分延伸进子宫颈管，但可通过子宫颈扩张器完全暴露，避免漏诊；3 型转化区，鳞-柱交界处部分可见或完全不可见。

（2）正常阴道镜所见：可见妊娠期蜕膜、鳞状上皮化生、柱状上皮异位、原始鳞状上皮成熟或萎缩。

（3）异常阴道镜所见：

1）一般描述：描述病变部位与转化区的关系、用时钟方向表示位置、病变累及的子宫颈象限数、病变面积占子宫颈表面积的百分率；

2）1 级病变（次要病变）：薄醋酸白上皮，边界不规则图样，细小镶嵌、细小点状血管；

3）2 级病变（主要病变）：厚醋酸白上皮、边界锐利、粗大镶嵌、粗大血管、病变内部醋白分界、袖口状腺体开口、快速醋酸反应、嵴样隆起等；

4）非特异性病变：白斑、糜烂、碘试验染色或不染色等。

（4）可疑浸润癌：异型血管，其他如脆性血管、外生型病变、坏死、溃疡、肿瘤和（或）新生肿物。

（5）杂类：先天性转化区、息肉、炎症、湿疣、子宫颈内异症等。

六、测试题

(1)下列进行阴道镜检查的部位描述正确的是(   )。

A.子宫颈   B.阴道   C.外阴   D.肛周   E.以上都是

答案：E

解析：阴道镜检查直接观察阴道、子宫颈部位的病变，也可用于观察外阴、会阴体及肛周皮肤病变。

(2)下列**不能**进行阴道镜检查的是(   )。

A.阴道有活动性出血   B.HPV DNA 示 16 型阳性

C.HPV DNA 示 53 型阳性持续时间一年   D.子宫颈锥形切除术术前

E.LEEP 术后复查

答案：A

解析：阴道镜检查无绝对禁忌证，但出现下生殖道急性炎症未治疗、受检部位活动性出血、挫伤等情况不宜进行检查。

(3)护士在阴道镜检查操作前需准备的用物包括(   )。

A.子宫颈活检钳   B.分类垃圾桶

C.标本瓶   D.阴道镜

E.以上都是

答案：E

解析：阴道镜检查需准备的用物有阴道镜、阴道窥器 1 个、子宫颈钳、子宫颈活检钳、无齿卵圆钳各 1 把、尖手术刀、弯盘、标本瓶等。

(4)阴道镜检查前需完善的检查包括(   )。

A.一周内白带常规   B.HPV DNA

C.HIV   D.血常规

E.以上都是

答案：E

解析：阴道镜检查前需完善一周内白带常规、HPV、HIV、血常规等。

(5)关于阴道镜检查的护理操作**错误的**是(   )。

A.协助患者排空膀胱

B.协助患者取膀胱截石位

C.调节阴道镜物镜与子宫颈距离

D.使用 0.3%~0.5%醋酸溶液浸湿子宫颈后着色

E.检查过程中关注患者主诉，协助医生及时对症处理

答案：D

解析：阴道镜检查前护士需协助患者排空膀胱、取膀胱截石位，调节好物镜距离，在检查过程中关注主诉，患者出现不适及时告知医生进行对症处理。醋酸试验是用蘸取 3%~5%醋酸溶液的棉球浸湿子宫颈 1 分钟，D 选项所描述的醋酸溶液浓度错误。

（6）关于阴道镜活检后注意事项**不正确**的是（　　）。

A. 将活检组织用溶液及时固定　　　　　　B. 需做好标记

C. 标记后组织及时送检　　　　　　D. 阴道内压迫纱布 24 小时后可自行取出

E. 活检后禁止盆浴、性生活一个月

答案：E

解析：阴道镜检查后须保持会阴清洁，取活检后 2 周内禁盆浴、性生活。

（7）关于阴道镜物镜与子宫颈距离说法正确的是（　　）。

A. 20～25 cm　　　B. 25～28 cm　　　C. 25～30 cm　　　D. 28～30 cm　　　E. 20～30 cm

答案：C

解析：在检查前调节阴道镜物镜与子宫颈距离 25～30 cm，对准病变部位打开光源。

（8）阴道镜检查后需要告知患者的注意事项中**错误的**是（　　）。

A. 注意阴道流血量变化，异常时及时就诊

B. 保持会阴清洁

C. 禁盆浴、性生活 2 周

D. 嘱患者及时取病理检查结果复查

E. 阴道镜检查患者不需进行细胞学检查，以免增加患者费用

答案：E

解析：细胞学检查与阴道镜检查联合使用可降低漏诊率。

（9）阴道镜检查报告单描述**不包括**（　　）。

A. 检查不充分：子宫颈部位瘢痕

B. 鳞柱交界部分可见

C. 2 型转化区通过子宫颈钳夹后唇后完全可见

D. 醋白上皮出现时间 1 分钟

E. 细胞学检查 LSIL

答案：E

解析：约 60%LSIL 会自然消退，细胞学检查 LSIL 可观察随访，不需要进行阴道镜进一步确诊治疗。

（10）关于阴道镜检查，提示需进一步治疗的是（　　）。

A. LSIL 伴阴道镜活检阴性

B. HPV DNA18 型阳性伴阴道镜活检 CINⅡ级

C. ASCUS 伴 2 型转化区柱状上皮异位

D. LSIL 伴 1 型转化区鳞状上皮化生

E. ASCUAH 伴 HPV DNA 阴性

答案：B

解析：高危型 HPV18 型阳性伴阴道镜活检 CINⅡ级有发展为浸润癌的可能，需要治疗，阴道镜检查充分者子宫颈锥切术或消融治疗，阴道镜检查不充分者宜采用子宫颈锥切术，包括 LEEP 刀和冷刀锥切术。

七、操作模拟竞赛试题

1.题干　03床，黄某，女，28岁，ID：123456，因"子宫颈细胞学检查LSIL，HPV DNA 52型阳性为求进一步确诊"入院。入院后完善相关检查，医嘱行阴道镜检查。

2.竞赛要求　请选手完成阴道镜检查前评估及检查前准备、术中配合及术后宣教。

3.临床思维　熟知HPV DNA分型，该患者HPV DNA 52型为高危型，为进一步诊断，行阴道镜检查。阴道镜各部件准备、调节，物镜与子宫颈距离，光源准确放置。能正确进行检查中观察配合，根据操作进展采取护理措施。能根据患者实际情况进行针对性健康指导。

4.模型及环境要求　女性盆腔模型。

5.用物准备　检查床、阴道镜、阴道窥器、无菌棉球、子宫颈钳、子宫颈活检钳、无齿卵圆钳、弯盘、纱布、标本瓶、0.9%氯化钠溶液、0.25%~0.5%络合碘消毒液、复方碘溶液、3%~5%醋酸溶液、快速手消毒液、分类垃圾桶、护理记录单、笔。

（龚小兰　陈丽梅）

第八节　子宫颈环形电切除术

子宫颈环形电切除术是用环形金属丝传导高频交流电在接触身体时组织产生阻抗而吸收电波产生高热，用以完成各种切割、止血操作，它对组织破坏小，可保留完整、连续的标本进行病理检查，是目前治疗各类子宫颈疾病的先进手段，能有效预防子宫颈癌，具有疼痛小、疗效好、手术时间短、花费少等优点。

一、操作前准备

（1）自身准备：着装整洁，仪表规范；洗手，戴口罩。

（2）环境准备：整洁、安静、室温适宜，用床帘或屏风遮挡，保护隐私。

（3）用物准备：高频电波刀仪器、环形电刀、电凝球、阴道窥器、子宫颈钳、子宫颈活检钳各1把、长镊子2把、0.25%~0.5%络合碘溶液、无菌手套、无菌棉签、棉球、无菌纱布、带尾线棉球或纱布卷、装有4%甲醛固定液标本袋数个。

二、操作步骤

（1）核对患者姓名及腕带信息。向患者及家属说明操作目的，告知相关事项以取得配合。嘱患者排空膀胱。

（2）评估患者心理状况，月经史、病史。

（3）协助患者取膀胱截石位。

（4）常规消毒：用0.25%~0.5%络合碘溶液消毒外阴后，窥阴器充分暴露子宫颈，拭净子宫颈表面分泌物，观察子宫颈形态。

（5）协助医生将检查台调至合适高度，打开光源，消毒阴道、子宫颈后行局部麻醉，调节高频电刀输出频率，检查过程中及时递送医生所需物品。鼓励患者做好配合，及时关注患者主诉，如有不适应，通知医生暂停操作，对症处理。

（6）检查结束前清点敷料、器械，协助患者穿衣裤下床，整理检查床单位。

（7）及时将切除组织装入标本袋中固定，做好标记、送检。

（8）指导患者24小时后取出阴道内填塞的无菌纱布或带尾线棉球，指导患者注意阴道流血情况，保持会阴清洁，3个月内禁止盆浴、性生活，一个月后复查。

（9）用物及垃圾分类处理、洗手、记录。

三、操作注意事项

（1）患者了解子宫颈环形电切除术的意义及配合方法。

（2）检查时间为月经干净3~7天内，其间禁止性生活。

（3）操作过程中注意患者主诉，出现不适及时对症处理并做好心理护理。

（4）控制好环形电刀切除速度、角度，止血时改用球形电极将开关拨至凝结位置，可达到电凝止血的效果。

（5）有明显活动性出血时使用纱布压迫止血，治疗后加用抗生素。

（6）术后 7~14 天创面脱痂，有少量出血可口服止血药，出血量多及时就诊。

（7）监测生命体征及阴道流血情况，异常情况及时报告医生。

（8）阴道内有无菌纱布或带尾线棉球填塞，指导患者 24 小时后取出。

（9）指导患者保持会阴清洁，3 个月内禁止盆浴、性生活。

（10）术后阴道流血时间>19 天或出血多时及时就诊。

（11）术后使用抗生素预防感染，追病理检查结果。

（12）术后第一次月经干净后复查，了解创面修复情况。

（13）切除范围应超过病变范围 1 mm，切除深度 7 mm，子宫颈环形电切除术活检的子宫颈深度约 4 mm 即可，可达到诊断和治疗作用，又避免切除过多组织。

四、评分标准

子宫颈环形电切除术护理配合操作评分标准见表 4-17。

表 4-17 子宫颈环形电切除术护理配合操作评分表

项目	内容及评分标准	分值	得分
准备 **（10分）**	医嘱准备：打印执行单，签名，请人核对	4	
	环境准备：清洁安静，室温适宜，用床帘或屏风遮挡，保护隐私	1	
	用物准备：物品齐全，摆放有序；质量合格	4	
	自身准备：着装整洁，仪表规范；洗手，戴口罩	1	
实施 **（70分）**	核对解释：核对患者信息；解释操作目的、注意事项；再次确认检查时间是否合适，排除禁忌证，协助排空膀胱	8	
	评估患者：心理状况、病史、月经史	6	
	体位摆放及消毒：协助患者取膀胱截石位，络合碘溶液常规消毒外阴；阴道窥器充分暴露子宫颈；拭净子宫颈表面分泌物以观察子宫颈形态	10	
	检查：将检查台调合适高度，打开光源；消毒阴道、子宫颈后局部麻醉，调节高频电刀输出频率。根据需要及时递送医生所需物品；检查过程中关注患者主诉，如有不适对症处理	11	
	整理、体位：协助患者穿衣裤下床，整理手术床单位	4	
	活检组织处理：将切除组织装入标本袋、标记、送检	15	
	健康宣教：指导患者 24 小时后取出阴道内填塞的无菌纱布或带尾线棉球，观察阴道流血量与时间，保持会阴清洁，3 个月禁止盆浴、性生活，1 个月后持病理检查结果复查	12	
	用物及垃圾分类处理、洗手、记录	4	

续表4-17

项目	内容及评分标准	分值	得分
评价 （20分）	人文关怀：操作前告知患者操作目的；操作中询问患者感受并观察其情况；协助患者上下检查床；关注隐私保护及安全保护	8	
	熟练度：操作熟练、规范、按时完成	8	
	健康宣教：有效沟通，有针对性，涉及操作、疾病等相关内容	2	
	专业素养：精神面貌、自信心、协调性、整体状态等综合评估	2	
总分		100	

五、相关知识

1. 适应证

持续 CIN Ⅰ；可疑 CIN Ⅱ 和 CIN Ⅲ。

2. 禁忌证

可疑子宫颈浸润癌；子宫颈感染或盆腔炎性疾病；子宫异常出血；妊娠或产后 12 周内；病变累及子宫颈管>1 cm。

3. 子宫颈环形电切除术的术中处理

（1）根据病变要求决定切除范围及深度，切除范围越大、切得越深创面越大，脱痂时更易出血。止血时创面变黄即可。

（2）使用环形电刀切除时，控制好电刀速度及角度，速度太快出血多，太慢则造成标本碳化；同时角度不能太深，否则易造成血管损伤。

（3）创面出血用球形电极电凝止血，球形电极适用于出血点大、部位较浅；切完后的止血要达到没有肉眼的活动性出血。

（4）若电凝止血效果不好，则缝扎止血。

（5）若病变面积大，则可多次切除，直至将病变部位完整切除。

（6）止血时改用球形电极，无明显活动性出血后，填塞无菌纱布，24 小时后取出。

六、测试题

（1）子宫颈环形电切除术的优点包括（　　　）。

A.疼痛小　　　　B.疗效好　　　　C.手术时间短　　D.花费少　　　　E.以上都是

答案：E

解析：子宫颈环形电切除术是目前先进的治疗各种子宫颈疾病的手段，可有效预防子宫颈癌，具有疼痛小、疗效好、手术时间短、花费少等特征。

（2）下列哪种情况是子宫颈环形电切除术的禁忌证（　　　）。

A.怀疑 CIN Ⅱ　　　　　　　　　　B.怀疑 CIN Ⅲ

C.持续 CIN Ⅰ 一年以上　　　　　　D.子宫颈病变累及子宫颈范围<1 cm

E.产后 10 周

答案：E

解析：子宫颈环形电切除术禁忌证有可疑子宫颈浸润癌、子宫颈感染或盆腔炎性疾病、子宫异常出血、妊娠或产后 12 周内、病变累及子宫颈管>1 cm。

(3)下列哪种情况可进行子宫颈环形电切除术（　　　）。

A.高度怀疑子宫颈浸润癌　　　　　　　　B.子宫颈感染

C.盆腔炎性疾病　　　　　　　　　　　　D.妊娠 9 周

E.子宫颈病变累及子宫颈范围<1 cm

答案：E

解析：子宫颈环形电切除术适应证有持续 CIN Ⅰ、可疑 CIN Ⅱ和 CIN Ⅲ，当病变累及子宫颈管>1 cm 则不适合进行子宫颈环形电切除术。

(4)进行子宫颈环形电切除术**不需要**准备哪些用物（　　　）。

A.阴道镜　　　　　　　　　　　　　　　B.环形电刀

C.电凝球　　　　　　　　　　　　　　　D.分类垃圾桶

E.子宫颈活检钳

答案：A

解析：子宫颈环形电切除术需要准备的用物有：高频电波刀仪器、环形电刀、电凝球、阴道窥器、子宫颈钳、子宫颈活检钳各 1 把、2 把长镊子等，阴道镜检查时则需准备阴道镜仪器。

(5)关于进行子宫颈环形电切除术需完善哪些检查（　　　）。

A.妇科检查　　　B.白带检查　　　C.TCT　　　　D.HPV　　　　E.以上都是

答案：E

解析：进行子宫颈环形电切除术前需仔细询问病史，排除禁忌证，行全身检查、妇科检查、白带检查、TCT、HPV、阴道镜及活组织检查等。

(6)关于子宫颈环形电切除术术中配合**错误的**是（　　　）。

A.调节准确高频电刀输出频率

B.及时递送医生所需物品

C.关注患者主诉，鼓励做好配合

D.患者如出现不适，告知医生对症处理

E.打开光源后消毒阴道，子宫颈无须消毒

答案：E

解析：子宫颈环形电切除术中护士应将检查台调至合适高度，打开光源后消毒阴道、子宫颈，根据医嘱调节高频电刀输出频率，检查过程中及时递送医生所需物品。及时关注患者主诉，如有不适应，通知医生暂停操作，并对症处理。

(7)关于子宫颈环形电切除术术后护理措施正确的是（　　　）。

A.敷料、器械及时清点、消毒

B.切除组织装入标本袋中做好标记并送检

C.垃圾分类处理

D.做好护理记录

E.以上都是

答案：E

解析：子宫颈环形电切除术术后，护士应进行健康宣教，保持会阴清洁，不擅自进行阴道冲洗及阴道用药，出血时间长、出血多时应及时就诊，禁盆浴、禁性生活3月。

(8)关于子宫颈环形电切除术术后健康宣教内容正确的是(　　)。

A.指导患者24小时后自行取出阴道内填塞的无菌纱布

B.保持会阴清洁，禁盆浴、性生活3个月

C.遵医嘱口服抗生素预防感染

D.阴道流血时间长，3周后如仍有流血须及时就诊

E.以上都是

答案：E

解析：指导患者24小时后取出阴道内填塞的无菌纱布或带尾线棉球，注意阴道流血情况，保持会阴清洁，3个月内禁止盆浴、性生活，1个月后复查。

(9)关于子宫颈环形电切除术的说法错误的是(　　)。

A.用于治疗子宫颈息肉、子宫颈湿疣、子宫颈癌前病变等多种子宫颈疾病

B.术后禁止性生活3个月，以免影响子宫颈修复

C.术后一周及一月后都应复查记录子宫颈创面愈合情况

D.通过使用环形电极丝传导高频交流电，分离并切除子宫颈病变组织

E.术中创面出血时首选用止血海绵压迫止血

答案：E

解析：创面出血应首先用球形电极电凝止血，切完后的止血要达到没有肉眼的活动性出血。

(10)关于进行子宫颈环形电切除术错误的是(　　)。

A.月经干净后3~7天，其间禁止性生活

B.患者无严重基础疾病

C.白带联检示BV阳性

D.HIV阴性

E.患者初步了解手术过程及注意事项

答案：C

解析：子宫颈环形电切除术术前应仔细询问病史，排除禁忌证，一周内白带正常才能预约手术。

七、操作模拟竞赛试题

1.题干 10床，张某，女，48岁，ID：111222，因"HPV58阳性，TCT示CIN Ⅱ，要求进一步治疗"入院。入院后完善相关检查，进行子宫颈环形电切除术。

2.竞赛要求 请选手确定该患者的治疗方法并配合完成该项治疗。

3.临床思维 患者HPV58阳性，TCT示CIN Ⅱ，可以进行子宫颈环形电切除术；征得患者同意后，正确评估患者全身状况，检查高频电波刀仪器系统是否处于正常工作状态；

准确做好术中配合，根据患者术中主诉采取对症护理措施；能根据患者病情进行针对性健康指导。

4. 模型及环境要求　下半身或全身女性患者模型。

5. 用物准备　高频电波刀仪器、环形电刀、电凝球、阴道窥器、子宫颈钳、子宫颈活检钳各1把、长镊子2把、0.25%～0.5%络合碘溶液、无菌手套、无菌棉签、棉球、纱布、带尾线棉球或纱布卷、装有4%甲醛固定液标本袋数个、快速手消毒液、分类垃圾桶、护理记录单、笔。

（龚小兰　彭梅）

第九节　经阴道后穹隆穿刺术

经阴道后穹隆穿刺术是经阴道后穹隆用穿刺针抽取积液、积血或积脓，对抽出物进行肉眼观察、微生物学、生物化学和病理检查的方法，是妇产科临床常用的辅助诊断方法。

一、操作前准备

(1)自身准备：着装整洁，仪表规范；洗手，戴口罩。

(2)环境准备：整洁、安静、室温适宜，用床帘或屏风遮挡，保护隐私。

(3)用物准备：阴道窥器、子宫颈钳、22号长针头或腰椎穿刺针、20 mL注射器、无菌试管、消毒液、无菌手套、无菌纱布和棉球、一次性垫巾。

二、操作步骤

(1)核对患者姓名及腕带信息，向患者说明操作目的及方法、告知有关事项，以取得配合，嘱患者排空膀胱。

(2)评估患者心理状态、生育史、月经史、手术史、生命体征及有无操作禁忌证。

(3)协助患者取膀胱截石位。

(4)常规消毒外阴，双合诊检查了解盆腔内情况及后穹隆是否膨隆。

(5)阴道窥器充分暴露子宫颈及阴道后穹隆，然后消毒。子宫颈钳夹子宫颈后唇并向前牵拉，充分暴露阴道后穹隆后再次消毒。

(6)穿刺时嘱患者禁止移动身体以免伤及子宫、直肠，用22号长针头接注射器或腰椎穿刺针，于后穹隆中央或穹隆最膨隆处(即阴道后壁与子宫颈后唇交界处稍下方)平行子宫颈管进针刺入2~3 cm，有落空感后开始抽吸。

(7)如无液体抽出可抽吸时缓慢退针，或适当改变方向。如注射器内有液体抽出可停止退针，抽吸至满足标本量后拔出穿刺针。

(8)穿刺点如有活动性出血，用无菌棉球压迫止血，血止后取出棉球和阴道窥器。

(9)协助患者穿好衣物，清理用物，整理检查床单位。

(10)抽出物做好标记并及时送检。

(11)指导患者半卧位休息，保持外阴清洁，观察穿刺后阴道流血情况。

(12)用物垃圾分类，洗手并记录。

三、操作注意事项

(1)患者了解阴道后穹隆穿刺的意义及配合方法。

(2)避免膀胱膨隆行阴道后穹隆穿刺。

(3)穿刺时告知患者禁止移动身体以免误伤子宫及直肠。

（4）保护患者的隐私，用床帘或屏风遮挡，及时观察生命体征变化。注意保暖。

（5）观察穿刺时患者有无胸闷、气促、头晕等症状，发现异常及时报告处理。

（6）指导半卧位休息，保持外阴清洁。

（7）抽出物做好标记并及时送检。

（8）观察穿刺后生命体征、阴道流血情况并记录。

四、评分标准

阴道后穹隆穿刺术护理配合操作评分标准见表 4-18。

表 4-18　阴道后穹隆穿刺术护理配合操作评分表

项目	内容及评分标准	分值	得分
准备 （10分）	医嘱准备：打印执行单，签名，请人核对	4	
	环境准备：整洁明亮、室温适宜，用床帘或屏风遮挡，保护隐私	1	
	用物准备：物品齐全，摆放有序；质量合格	4	
	自身准备：着装整洁，仪表规范；洗手，戴口罩	1	
实施 （70分）	核对解释：核对患者姓名及腕带信息，向患者说明操作目的及方法、告知有关事项，以取得配合，嘱患者排空膀胱	8	
	评估患者：心理状态、生育史、月经史、手术史及生命体征等	8	
	体位摆放及消毒：协助患者取膀胱截石位，双合诊了解盆腔情况，常规消毒外阴，暴露子宫颈及后穹隆后，子宫颈钳钳夹子宫颈后唇向前牵拉，充分暴露后穹隆再次消毒	8	
	穿刺：用22号长针头接注射器或腰椎穿刺针于阴道后壁与子宫颈后唇交界处稍下方平行进针刺入2~3 cm，有落空感后开始抽吸，抽吸时如无液体抽出可边抽边缓慢退针，或适当改变穿刺针方向，如有液体抽出可停止退针，抽吸至满足标本量后拔出穿刺针	14	
	穿刺点处理：穿刺点如有活动性出血，用无菌棉球压迫止血，止血完毕撤去阴道窥器及止血棉球	9	
	清理、体位：协助患者整理衣物下床，整理检查床单位	6	
	标本处理：抽出物做好标记并及时送检	7	
	健康宣教：指导患者半卧位休息，保持外阴清洁，观察穿刺后阴道流血情况	5	
	用物处置：用物及垃圾分类处理、洗手、记录	5	
评价 （20分）	人文关怀：操作前告知患者操作目的；操作中询问患者感受并观察其情况；操作后及时告知检查后注意事项，协助患者取舒适卧位，注意阴道流血情况及腹痛变化；关注隐私保护及安全保护	8	
	熟练度：操作熟练、规范、按时完成	8	
	健康宣教：有效沟通，有针对性，涉及操作、疾病等相关内容	2	
	专业素养：精神面貌、自信心、协调性、整体状态等综合评估	2	
总分		100	

五、相关知识

1. 适应证

①可疑腹腔内出血时，如卵巢黄体破裂、异位妊娠等；②可疑盆腔内积液、积脓，可通过抽出物了解积液性质；③盆腔肿块位于直肠子宫凹陷内时，经穿刺抽吸可行活检明确诊断；④超声引导下可行输卵管妊娠部位或卵巢子宫内膜异位囊肿部位注药治疗；⑤超声引导下行经阴道后穹隆穿刺取卵，用于各种辅助生殖技术。

2. 禁忌证

①严重盆腔粘连，粘连肿块将直肠子宫凹陷完全占据并凸向直肠；②可疑子宫后壁与肠管粘连；③异位妊娠非手术治疗时避免穿刺，防止感染；④高度怀疑肿瘤为恶性者。

3. 阴道后穹隆穿刺的评价指标及意义

(1)血液：抽出物静置5分钟观察是否凝固，若出现凝固则为血管内血液；若静置6分钟以上不凝固，则表明腹腔内有出血，见于卵巢黄体破裂、异位妊娠等。

(2)脓性液体：抽出物呈黄绿色、黄色、褐色，多有臭味，提示盆腹腔有化脓性感染或脓肿破裂。抽出物应进行细菌培养、药物敏感实验及细胞学涂片检查。

(3)腹腔积液：有黏液性、浆液性、血性等多种性质，应送常规检查及细胞学检查。如肉眼为血性积液，则可疑为恶性肿瘤时，应进行脱落细胞检查。

(4)炎性渗出物：抽出物呈淡黄色或淡粉色浑浊液体，表明盆腹腔内有炎症，应进行细菌培养、药物敏感实验及细胞学涂片检查。

六、测试题

(1)下列适合进行阴道后穹隆穿刺的是(　　　)。

A. 既往有剖宫产史患者停经50天伴阴道流血10天及腹痛3天

B. 双合诊直肠子宫凹陷内有一占位性肿块

C. 超声引导下取卵用于辅助受孕

D. 超声引导下输卵管妊娠部位进行注药

E. 以上都是

答案：E

解析：阴道后穹隆穿刺适应证有可疑腹腔内出血时，如卵巢黄体破裂、异位妊娠等；直肠子宫凹陷内有占位肿块时；超声引导下可行输卵管妊娠部位或卵巢子宫内膜异位囊肿部位注药治疗。

(2)经阴道后穹隆穿刺时患者准备中正确的是(　　　)。

A. 排空膀胱

B. 对涉及隐私的生育情况及手术史不可隐瞒

C. 了解检查目的及方法，以便配合使检查顺利完成

D. 采取膀胱截石位

E. 以上都是

答案：E

解析：进行阴道后穹隆穿刺前应准确评估患者月经史、生育史、手术史，以免造成误判。

(3)经阴道后穹隆穿刺位置正确的是( )。

A.阴道后壁与子宫颈后唇交界处稍下方

B.阴道前壁与子宫颈后唇交界处稍下方

C.阴道后壁与子宫颈前唇交界处稍下方

D.阴道侧壁与子宫颈后唇交界处稍下方

E.阴道后壁与子宫颈后唇交界处稍左方

答案：A

解析：阴道后穹隆穿刺部位位于后穹隆中央或穹隆最膨隆处(即阴道后壁与子宫颈后唇交界处稍下方)平行子宫颈管进针刺入2~3 cm。

(4)经阴道后穹隆穿刺时注意事项错误的有( )。

A.穿刺针平行子宫颈管进针2~3 cm

B.穿刺针有落空感后继续进针1 cm

C.抽吸量满足标本实验量即可拔出穿刺针

D.用腰椎穿刺针或22号长针头接注射器穿刺

E.针眼处有活动性出血时用无菌棉球压迫止血

答案：B

解析：阴道后穹隆穿刺时持针于阴道后壁与子宫颈后唇交界处稍下方平行子宫颈管进针刺入2~3 cm，有落空感后开始抽吸。

(5)关于后穹隆穿刺抽出液说法正确的是( )。

A.血性抽出液应静置6分钟后观察是否凝固

B.血性抽出物静置10分钟以上不凝固，表明腹腔内有出血

C.抽出不凝血多见于异位妊娠、卵巢黄体破裂

D.抽出血性腹腔积液则高度怀疑恶性肿瘤，不可做脱落细胞学检查

E.抽出脓性物即给予抗感染，不需要行细胞学涂片检查

答案：C

解析：阴道后穹隆穿刺抽出液如果是血液，静置5分钟，若血液凝固则为血管内血液；若静置6分钟以上不凝固，则表明腹腔内有出血，见于卵巢黄体破裂、异位妊娠等；如抽出物为脓性液体，则提示盆腹腔有化脓性感染或脓肿破裂，应进行细菌培养、药物敏感实验及细胞学涂片检查；如抽出腹腔积液肉眼为血性，则可疑为恶性肿瘤，应进行脱落细胞检查。

(6)患者，女，30岁，停经58天，阴道流血11天伴腹痛4天加重2小时急诊入院，下一步处理中正确的是( )。

A.继续观察，监测生命体征、腹痛及阴道流血变化

B.完善术前准备，急诊手术

C.完善B超、后穹隆穿刺等检查

D.患者不可自由活动

E.以上都是

答案：E

解析：患者急腹症入院，应在严密监测生命体征、腹痛阴道流血情况的同时，积极遵医嘱完善相关检查及术前准备，必要时急诊手术。

(7)急诊患者进行后穹隆穿刺时出现胸闷不适，下列处理中正确的是(　　　)。

A.加快操作速度，尽快完成穿刺

B.立即停止继续穿刺，监测生命体征并安抚情绪

C.抽血查血常规

D.紧急手术

E.建立静脉通路输血

答案：B

解析：在进行阴道后穹隆穿刺过程中，若患者出现胸闷不适，应立即停止继续穿刺，监测生命体征变化并进行心理护理，必要时可给予吸氧、心电监护。

(8)关于后穹隆穿刺抽出液说法错误的是(　　　)。

A.做好标记，及时送检

B.穿刺未抽出血液，不能完全排除异位妊娠及腹腔内出血

C.穿刺时内出血量少可造成假阳性

D.如抽吸出组织应送组织学检查

E.穿刺深度要适当，一般2~5 cm

答案：E

解析：阴道后穹隆穿刺深度一般2~3 cm。

(9)后穹隆穿刺的护理要点中正确的是(　　　)。

A.了解患者心理状况，安抚紧张情绪

B.协助患者取膀胱截石位，做好隐私保护

C.观察穿刺时主诉，发现异常及时报告

D.告知患者穿刺目的及方法

E.以上都是

答案：E

解析：阴道后穹隆穿刺后评估阴道流血情况，指导半卧位休息，保持会阴清洁。

(10)关于后穹隆穿刺的健康宣教内容，不正确的是(　　　)。

A.观察阴道流血情况

B.重视主诉，有异常及时告知

C.拟行急诊手术患者保持半卧位休息，不可随意活动

D.穿刺时出现胸闷、气促等不适，可根据医嘱给予氧气吸入

E.抽出物应指导患者家属及时送检

答案：E

解析：阴道后穹隆穿刺后护士应将抽出物做好标记及时送检。

七、操作模拟竞赛试题

1. 题干　20 床，张某，女，28 岁，ID：666555，因停经后 45 天、少量阴道流血 5 天、左下腹痛 3 小时急诊就诊。血压 90/60 mmHg，心率 100 次/min，左下腹压痛，B 超检查提示有盆腹腔积液。患者平素月经规律，尿妊娠试验阳性。

2. 竞赛要求　考虑该患者的诊断是什么？最简单的辅助诊断方法是什么？请进行相应操作。

3. 临床思维　育龄期女性，有停经、阴道流血及腹痛，考虑异位妊娠可能。该患者最简单的辅助诊断方法是经阴道后穹隆穿刺术，术前用双合诊判断盆腔内情况及后穹隆是否膨隆，穿刺位置是否准确，能顺利完成穿刺操作，根据穿刺抽出液采取措施，并根据穿刺过程给予准确的健康指导。

4. 模型及环境要求　下半身或全身女性患者模型。

5. 用物准备　检查床、0.5% 络合碘消毒液、无菌棉球、纱布、无菌手套、无菌试管、20 mL 注射器、腰椎穿刺针或 22 号长针头、子宫颈钳、阴道窥器、快速手消毒液、分类垃圾桶、护理记录单、笔。

（龚小兰　彭梅）

第十节　腹腔热灌注化疗

腹腔热灌注化疗(hyperthermic intrapertoneal chemotherapy，HIPEC)指将大容量灌注液或含有化疗药物的灌注液加热至一定温度，持续循环恒温灌注入患者体腔内，维持一定时间，通过热疗、化疗协同增敏作用和机械冲刷杀灭、清除体腔内残留肿瘤细胞及微小病灶，是腹腔恶性肿瘤治疗的新方法。

一、操作前准备

(1)自身准备：着装整洁，仪表规范；洗手，戴口罩。

(2)环境准备：整洁、安静、室温适宜，用床帘或屏风遮挡，保护隐私。

(3)用物准备：热灌注化疗仪及管道组件、灌注液体(0.9%氯化钠注射液、化疗药物)、记录单、无菌手套、治疗盘、棉垫、体温枪、氧气吸入装置1套、心电监护仪1台、干毛巾、病服1套。

二、操作步骤

(1)备齐用物至床旁，核对患者姓名及腕带信息，向患者及家属说明操作目的及方法、告知有关注意事项，以取得配合。

(2)全面评估患者情况，了解有无热灌注治疗的禁忌证。

(3)取舒适平卧位，低流量吸氧、心电监护，予镇静止痛处理，床帘遮挡，注意保暖。

(4)开机准备：

1)检查水箱液位：确保水箱液位在最高液位刻度和最低液位刻度之间，当低于最低液位刻度时及时补充液体(补充液体为灭菌注射用水、蒸馏水，不可使用生理盐水)。

2)水箱加水：将水管插入水箱进水口，并通过另一端加水至合适液位。

3)设定治疗参数：治疗温度为43℃；治疗时间为60～90分钟；循环流速为400~600 mL/min；灌注总液量为2000~4000 mL，遵循从慢逐渐加速的原则，使患者逐渐适应。

4)设置参数后点击"确定"，进入"治疗信息"窗口，其中"住院号、患者姓名、诊断、热疗医师"4个蓝色选项必填，填写后点击下方灰色"确定"按键。

(5)连接组件：

1)拆开耗材外包装，检查耗材是否密封完好，EO灭菌指示是否为黄褐色，是否在有效期内。

2)接通管道、机器，消毒、连接引流管。

(6)预热液体：打开外循环通路，开始预热液体，温度达37℃时，打开一个出水管夹阀同时关闭体外液袋前白色管夹阀进行反冲，反冲500 mL后再反冲另一出水管500 mL。反冲完后打开所有出入水管阀及药液袋前白色管夹阀，最后关闭外循环，建立灌注循环。

（7）开始治疗：灌注液温度加热至43℃时开始正式治疗。

（8）全程观察：密切观察患者呼吸、心率、血氧饱和度、疼痛及腹部体征变化。观察体外液袋内水平面，理想灌注状态为腹部膨隆、体外液袋内1000 mL左右液体。如液面逐渐下降，说明进得多、出得少，应调整出水管道使出水更通畅；如液面逐渐升高，说明出得多、进得少，可加大循环泵流量或调整体外液袋前白色夹阀。

（9）治疗结束：退出热灌注治疗系统后关机，分离、消毒引流管，接无菌引流袋挂于床旁两侧，引流出腹腔内灌注余液。

（10）用物处置：一次性耗材，开封后不可重复使用，不可消毒使用，灌注完后全部垃圾处理，注意接触隔离患者按隔离要求处置，其余按医疗垃圾分类处置。

（11）协助温水擦浴后更换衣物，取舒适体位，整理床单位。

（12）洗手、记录，进行健康宣教。

三、操作注意事项

（1）患者了解热灌注化疗的意义及配合方法。

（2）密切观察呼吸、心率、血氧饱和度及腹部体征变化；保护隐私，专人守护，注意保暖。

（3）重视主诉，加强沟通。

（4）出现以下情况需及时处理：

1）置管位置不佳：应避免引流管末端置于肠管、肠系膜、大网膜中间，避免灌注时侧孔堵塞。

2）腹腔容量不足：患者耐受差在腹腔欠充盈状态下可出现腹痛、腹胀，给予镇静止痛药物，使腹腔灌注量至少为2000 mL，耐心沟通使患者配合治疗。

3）凝血块、坏死组织堵塞：反复挤压引流管或测温管处，利用负压将堵塞物冲出。

4）引流管皮肤固定处渗水：如为进水口则改进水口为出水口，用无菌敷料覆盖，缝合渗水处皮肤。

5）皮下水肿：调节出水，使出水通畅，适当减轻腹压。

6）患者疼痛、不适：灌注前给予镇静镇痛类药物，安抚患者，根据具体情况调节进水速度、进水量，必要时请示医师处理。

（5）并发症的观察和护理要点：

1）患者可出现低热、恶心呕吐、腹胀、腹痛、胃排空障碍、肠麻痹等并发症，给予退热、止吐、解痉、止痛等对症处理。

2）注意体温变化，一般灌注后30分钟恢复正常。

3）注意水电解质平衡失调，HIPEC过程中，排汗较多，注意补充水和电解质。

4）有吻合口患者使用生理盐水作为灌注液，不宜使用靠近吻合口的引流管作为入水管以防吻合口裂开。

5）大量腹水患者第一次治疗后不要放完灌注液。

6）注意患者热耐受度，两次治疗时间应间隔24小时以上。

（6）灌注完后协助患者擦身，更换病服，注意保暖，严防受凉。

（7）指导翻身，左右侧卧位，增加灌注液与腹腔的接触面积。

（8）在患者可耐受状态下选择最大灌注量，常用灌注液体为0.9%氯化钠溶液；有明显腹水者使用灭菌注射用水，腹水可直接参与循环；有吻合口者使用0.9%氯化钠溶液；使用奥沙利铂等需要糖水溶解的化疗药物时灌注液应使用糖水。

（9）用葡萄糖溶液作为灌注液时监测灌注后2小时血糖，查血常规，防止低蛋白、电解质紊乱。

（10）指导患者进食高蛋白、易消化食物，少量多餐。

四、评分标准

腹腔热灌注化疗护理配合操作评分标准见表4-19。

表4-19 腹腔热灌注化疗护理配合操作评分表

项目	内容及评分标准	分值	得分
准备（10分）	医嘱准备：打印执行单，签名，请人核对	4	
	环境准备：清洁安静，室温适宜，用床帘或屏风遮挡，保护隐私	1	
	用物准备：物品齐全，摆放有序；质量合格	4	
	自身准备：着装整洁，仪表规范；洗手，戴口罩	1	
实施（70分）	核对解释：备齐用物至床旁，核对患者姓名及腕带信息，向患者及家属说明操作目的及方法、告知有关注意事项，以取得配合，协助摆好体位	8	
	评估患者：年龄、全身情况，排除禁忌证	4	
	灌注前：镇静止痛，吸氧、心电监护，备好灌注液及化疗药物	6	
	灌注中：检查水箱液位、水箱加水、设定治疗参数、填写各项治疗信息后连接组件、预热液体关闭外循环后开始治疗；全程密切观察患者生命体征及主诉，动态调节体外液袋内水平面及引流管通畅度使灌注循环处于理想状态，同时使患者处于耐受状态	16	
	灌注结束：退出热灌注系统后关机、分离引流管道，接无菌引流袋于床旁两侧，耗材及医疗用物按医疗垃圾要求处理	11	
	清洁处置：协助患者擦浴更换衣物，取舒适体位，整理床单位	4	
	病情监测：继续吸氧、心电监护	5	
	核对记录：洗手，再次核对，记录	4	
	健康宣教：指导患者翻身，左右侧卧位；指导进食	10	
	用物处置：用物及垃圾分类处理、洗手	2	

续表4-19

项目	内容及评分标准	分值	得分
评价 (20分)	人文关怀：操作前告知患者操作目的；操作中询问患者感受并观察其情况；操作后及时告知患者体位改变及饮食，注意药袋内水平面及引流管通畅度；关注隐私保护及安全保护	8	
	熟练度：操作熟练、规范、按时完成	8	
	健康宣教：有效沟通，有针对性，涉及操作、疾病等相关内容	2	
	专业素养：精神面貌、自信心、协调性、整体状态等综合评估	2	
总分		100	

五、相关知识

1. 适应证

①卵巢癌；②腹膜假性黏液瘤；③伴有腹腔积液或播散性腹膜腔转移的其他恶性肿瘤：子宫颈癌、子宫内膜癌、子宫肉瘤、外阴癌、阴道癌等；④妇科恶性肿瘤引起的难治性胸腹腔积液。

2. 禁忌证

①肠梗阻；②腹腔内广泛粘连；③腹腔明显炎症；④吻合口愈合不良；⑤心、肺、肝、脑等脏器功能障碍；⑥肺、肝、脑或骨转移；⑦严重凝血功能障碍；⑧胆汁阻塞及输尿管梗阻。

3. 腹腔热灌注化疗的相关知识

（1）HIPEC作用原理：肿瘤细胞在43℃持续1小时即可出现不可逆损害，而正常组织可耐受47℃持续1小时，加温可破坏细胞膜的稳定状态，使细胞通透性增加。热疗与化疗药物协同发挥抗肿瘤作用，热化疗增敏使局部药物浓度高，全身反应小，通过机械冲洗、过滤清除游离癌细胞。

（2）耗材工作原理：构建两个水循环（水箱循环和灌注内循环），水箱加热，通过热交换器将热量传导至灌注内循环，两个循环的水不接触。

（3）HIPEC三大理念：①精准控温：测温精度≤0.1℃，控温精度≤0.5℃，流速控制精度≤5%；②精准定位："X"腹腔内交叉放置灌注管至膈下和盆底，使热灌注液体充盈整个腹腔，不留治疗盲区，发挥HIPEC的最佳效果；③精准清除：容量清除游离癌细胞、亚临床病灶和微小癌结节。

六、测试题

（1）关于HIPEC说法正确的是（　　　）。

A. 灌注液是生理盐水或化疗药物　　　　B. 灌注液是恒温的

C. 灌注液可注入患者腹腔　　　　D. 灌注液必须维持一段时间

E. 以上都是

答案：E

解析：HIPEC是将恒温灌注液注入患者腹腔内，维持一段时间，通过热化疗的协同增敏作用和机械冲刷杀灭清除体腔内残留癌细胞及微小病灶的一种新的腹腔恶性肿瘤治疗方法。

(2)HIPEC包含的理念有(　　)。

A.精准控温、精准定位、精准定量　　　　B.精准定位、精准过滤、精准定量

C.精准清除、精准定位、精准定量　　　　D.精准过滤、精准控温、精准定量

E.精准控温、精准定位、精准清除

答案：E

解析：HIPEC包含三大理念，分别是精准控温、精准定位、精准清除。

(3)下列属于HIPEC禁忌证的是(　　)。

A.卵巢癌　　　　　　　　　　　　　　　B.子宫肉瘤伴腹腔积液

C.子宫内膜癌伴腹腔转移　　　　　　　　D.子宫内膜癌腹腔内广泛粘连

E.子宫颈癌引起的难治性胸腹腔积液

答案：D

解析：HIPEC禁忌证有肠梗阻、腹膜腔内广泛粘连、腹腔明显炎症、吻合口愈合不良以及心、肺、肝、脑等脏器功能障碍、严重凝血功能障碍、胆汁阻塞及输尿管梗阻。

(4)HIPEC操作前应做好的准备正确的是(　　)。

A.医生谈话签字　　　　　　　　　　　　B.根据医嘱备好化疗药物

C.全面评估，排除禁忌证　　　　　　　　D.予吸氧、心电监护、镇静止痛等处理

E.以上都是

答案：E

解析：HIPEC开机前准备工作有：医生签字开具医嘱后备好药物及灌注液、向患者及家属说明操作目的和方法以取得配合、全面评估患者情况排除禁忌证、治疗前给予吸氧心电监护及镇静止痛处理。

(5)关于HIPEC灌注液体的选择下列**不正确**的是(　　)。

A.在患者可耐受情况下选择最大灌注量

B.常用灌注液体为生理盐水

C.有吻合口的患者使用生理盐水

D.化疗药物为奥沙利铂应使用糖水

E.有明显腹水者使用生理盐水

答案：E

解析：在患者可耐受状态下选择最大灌注量，常用灌注液体为等渗生理盐水；有明显腹水者使用灭菌注射用水，腹水可直接参与循环；有吻合口者使用生理盐水；使用奥沙利铂等需要葡萄糖溶液溶解的化疗药物时灌注液应使用葡萄糖注射液。

(6)开机准备流程中**错误的**是(　　)。

A.检查水箱液位位于最低与最高液位刻度之间

B.水箱液位过低使用生理盐水补充加水

C. 设置治疗温度 43℃

D. 设置治疗时间为 60~90 分钟

E. 循环流速遵循从慢逐渐加速的原则，使患者逐渐使用

答案：B

解析：开机检查水箱液位发现液位过低时应及时补充液体，补充液体为蒸馏水、灭菌注射用水，不可使用生理盐水。

(7)关于 HIPEC 过程中护理要点**不正确**的是(　　)。

A. 密切观察患者心率、呼吸、血氧饱和度等生命体征变化

B. 关注体温变化

C. 主动关心患者，如出现不适应劝说患者忍耐以完成操作

D. 发现体外液袋内液面过高及时查看，并调节循环泵流量

E. 耐受差的患者出现腹痛腹胀时及时给予镇静止痛处理，耐心沟通后调节灌注量

答案：C

解析：HIPEC 过程中应重视患者主诉，加强心理护理，出现不适时及时与患者沟通，适当调节进水速率及进水量，必要时请示医生给以对症处理。

(8)关于 HIPEC 结束后**错误的**是(　　)。

A. 协助患者擦身，更换衣物

B. 指导左右侧卧位翻身

C. 进食高蛋白、易消化食物

D. 复查血常规，防止低蛋白、电解质紊乱

E. 注意体温变化，一般灌注结束后 2 小时体温恢复正常

答案：E

解析：HIPEC 结束后患者体温一般在 30 分钟后恢复正常。

(9)进行 HIPEC 操作注意事项正确的是(　　)。

A. 注意水电解质平衡失调，HIPEC 过程中，患者排汗较多，注意补充水和电解质

B. 注意患者热耐受度，两次治疗时间间隔 12 小时以上

C. 大量腹水患者第一次治疗后要放完灌注液

D. 宜使用靠近吻合口的引流管为入水管

E. 以上都是

答案：A

解析：HIPEC 过程中，患者排汗较多，应注意补充水和电解质。

(10)关于 HIPEC 灌注状态调节的描述正确的是(　　)。

A. 灌注至腹部膨隆，体外液袋内有 1000 mL 左右液体

B. 液面逐渐下降，调节入水管

C. 液面逐渐升高，降低循环泵流量

D. 液面逐渐升高，说明进得多，出得少

E. 液面逐渐下降，说明出得多，进得少

答案：A

解析：HIPEC 应密切观察呼吸、心率、血氧饱和度等生命体征变化。观察体外液袋内水平面，理想灌注状态为腹部膨隆、体外液袋内有 1000 mL 左右液体。如液面逐渐下降，说明进得多、出得少，应调整出水管道使出水更通畅；如液面逐渐升高，说明出得多、进得少，可加大循环泵流量或调整体外液袋前白色夹阀。

七、操作模拟竞赛试题

1. 题干　01 床，张某，女，58 岁，ID：111222，因"绝经后 8$^+$年，出现腹胀 1$^+$月，以盆腔包块性质待查"入院。入院后完善相关检查，昨日在全麻下行卵巢肿瘤细胞减灭术，术后诊断为卵巢癌，今遵医嘱行顺铂 HIPEC 治疗。

2. 竞赛要求　请选手完成 HIPEC 操作并做好健康宣教。

3. 临床思维　患者已确诊卵巢癌，无 HIPEC 治疗禁忌证，可以安排行 HIPEC 治疗。灌注液选择生理盐水，化疗药顺铂加生理盐水溶解进行 HIPEC 治疗。治疗过程中动态调节灌注状态，能及时发现患者不适，根据主诉采取针对性护理措施并进行健康宣教。

4. 模型及环境要求　全身女性模型。

5. 用物准备　热灌注化疗仪及管道组件、灌注液体、化疗药物、无菌手套、治疗盘、棉垫、体温枪、氧气吸入装置 1 套、心电监护仪 1 台、干毛巾、快速手消毒液、分类垃圾桶、护理记录单、笔。

（龚小兰　杨玲）

第五章

综合模拟竞赛试题

第一节　综合模拟竞赛试题(产程观察及护理)

一、题干

22床，张静，女，26岁，ID：666558，因"规律宫缩2小时，宫口开大1 cm"入院。入院诊断：G_2P_0，宫内孕40周，临产，脐带绕颈1周。宫缩间隔5~6分钟，持续30~40秒。

二、竞赛要求

任务卡：A选手测量宫高腹围+四步触诊+听诊胎心音，B选手理论答题，C选手胎心监护。

提示卡：请判读胎心监护图形后答题，并对孕妇进行健康指导(图5-1)。（C选手完成胎心监护操作后出示）

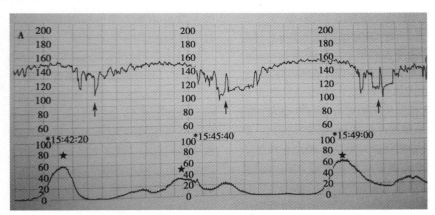

图5-1　胎心监护图形

答题：

(1)该胎心监护图形结果为哪种类型？

(2)该图形所提示的意义是什么？

(3)请描述下一步处理措施。

三、本考题考点

(1)胎心监护相关知识。

(2)产科四步触诊及相关知识。

(3)围产期保健及相关知识。

(4)产程观察及护理相关知识。

四、临床思维

该孕妇已临产，测量宫高腹围、四步触诊、听诊胎心音均应在宫缩间歇期进行。将模型胎位设置为 ROA，考察学生四步触诊操作是否准确，另外也可考察学生在进行多普勒胎心仪听诊时，听诊位置是否在脐下方右侧。测量子宫高度后应判断子宫大小与妊娠周数是否相符。提示卡判读胎心监护图形并指导孕妇，这也是考核学生临床思维。该胎心监护图形为晚期减速；图形提示胎盘功能不良、胎儿宫内缺氧；处理：及时报告医生，协助孕妇取左侧卧位，给氧，静脉滴注碳酸氢钠注射液、能量合剂，尽快终止妊娠。

五、场景设置

孕妇(模型)卧位躺在床上，胎位设置为 ROA。

六、设备及其他要求

设备及其他要求见表 5-1。

表 5-1　设备及其他要求

类别	具体要求	数量
环境要求	病床/检查床、床旁桌、屏风	2
	清洁安静，光线充足，温度适宜	
操作对象	1. 孕妇模型 2 个 2. 模型均备衣物，盖被，枕头，手腕带	2
操作器械	胎心监护：器械车、电子胎心监护仪(带图纸)、耦合剂、卫生纸、绑带 2 根、插线板、快速手消毒液、分类垃圾桶、纸、笔	1
	测量宫高腹围+四步触诊+听诊胎心音：一次性垫巾、皮尺、多普勒胎心仪、耦合剂、卫生纸、挂表、快速手消毒液、治疗车、方盘(放皮尺等)、纸、笔	1
	病历夹，医嘱单，执行卡	

七、评分标准

测量宫高腹围+四步触诊+听诊胎心音流程与评分标准见表 5-2，胎心监护流程与评分标准见表 5-3。

表 5-2   测量宫高腹围+四步触诊+听诊胎心音流程与评分标准

项目	内容及评分标准	分值	得分
准备 （10 分）	核对签名：核对医嘱、执行单；签名	4	
	自身准备：着装符合规范；洗手，戴口罩	1	
	环境准备：调节室温，备屏风	1	
	用物准备：用物齐全，质量合格	4	
实施 （70 分）	核对信息，解释操作目的和有关事项，协助排尿，保护隐私	4	
	站在孕妇右侧，暴露其腹部，双腿略屈曲分开，放松腹肌	4	
	注意腹形及大小，腹部有无妊娠纹、手术瘢痕和水肿	4	
	测量宫高腹围、四步触诊、听诊胎心音均在**宫缩间歇期进行**	5	
	测量宫高：用软皮尺沿孕妇腹壁正中线，测量耻骨联合上缘中点至子宫底的弧形长度	5	
	测量腹围：软皮尺贴紧皮肤，平脐绕患者腹部一周	5	
	四步触诊		
	第一步：双手置于子宫底，了解子宫外形、摸清宫底高度，双手指腹相对轻推	4	
	第二步：双手置于腹部左右两侧，一手固定，另一手轻轻按压检查，两手交替	4	
	第三步：右手置于耻骨联合上方，拇指与其余 4 指分开，握住先露部左右推动	4	
	第四步：面对孕妇足端，双手分别置于胎先露部的两侧，向骨盆入口方向向下深压	4	
	听诊胎心音		
	多普勒胎心仪涂耦合剂，**在脐下方右侧听诊(ROA)**	5	
	听诊 1 分钟；注意胎心的频率、节律、强弱，与腹主动脉杂音、脐带杂音相鉴别（口述）	4	
	擦净皮肤和探头，协助孕妇取左侧卧位，整理床单位	3	
	正确宣教，洗手	5	
	记录胎方位、胎心音及宫高腹围结果（胎方位为 ROA）	10	
评价 （20 分）	整体评价：规范、熟练、按时完成	10	
	评判性思维：**见斜体处**		
	人文关怀：安全保暖；隐私保护；宣教适时，沟通有效；动作轻柔	10	
总分		100	

表 5-3 胎心监护流程与评分标准

项目	内容及评分标准	分值	得分
准备 (10分)	核对签名：核对医嘱、执行单；签名	4	
	自身准备：着装符合规范；洗手，戴口罩	1	
	环境准备：调节室温，备屏风	1	
	用物准备：用物齐全，质量合格	4	
实施 (70分)	核对孕妇信息，解释操作目的和有关事项，协助排尿，保护隐私	4	
	协助孕妇取半卧位略向左斜(坐位或侧卧位)	4	
	四步触诊法判断胎方位，判断胎背位置(*胎方位 ROA*)	10	
	胎心探头涂耦合剂；放置于胎心音区(*脐部右下方*)；用专用腹带固定	6	
	宫缩探头不涂耦合剂；放置于腹前壁近宫底；用专用腹带固定	6	
	胎动计数器置于孕妇手中；告知其使用方法	4	
	启动电子胎心监护仪；设定走纸速度(一般为 3 cm/min 或 2 cm/min)	4	
	观察胎心音、宫缩、胎动显示及描记情况(口述)	5	
	胎心监护 20 分钟；异常时酌情延长时间(口述)	6	
	出示提示卡，正确判读结果： 晚期减速(3分)； 提示胎盘功能不良、胎儿宫内缺氧(3分)； 报告医生(1分)，进行宫内复苏(协助孕妇取左侧卧位，给氧，静脉滴注碳酸氢钠注射液、能量合剂)(2分)，尽快终止妊娠(1分)	10	
	指导、协助孕妇取左侧体位，给予吸氧及其他处理措施(口述)	5	
	整理床单位，洗手，记录	6	
评价 (20分)	整体评价：规范、熟练、按时完成	10	
	评判性思维：*见斜体处*		
	人文关怀：安全；保暖；隐私保护；宣教适时，沟通有效；动作轻柔	10	
总分		100	

八、理论测试题

(1)~(10)为单项选择题

(1)监测该孕妇宫缩最简单有效的方法是( )。

A. 视诊法   B. 触诊法

C. 叩诊法   D. 听诊法

E. 电子胎儿监护仪

(2)该孕妇宫缩判断为正常宫缩，其宫缩特点正确的是( )。

A. 宫体肌随意、有规律的阵发性的收缩

B. 每次宫缩由强到弱，直至消失，再进入下一次宫缩

C. 随着产程进展，宫缩间歇期会逐渐延长，持续时间逐渐缩短

D. 宫缩起源于两侧子宫角部，以左右不对称的方式迅速向子宫下段扩散

E. 宫底部宫缩强度最强并最持久

(3) 可运用四步触诊法区分胎头、胎臀、胎背和四肢一般在（　　　）。

A. 孕 18 周后　　　B. 孕 20 周后　　　C. 孕 22 周后　　　D. 孕 24 周后　　　E. 孕 25 周后

(4) 该孕妇若正常分娩，其分娩机制顺序正确的是（　　　）。

A. 下降、衔接、内旋转、俯屈、仰伸、外旋转、胎肩及胎儿娩出

B. 衔接、俯屈、内旋转、下降、仰伸、外旋转、胎肩及胎儿娩出

C. 下降、俯屈、衔接、外旋转、仰伸、复位及外旋转、胎肩及胎儿娩出

D. 衔接、下降、内旋转、俯屈、仰伸、复位及外旋转、胎肩及胎儿娩出

E. 衔接、下降、俯屈、内旋转、仰伸、复位及外旋转、胎肩及胎儿娩出

(5) 该孕妇妊娠 32 周前，对胎儿正常宫内状态有足够预测价值的是（　　　）。

A. 加速在基线水平上≥5 次/min、持续时间≥5 秒

B. 加速在基线水平上≥10 次/min、持续时间≥10 秒

C. 加速在基线水平上≥15 次/min、持续时间≥15 秒

D. 加速在基线水平上≥20 次/min、持续时间≥20 秒

E. 加速在基线水平上≥25 次/min、持续时间≥25 秒

(6) 对该孕妇进行胎心评估，关于胎心评估描述**错误的**是（　　　）。

A. 正常胎心率为 110~160 次/min

B. 临产后应严密监测胎心的频率、节律和宫缩后胎心有无变异

C. 多普勒胎心仪能分辨瞬间变化，识别胎心率的变异及其与宫缩的关系

D. 于宫缩间歇时听胎心，注意与孕妇的脉搏区分

E. 胎心监护仪可观察胎心率的变异及其与宫缩、胎动的关系

(7) 该孕妇 38 周产检时，胎心监护结果回报为 NST 反应型，说明在监护时间内至少出现的胎心加速次数为（　　　）。

A. 1 次　　　B. 2 次　　　C. 3 次　　　D. 4 次　　　E. 5 次

(8) 在观察及记录孕妇产程进展情况时，关于胎头下降描述正确的是（　　　）。

A. 胎头颅骨最低点平坐骨结节时，以"0"表示

B. 胎头颅骨最低点在坐骨棘平面上 1 cm 时，以"+1"表示

C. 胎头颅骨最低点在坐骨棘平面下 1 cm 时，以"−1"表示

D. 胎头下降程度以胎头颅骨最低点与坐骨棘平面的关系标示

E. 潜伏期胎头下降加速，活跃期下降不显著

(9) 评估孕妇胎动时，有关胎动计数描述**错误的**是（　　　）。

A. 胎动消失提示胎儿宫内窘迫或已胎死宫内

B. 胎动在短时间内突然增加或减少，孕妇应立即就诊

C. 胎动后胎心加速提示胎儿储备能力下降

D. 胎动计数<6 次/2 小时或减少 50%提示胎儿有宫内缺氧

E.胎动每小时 3~5 次

（10）若该孕妇骨盆外测量的出口横径数值小于 8 cm，应进一步测量的径线是（　　）。

A.出口前矢状径　　　　　　　　　　　B.坐骨棘间径

C.骶耻外径　　　　　　　　　　　　　D.出口后矢状径

E.骨盆入口斜径

（11）~（15）为多项选择题

（11）为该孕妇行腹部四步触诊的目的是（　　）。

A.了解宫底高度及宫底是胎头还是胎臀

B.分辨胎背及胎儿四肢位置

C.了解有无胎儿畸形

D.查清先露是胎头还是胎臀

E.核对先露及先露入盆程度

（12）在行胎心监护时，有关胎心率一过性变化描述正确的是（　　）。

A.与胎动、宫缩、触诊等刺激有关

B.胎心率发生暂时性加快或减慢，随后又恢复到基线水平

C.与子宫收缩无关

D.是判断胎儿安危的重要指标

E.不受声音刺激影响

（13）关于骨产道的描述正确的是（　　）。

A.女性骨盆入口平面呈横椭圆形，入口横径最大

B.出口平面是女性骨盆最小的平面

C.骨盆轴特点是上段向下向前，中段向下，下段向下向后

D.骨盆倾斜度过大，可影响胎头衔接和娩出

E.出口横径与出口后矢状径之和>15 cm，正常大小胎儿可通过后三角经阴道娩出

（14）该孕妇临产已送入产房待产，观察其产程进展时应（　　）。

A.潜伏期每小时听胎心 1 次

B.活跃期每 15~30 分钟听胎心 1 次

C.潜伏期每 15~30 分钟观察宫缩 1 次

D.活跃期每 2~4 小时观察宫缩 1 次

E.观察宫缩一般需要连续观察至少 2 次

（15）临产 3 小时后，孕妇突感阴道流水，正确的护理措施是（　　）。

A.立即听胎心　　　　　　　　　　　　B.记录破膜时间

C.常规阴道检查　　　　　　　　　　　D.保持外阴清洁，防止感染

E.立即给予抗生素

附参考答案

（1）B　（2）E　（3）D　（4）E　（5）B　（6）C　（7）B　（8）D　（9）C　（10）D
（11）ABDE　（12）ABD　（13）ADE　（14）AB　（15）ABD

（周昔红　汤佳俊）

第二节　综合模拟竞赛试题(妊娠期高血压疾病)

一、题干

22 床,王莉,女,28 岁,ID:666581,因"停经 34 周,头痛、血压升高 1 小时,阴道流液 2 小时"入院。诊断:G_2P_0,宫内孕 34 周,子痫前期(轻度),胎膜早破。血压150/100 mmHg。医嘱:胎心监护,中心管道吸氧 30 分钟,每天 3 次,会阴擦洗护理每天2 次。

二、竞赛要求

任务卡:A 选手给予中心管道吸氧,B 选手进行胎心监护,C 选手进行会阴擦洗操作。
提示卡 1:胎头未入盆。(C 选手行会阴擦洗后出示)
提示卡 2:请判读胎心监护图形(图 5-2)。(B 选手完成胎心监护操作后出示)

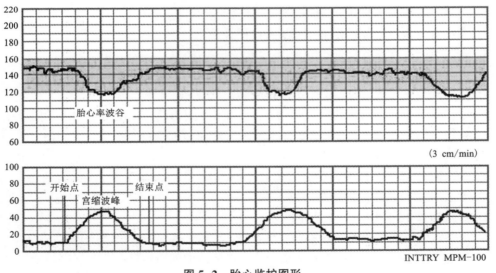

图 5-2　胎心监护图形

三、本考题考点

(1)胎心监护相关知识。
(2)产科四步触诊及相关知识。
(3)围产期保健及相关知识。
(4)妊娠高血压疾病相关知识。

四、临床思维

该孕妇轻度子痫前期、胎膜早破,对于子痫前期的孕妇,应密切观察其病情变化,采取左侧卧位,预防子痫的发生。对于胎膜早破的孕妇,胎先露未衔接时应绝对卧床,抬高臀部,预防脐带脱垂,避免增加腹压的动作,预防感染。进行胎心监护前应通过四步触诊操作准确判断胎方位。胎心监护图形为早期减速,考核学生对异常胎心监护的识别与处理。

五、场景设置

孕妇(模型)卧位躺在床上,胎位设置为 LOA。

六、设备及其他要求

设备及其他要求见表 5-4。

表 5-4　设备及其他要求

类别	具体要求	数量
环境要求	病床/检查床、床旁桌、屏风	2
	清洁安静,光线充足,温度适宜	
操作对象	1.孕妇模型 2.模型均备衣物、盖被、枕头、手腕带	2
操作器械	中心管道吸氧:无菌方盒(内含 2 块纱布、1 个湿化管),氧流量表,湿化瓶,鼻导管,装水小药杯,棉签,弯盘,手电筒,输氧卡,笔,四防标识,快速手消毒液,治疗车,分类垃圾桶	1
	胎心监护:器械车,电子胎心监护仪(带图纸),耦合剂,卫生纸,绑带 2 根,插线板,快速手消毒液,分类垃圾桶,纸,笔	1
	会阴擦洗用物:一次性垫巾或中单,一次性手套 1 副,会阴擦洗盘,擦洗盘中放消毒弯盘 2 个,无菌镊子或卵圆钳 2 把,浸有 0.02%~0.05%聚维酮碘(碘伏)溶液的棉球若干个,无菌干纱布 2 块,笔,治疗车,分类垃圾桶	1
	病历夹,医嘱单,执行卡	

七、评分标准

中心管道吸氧流程、胎心监护流程、会阴擦洗流程及评分标准见表 5-5~表 5-7。

表 5-5　中心管道吸氧流程与评分标准

项目	内容及评分标准	分值	得分
准备 (10分)	核对签名：核对医嘱、执行单；签名	4	
	自身准备：着装符合规范；洗手，戴口罩	1	
	环境准备：调节室温，备屏风	1	
	用物准备：用物齐全，质量合格	4	
实施 (70分)	核对信息，解释目的和有关事项	6	
	评估孕妇：*孕产史、产前检查、胎动、胎心、头痛*等(5分)；心理状况及合作程度(2分)	7	
	连接氧气流量表	6	
	连接鼻氧管(3分)；调节氧流量(4分)	7	
	湿润鼻氧管前端；检查是否通畅	6	
	插入孕妇鼻孔 1 cm；固定，松紧度适宜	6	
	再次核对	6	
	健康宣教：*注意自我监测胎动，胎膜早破及妊娠高血压疾病相关知识宣教*；指导患者勿擅自调节；注意用氧安全(四防)；勿吸烟；如有不适及时呼叫等	10	
	操作后处理：协助*孕妇取左侧卧位*(6分)；整理床单位(2分)；洗手(2分)	10	
	记录：记录给氧时间、氧流量	6	
评价 (20分)	整体评价：熟练、规范、按时完成	10	
	评判性思维：*见斜体处*		
	人文关怀：安全；保暖；隐私保护；宣教适时，沟通有效；动作轻柔	10	
总分		100	

表 5-6　胎心监护流程与评分标准

项目	内容及评分标准	分值	得分
准备 (10分)	核对签名：核对医嘱、执行单；签名	4	
	自身准备：着装符合规范；洗手，戴口罩	1	
	环境准备：清洁安静，室温适宜，保护隐私	1	
	用物准备：用物齐全，质量合格	4	
实施 (70分)	携用物至床旁，核对孕妇信息，解释操作目的和有关事项	5	
	协助孕妇排空膀胱，取半卧位略向左斜(坐位或侧卧位)以防仰卧位低血压	5	
	暴露腹部，四步触诊法判断胎方位，判断胎背位置*(胎方位 LOA)*	5	
	胎心探头涂耦合剂，放置胎心音区*(脐部左下方)*，用专用腹带固定	5	
	宫缩探头不涂耦合剂，放在腹前壁近宫底，用专用腹带固定	5	

续表 5-6

项目	内容及评分标准	分值	得分
实施 (70分)	胎动计数器置于孕妇手中，告知其使用方法	5	
	启动电子胎心监护仪，设定走纸速度（一般为 3 cm/min 或 2 cm/min）	5	
	交待注意事项，观察胎心音、宫缩、胎动显示及描记情况	5	
	胎心监护20分钟，异常时酌情延长时间（口述）	5	
	出示提示卡2：*请判断胎心监护图形、该图形所提示的意义及下一步处理，并指导孕妇*		
	胎心监护图形结果为：早期减速；提示胎儿有缺氧的危险	10	
	指导孕妇，并协助孕妇取左侧体位，延长胎心监护时间，给予吸氧及其他处理措施（口述）	5	
	监护完毕，撤去探头，并擦净孕妇皮肤和探头，不污染床单和衣服，整理床单位	5	
	洗手，记录	5	
评价 (20分)	整体评价：熟练、规范、按时完成	10	
	评判性思维：*见斜体处*		
	人文关怀：安全；保暖；隐私保护；宣教适时，沟通有效；动作轻柔	10	
总分		100	

表 5-7 会阴擦洗流程与评分标准

项目	内容及评分标准	分值	得分
准备 (10分)	核对签名：核对医嘱、执行单；签名	4	
	自身准备：着装符合规范；洗手，戴口罩	1	
	环境准备：调节室温，备屏风	1	
	用物准备：用物齐全，质量合格	4	
实施 (70分)	核对孕妇信息，解释操作目的和有关事项，协助排尿，保护隐私	4	
	协助孕妇取屈膝仰卧位，双腿略外展，暴露外阴	3	
	评估孕妇外阴部有无瘢痕、阴道流血、流液及胎动等情况	4	
	臀下垫一次性垫巾或中单，注意保暖	4	
	擦洗会阴3遍： ①第1遍按照由外向内、自上而下，先对侧后近侧擦洗，阴阜→大腿内上 1/3 →大阴唇→小阴唇→会阴及肛门； ②第2、3遍按照由内向外、自上而下，先对侧后近侧擦洗，小阴唇→大阴唇→大腿内上 1/3→阴阜→会阴及肛门	30	
	每擦洗一个部位更换一个棉球；最后用无菌干纱布擦干会阴部	4	

续表 5-7

项目	内容及评分标准	分值	得分
实施 （70分）	***操作过程中观察流出的羊水的颜色、性状、量（口述）***	4	
	撤去一次性垫巾或中单	2	
	协助孕妇臀下再垫干净的一次性垫巾或中单	2	
	出示提示卡1：胎头未入盆		
	协助孕妇抬高臀部	5	
	整理床单位，***健康宣教（针对妊娠高血压疾病、胎膜早破的宣教）***	5	
	整理用物，洗手，记录	3	
评价 （20分）	整体评价：规范、熟练、按时完成	10	
	评判性思维：***见斜体处***		
	人文关怀：安全；保暖；隐私保护；宣教适时，沟通有效；动作轻柔	10	
总分		100	

（周昔红　姚敏）

第三节 综合模拟竞赛试题(产后出血)

一、题干

22床,高丽,女,38岁,ID:123456,下午15:00因"停经40^{+2}周,规律腹痛5小时,阴道流液半小时"入院。入院诊断:G$_3$P$_2$,宫内孕40^{+2}周,临产。

产妇于当日16:30自然分娩一活男婴,体重4100 g,已常规给予10 U缩宫素静脉滴注。胎盘于16:35自然娩出,检查胎盘、胎膜完整,阴道Ⅱ度裂伤,伤口无活动性出血,进行缝合。产时阴道出血量约500 mL,已合血备血、给予吸氧、心电监护:血压96/60 mmHg,脉搏92次/min。产妇凝血功能无异常。

二、竞赛要求

任务卡:A选手评估产妇并按摩子宫,B选手理论答题,C选手进行复方氯化钠注射液500 mL+缩宫素10 U维持静脉滴注。

提示卡:宫底质软,脐上一指,轮廓不清晰。(A选手评估产妇子宫收缩时出示)

三、本考题考点

(1)产后出血相关知识。

(2)静脉留置针穿刺及静脉输液相关知识。

(3)围产期观察及护理相关知识。

四、临床思维

该产妇产时阴道出血量约500 mL,出现了产后出血,应立即查找原因给予对症处理。胎盘及胎膜完整、软产道无活动性出血、凝血功能无异常,应迅速评估子宫收缩情况,考虑是否存在子宫收缩乏力导致的产后出血。该案例宫底质软,轮廓不清晰,宫高脐上一指,可判断为子宫收缩乏力,其高危因素有巨大儿。应立即给予手法子宫按摩,同时开放另一条静脉通道滴注缩宫素加强子宫收缩。

五、场景设置

(1)产妇(模型)膀胱截石位躺在产床上,已完成会阴消毒,铺好无菌巾。

(2)产妇(模型)具有静脉输液功能且已建立一条静脉通路。

六、设备及其他要求

设备及其他要求见表5-8。

表 5-8　设备及其他要求

类别	具体要求	数量
环境要求	产床/检查床、屏风	1
	清洁安静，光线充足，温度适宜，保护隐私	
操作对象	1. 产妇模型 1 个 2. 模型备衣物，盖被，枕头，手腕带，双侧输液手臂	1
操作用物	子宫按摩：无菌巾包、孔巾、中单、弯盘、无齿镊或弯血管钳、无菌手套、清洁大浴巾、消毒垫巾、0.5%络合碘棉球若干、无菌纱布若干、分类垃圾桶、笔、治疗车	1
	留置针静脉输液：缩宫素 10 U，复方氯化钠溶液 500 mL，纱布，砂轮，0.5%络合碘消毒液，75%酒精，棉签，压脉带，一次性注射器，弯盘，小枕，一次性手套，剪刀，输液器，留置针，留置针贴膜，输液架，分类垃圾桶，锐器盒，手消，输液标签，笔，治疗车	1
	病历夹，医嘱单，执行卡	

七、评分标准

手法子宫按摩操作、静脉输液（留置针）流程与评分标准见表 5-9、表 5-10。

表 5-9　手法子宫按摩操作评分标准

项目	内容及评分标准	分值	得分
准备 （10 分）	医嘱准备：打印执行单，签名，请人核对	4	
	环境准备：整洁安静、室温适宜，床帘遮挡，保护隐私	1	
	用物准备：物品齐全，摆放有序；质量合格	4	
	自身准备：着装整洁，仪表规范；洗手、戴口罩	1	
实施 （70 分）	核对解释：核对产妇信息；向产妇及其家属解释操作目的、有关事项；排空膀胱，取膀胱截石位	6	
	评估产妇：了解产妇分娩及产后出血情况；是否有子宫收缩乏力高危因素；评估子宫收缩情况，是否存在子宫软、轮廓不清、按摩子宫时阴道有大量流血	10	
	腹壁按摩宫底：拇指在子宫前壁，其余 4 指在子宫后壁，握住子宫底部，均匀而有节奏地按摩子宫	15	
	腹部–阴道双手压迫子宫法：一手戴无菌手套伸入阴道，握拳置于阴道前穹隆，顶住子宫前壁；另一手在腹部按压子宫后壁，使宫体前屈，两手相对紧压并均匀有节律地按摩子宫	19	

续表 5-9

项目	内容及评分标准	分值	得分
实施 (70分)	病情观察：**正确评估出血量**、**颜色及性状**，密切观察阴道流血情况	10	
	记录：洗手，记录产时出血及处理情况	3	
	健康宣教：指导产妇产后注意事项	5	
	用物处置：用物及垃圾分类处理、洗手	2	
评价 (20分)	整体评价：规范、熟练、按时完成	10	
	评判性思维：**见斜体处**		
	人文关怀：安全；保暖；动作轻柔；隐私保护；宣教适时；沟通有效	10	
总分		100	

表 5-10　静脉输液(留置针)流程与评分标准

项目	内容及评分标准	分值	得分
准备 (10分)	核对医嘱：核对医嘱单、执行卡并签名	2	
	自身准备：着装符合规范；洗手，戴口罩	1	
	环境准备：清洁安静，室温适宜，保护隐私	2	
	用物准备：物品齐全，质量合格 **(留置针型号选择 18～20G)**	5	
实施 (70分)	配药：核对并检查药物，加药，贴瓶签，插输液器，签名	6	
	床边核对：核对产妇信息，解释药物作用；评估产妇病情、治疗情况，用药史、过敏史；评估穿刺部位肢体活动度；穿刺处皮肤和血管；核对治疗卡与药物	6	
	排气：挂输液瓶于输液架上，排气；连接留置针与输液器或封管液，再排气	6	
	消毒：戴手套，垫小枕，扎压脉带，**选择穿刺部位(不能在血压测量侧)**，常规消毒穿刺部位皮肤待干(直径大于 5 cm)	8	
	二次核对	3	
	静脉留置针穿刺：扎压脉带、握拳，取针套，松动外套管，再次排气，进针，送外套管，撤针芯，观察滴注是否通畅，**沿血管方向固定针管**，取回压脉带、小枕	10	
	穿刺成功：一次穿刺成功得 15 分；第二次穿刺成功得 10 分，第二次穿刺不成功不得分	15	
	敷贴固定：标识置管日期、时间，置管人	5	
	根据患者血压调节滴速，该患者可快速滴入	3	
	再次核对	4	
	操作后处理：健康宣教；整理用物；洗手；记录	4	

续表5-10

项目	内容及评分标准	分值	得分
评价 (20分)	整体评价：规范、熟练、按时完成	10	
	评判性思维：*见斜体处*		
	人文关怀：安全；保暖；动作轻柔；隐私保护；宣教适时；沟通有效	10	
总分		100	

八、理论测试题

(1)~(10)为单项选择题

(1)针对该产妇产后出血的处理原则是(　　)。

A.输血、抗凝、抗感染、抗休克　　　　B.切除子宫、扩容、抗感染

C.止血、扩容、抗感染　　　　D.纠酸、扩容、抗感染

E.病情观察、不急于处理

(2)帮助此产妇子宫收缩乏力产后出血首选的处理方式是(　　)。

A.按摩子宫并注射缩宫素　　　　B.双手压迫腹部按摩子宫

C.压迫腹主动脉　　　　D.子宫动脉结扎

E.子宫切除

(3)以下产后出血应急护理哪项**错误**(　　)。

A.宫缩乏力引起的出血应立即按摩子宫　　　　B.应迅速又有条不紊地抢救

C.注射子宫收缩剂　　　　D.压出宫腔积血可促进宫缩

E.医生到后，方可采取止血措施

(4)下列哪项**不是**引起产后出血的病因(　　)。

A.胎儿窘迫　　　　B.软产道裂伤

C.产后宫缩乏力　　　　D.凝血功能障碍

E.胎盘滞留

(5)产后出血最常见的原因是(　　)。

A.胎盘残留　　　　B.弥散性血管内凝血

C.胎盘嵌顿　　　　D.子宫收缩乏力

E.软产道裂伤

(6)预防产后出血，下列做法正确的是(　　)。

A.应在宫缩较强时娩出胎头

B.宫口开全时肌注缩宫素10 U

C.产后在产房密切观察宫缩及阴道流血情况2小时

D.胎儿娩出后，应用手按摩子宫帮助胎盘娩出

E.双胎妊娠，在第一胎肩部娩出后肌注缩宫素

(7)产后出血的定义是(　　)。

A.胎盘娩出后 24 小时内阴道出血量超过 500 mL

B.产后阴道出血量超过 500 mL

C.胎儿娩出后 24 小时内阴道出血量超过 500 mL

D.胎儿娩出后 2 小时内阴道流血量超过 500 mL

E.胎盘娩出后 2 小时内阴道流血量超过 500 mL

(8)产后出血原因当中，下列哪项首先考虑切除子宫止血(　　)。

A.胎盘嵌顿　　　　　　　　　　　B.胎盘粘连

C.胎盘植入伴失血性休克　　　　　D.凝血功能障碍

E.宫缩乏力

(9)初产妇，以产钳助娩一活男婴，产后 4 小时血压为 90/60 mmHg，宫底脐上 2 横指，子宫软，贫血貌，其诊断哪一项可能性最大(　　)。

A.软产道裂伤　　　　　　　　　　B.阴道壁血肿

C.子宫破裂　　　　　　　　　　　D.子宫收缩乏力

E.产褥感染

(10)患者，女，28 岁，初产妇，因子宫收缩乏力致第二产程延长行产钳助产，产后子宫收缩乏力，阴道流血量约 800 mL，其主要的临床表现**错误的**是(　　)。

A.子宫质软，宫底升高　　　　　　B.阴道大量出血，色暗红

C.胎盘娩出后阴道出血无血块　　　D.胎盘娩出后出血量时多时少

E.按摩子宫时阴道有大量出血

(11)~(15)为多项选择题

(11)产后出血的原因有(　　)。

A.多次人工终止妊娠刮宫术后　　　B.子宫畸形

C.双胎妊娠　　　　　　　　　　　D.骨盆狭窄

E.产程停滞

(12)胎盘因素的产后出血特点**不包括**(　　)。

A.血液不易凝固　　　　　　　　　B.不易止血

C.血色鲜红　　　　　　　　　　　D.有血凝块

E.胎盘娩出，宫缩改善后出血减少

(13)导致晚期产后出血的原因包括(　　)。

A.胎盘、胎膜残留　　　　　　　　B.蜕膜残留

C.子宫胎盘附着部位复旧不全　　　D.剖宫产术后子宫伤口裂开

E.产褥感染

(14)胎盘早剥易发生产后大出血，常见的原因有(　　)。

A.子宫胎盘卒中　　　　　　　　　B.子宫下段收缩力弱

C.凝血功能障碍　　　　　　　　　D.子宫下段易撕裂

E.羊水过多

(15)下列说法正确的是(　　)。

A.会阴Ⅰ度裂伤仅为会阴皮肤及阴道黏膜损伤

B.不完全性子宫破裂时子宫肌层部分性断裂，宫腔与腹腔相通

C.胎盘植入的常见病因是子宫蜕膜发育不良

D.引起产后出血常见的胎盘因素不包括胎盘钙化

E.胎盘和(或)胎膜残留易致产后出血

附参考答案

(1)C　(2)A　(3)E　(4)A　(5)D　(6)C　(7)C　(8)C　(9)D　(10)C

(11)ABCE　(12)ABC　(13)ABCDE　(14)BC　(15)ACDE

（王赛　汤佳俊）

第四节　综合模拟竞赛试题(羊水栓塞)

一、题干

20床，李莉，女，38岁，ID：6668888，胎盘娩出后10分钟，产妇突起尖叫，继而呼之不应，心电监护显示为室颤波形。

二、竞赛要求

任务卡：A选手理论答题，B、C选手进行心肺复苏+电除颤。

提示卡：请判断心电图波形(图5-3)，说明复苏是否有效，并回答以下问题。(完成心肺复苏后出示)

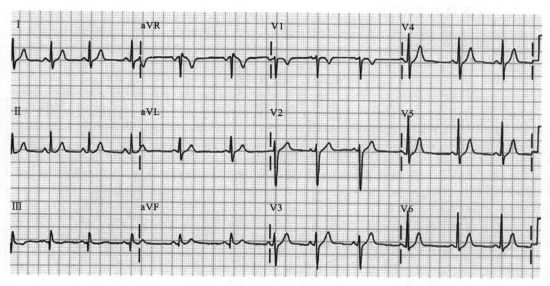

图5-3　心电图

答题：

(1)羊水栓塞的处理原则是什么？

(2)心肺复苏有效的八个指征是什么？

(3)请描述下一步处理措施。

三、本考题考点

(1)羊水栓塞的病因、临床表现及处理相关知识。
(2)心肺复苏的相关知识。

四、临床思维

产妇胎盘娩出后 10 分钟突起尖叫,继而呼之不应,考虑可能出现羊水栓塞,心电监护显示为室颤波形,应立即进行心肺复苏和电除颤。若正在静脉滴注缩宫素,须立即停止滴注。复苏成功后,应注意观察产妇神志、呼吸、血压、血氧饱和度、尿量、阴道流血等情况,并及时给予针对性处理。考察学生是否能及时发现异常并寻求帮助,考核学生的急救意识。

五、场景设置

产妇(模型)去枕平卧位在产床上,复方氯化钠注射液 500 mL+缩宫素 20 U 静脉滴注中。

六、设备及其他要求

设备及其他要求见表 5-11。

表 5-11　设备及其他要求

类别	具体要求	数量
环境要求	产床	1
	清洁安静,光线充足,温度适宜	
操作对象	1.产妇模型 1 个,连接心电监护仪 2.模型备衣物,盖被,枕头,手腕带	1
操作器械	器械车,氧源,吸氧装置,计时器,手电筒,心电监护仪,电极片,电除颤仪,专用导电糊,纱布,踏脚凳,按压板,抢救车,插线板,呼吸球囊(带连接管),快速手消毒液,分类垃圾桶,纸,笔	1
	病历夹,医嘱单,执行卡	

七、评分标准

心肺复苏+电除颤操作技术流程与评分标准见表 5-12。

表5-12　心肺复苏+电除颤操作技术流程与评分标准

项目	评分细则	分值	得分
准备 (10分)	评估环境；检查心电导联线；双手拍患者肩部并大声呼唤(无意识)	3	
	启动应急反应系统(呼救)；计时	2	
	快速评估：评估脉搏和呼吸(10秒内，手法正确)	5	
实施 (70分)	开始CPR+电除颤(10秒内，确认在坚实平面)	4	
	(除颤仪到)清场—分析心律—正确识别心律	4	
	调节能量(双向波200J)—涂电极糊—充电—清场—放电	10	
	除颤后立即开始进行胸外按压	4	
	按压手法正确	4	
	按压频率适度(100~120次/min)	4	
	按压深度合适(5~6 cm)	4	
	每次按压后胸廓能完全回弹	4	
	30次按压后通气2次	4	
	检查气道有无异物、义齿、分泌物，若有应清除或取下	2	
	简易呼吸器连接氧气，调节氧流量>10升/分钟	4	
	简易呼吸器面罩方向正确	2	
	通气手法正确(EC手法，仰头提颏法开放气道)	6	
	每次通气时可见胸廓隆起，持续1秒	2	
	1组5循环CPR后出示提示卡：判断心电图波形，说明复苏是否有效并回答问题	4	
	操作后评估产妇神志、呼吸、血压、血氧饱和度、尿量、阴道流血情况	4	
	整理床单位，清理用物；**洗手记录(6小时内完成抢救记录)**	4	
评价 (20分)	整体评价：规范(5)；**团队合作(4)**；熟练、按时完成(5)	14	
	评判性思维：**见斜体处**		
	人文关怀：安全；隐私保护；宣教适时，沟通有效	6	
总分		100	

八、理论测试题

(1)~(10)为单项选择题

(1)羊水栓塞大多发生在(　　)。

A. 分娩前1小时至产后30分钟之间　　B. 分娩前1小时至产后60分钟之间

C. 分娩前2小时至产后30分钟之间　　D. 分娩前2小时至产后60分钟之间

E. 分娩前2小时至产后2小时之间

(2)羊水栓塞预防措施**不正确**的是(　　)。

A. 密切观察产程进展，严格掌握缩宫素的使用指征

B. 行人工破膜时在宫缩间歇期进行

C. 剖宫产手术中刺破羊膜前保护好子宫切口

D. 不在宫缩时行人工破膜

E. 人工破膜时行剥膜

(3)羊水栓塞护理目标**不包括**(　　)。

A. 产妇胸闷、呼吸困难症状有所改善

B. 产妇维持体液平衡、维持基本生理功能

C. 胎儿或新生儿安全

D. 产妇病情平稳

E. 产妇能应用减轻疼痛的技巧

(4)典型羊水栓塞三联征是(　　)。

A. 低氧血症、低血压、凝血功能障碍

B. 低氧血症、高血压、凝血功能障碍

C. 氧中毒、低血压、凝血功能障碍

D. 氧中毒、高血压、凝血功能障碍

E. 低氧血症、低血压、少尿

(5)不典型羊水栓塞临床症状**不包括**(　　)。

A. 高血压　　　　　　　　　　　　B. 心率失常

C. 呼吸短促　　　　　　　　　　　D. 抽搐

E. 急性胎儿窘迫

(6)典型羊水栓塞前驱症状**不包括**(　　)。

A. 烦躁　　　　　　　　　　　　　B. 针刺样感觉

C. 濒死感　　　　　　　　　　　　D. 呼吸急促

E. 胎心音正常

(7)为该产妇进行心肺复苏时徒手按压与通气比例正确的是(　　)。

A. 15 : 2　　　　B. 20 : 2　　　　C. 30 : 2　　　　D. 40 : 2　　　　E. 50 : 2

(8)为该产妇进行心肺复苏按压与通气(　　)循环进行评估。

A. 1个　　　　B. 2个　　　　C. 3个　　　　D. 4个　　　　E. 5个

(9)评估该产妇复苏有效的指征**不包括**(　　)。

A. 大动脉波动出现　　　　　　　　B. 胸廓有起伏

C. 甲床转红润　　　　　　　　　　D. 恢复窦性心律

E. 瞳孔散大

(10)对该产妇进行胸外心脏按压方法**错误的**是(　　)。

A. 按压点：两乳头连线中点

B. 深度：5~6 cm

C. 频率：100~120 次/min

D. 依靠操作者的体重、肘及臂力，有节奏地垂直施加压力

E. 放松时，手掌跟离开胸壁使胸廓回弹

(11)~(15)为多项选择题

(11)羊水栓塞骤然出现的典型表现是(　　)。

A. 低氧血症　　　　　　　　　B. 低血压

C. 高血压　　　　　　　　　　D. 凝血功能障碍

E. 少尿

(12)羊水栓塞处理正确的是(　　)。

A. 保持气道通畅，尽早实施面罩吸氧

B. 磷酸二酯酶-5 抑制药是强心和扩张肺动脉的首选药物

C. 记录出入量，管理液体，避免左心衰和肺水肿

D. 抗过敏治疗

E. 纠正凝血功能障碍

(13)羊水栓塞诱发因素有(　　)。

A. 高龄初产妇　　B. 经产妇　　　　C. 宫颈裂伤　　　D. 子宫破裂　　　E. 羊水过多

(14)羊水栓塞可能与下列哪些因素有关(　　)。

A. 分娩过程中宫体损伤，羊水通过破损血管进入母体血液循环

B. 羊膜强压力过高，羊水被挤入破损的微血管进入母体血液循环

C. 胎膜破裂后，羊水从子宫蜕膜小血管进入母体血液循环

D. 分娩过程中宫颈损伤，羊水通过破损血管进入母体血液循环

E. 胎膜破裂后，羊水从宫颈管破损小血管进入母体血液循环

(15)羊水栓塞常见的护理诊断有(　　)。

A. 气体交换受损　　　　　　　B. 外周组织灌注无效

C. 有窒息的危险　　　　　　　D. 恐惧

E. 潜在并发症：休克、肾衰竭、DIC

附参考答案

(1)C　(2)E　(3)E　(4)A　(5)A　(6)E　(7)C　(8)E　(9)E　(10)E

(11)ABD　(12)ABCDE　(13)ABCDE　(14)ABCDE　(15)ABCDE

(王赛　汤佳俊)

第五节　综合模拟竞赛试题（肩难产）

一、题干

22 床，王莉，女，28 岁，ID：666666，宫内孕 39 周，G_2P_0，临产入院，宫高 34 cm，腹围 101 cm，床旁 B 超示：胎儿双顶径 92 mm，腹围 35.4 cm，羊水指数 96 mm。产妇宫口开全进产房，1 小时后胎头娩出，胎头在会阴部回缩，等待一阵宫缩后，轻轻牵拉前肩不能娩出。

二、竞赛要求

任务卡：B 选手理论答题，A 选手（助产士）和 C 选手（巡回护士）进行处理。

提示卡：胎儿娩出。

三、本考题考点

（1）肩难产相关知识。

（2）产程观察及护理相关知识。

四、临床思维

该孕妇已临产，胎头娩出后，胎头在会阴部回缩，等待一阵宫缩后，轻轻牵拉前肩不能娩出，此为肩难产征象。考察学生是否能准确识别并及时处理肩难产，同时考察学生的配合及应急能力。

五、场景设置

孕妇（模型）膀胱截石位躺在床上，胎位设置为 LOA。

六、设备及其他要求

设备及其他要求见表 5-13。

表 5-13　设备及其他要求

类别	具体要求	数量
环境要求	产床	1
	清洁安静，光线充足，温度适宜	

续表5-13

类别	具体要求	数量
操作对象	1. 孕妇模型 1 个 2. 模型备衣物, 盖被, 枕头, 手腕带	1
操作器械	器械车, 手套, 产包, 新生儿复苏用物、注射器, 利多卡因注射液, 生理盐水, 快速手消毒液, 分类垃圾桶, 纸、笔、病历夹, 医嘱单, 执行卡	1

七、评分标准

肩难产处理流程与评分标准见表5-14。

表 5-14　肩难产处理流程与评分标准

项目	内容及评分标准	分值	得分
准备 (10分)	自身准备：着装符合规范；洗手, 戴口罩	3	
	环境准备：清洁安静, 室温适宜, 保护隐私	3	
	用物准备：物品齐全, 质量合格	4	
实施 (70分)	评估孕妇骨盆情况、合并症、孕周及既往肩难产史, 评估产程情况, 估计胎儿大小	2	
	取膀胱截石位, 外阴消毒, 助产士按接产法要求洗手、上台接产(口述)	2	
	胎头娩出后, 胎头在会阴部回缩, 等待一阵宫缩后, 轻轻牵拉前肩不能娩出, **判断出现肩难产, 禁止宫底加压, 嘱产妇暂停用力**	5	
	指派专人负责记录胎头娩出的时间、胎方位、所使用的操作、每项操作所持续的时间及胎儿娩出时间等	2	
	呼救 H：请产科高年资医生、助产士、麻醉医生及儿科医生迅速到场	2	
	侧切 E：评估是否需要进行会阴侧切增加操作空间	5	
	屈大腿 L：协助产妇髋部屈曲, 使大腿压向腹部	5	
	压前肩 P：助手将手放在耻骨联合上方中线稍偏一侧的胎背面朝下和对侧按压, 作用力要能使胎儿前肩内收, 开始可持续用力, 无效时改用冲击式加压；助产士牵拉胎头, 两者相互配合持续加压与牵引	8	
	旋肩 E： Woods 法：将手指置于胎儿后肩的前面施压, 使胎肩外展； Rubin 法：将手指置于最易触及的胎肩的后面施压, 使前肩或后肩内收或屈曲； 旋肩过程中, 注意勿旋转胎颈及胎头, 以免损伤臂丛神经	8	

续表 5-14

项目	内容及评分标准	分值	得分
实施 (70分)	牵后臂 R：将整只手深入阴道找到胎儿后臂，顺着后臂往下达到肘部，使其肘关节屈曲于胸前，先拉出胎儿的手，其次胳膊，最后肩膀	5	
	四肢着床 R：迅速将产妇翻转为双手+双膝着床，轻轻向下牵拉胎儿，娩出后肩（此法也可以首选）	5	
	其他方法：锁骨切断法、胎头复位行剖宫产、耻骨联合切开术（口述）	3	
	选择恰当的手法，当一种手法超过 30~60 秒不能奏效时，立即转入下一步	5	
	操作中关注产妇的反应，询问产妇有无不适，并适时沟通交流	3	
	出示提示卡：胎儿娩出		
	评估软产道、会阴伤口情况，缝合会阴伤口，告知产妇会阴及新生儿护理要点	5	
	检查新生儿有无骨折、臂丛神经损伤等	2	
	洗手；记录肩难产过程	3	
评价 (20分)	整体评价：规范(4)；*团队合作*(2)；熟练、按时完成(4)	10	
	评判性思维：*见斜体处*		
	人文关怀：安全；保暖；隐私保护；宣教适时，沟通有效；动作轻柔	10	
总分		100	

八、理论测试题

(1)~(10)为单项选择题

(1)关于肩难产的描述，以下正确的是(　　)。

A.肩难产必然发生于肩先露

B.头先露胎儿不会造成肩难产

C.肩难产不是软组织造成的难产

D.一旦发生肩难产应立即产钳助产或剖宫产结束分娩

E.肩难产都发生在巨大儿分娩中

(2)有关肩难产，下列哪项**不正确**(　　)。

A.胎儿双肩阻于骨盆入口横径

B.较大的胎头娩出后胎颈回缩，胎儿颏部紧压在会阴

C.产妇双手抱膝使双腿向上尽量屈曲紧贴腹部有利于胎肩娩出

D.易致母亲和婴儿损伤

E.胎儿双肩阻于骨盆入口前后径

(3)以下肩难产屈大腿法的目的**不正确**是(　　)。

A.拉直腰椎及骶椎的突起

B. 增加骨盆的前后径

C. 使胎儿的脊柱屈曲

D. 减少胎儿的双肩径

E. 可辅以耻骨联合上加压，并避免宫底加压

(4)下列有关肩难产的高危因素哪一项**不正确**(　　)。

A. 双胎 　　　　　　　　　　　　B. 巨大儿

C. 肩难产史 　　　　　　　　　　D. 妊娠期糖尿病

E. 胎头原地拨露

(5)发生肩难产首选的操作手法是(　　)。

A. McRoberts 操作 　　　　　　　B. Gaskin 操作法

C. Woods 旋转操作 　　　　　　　D. 耻骨联合上加压

E. Rubin 操作法

(6)处理肩难产以下措施正确的是(　　)。

A. 宫底按压

B. 旋肩法可同时旋转胎头和胎颈

C. 娩后臂时可直接抓手

D. 脐带已夹亦可胎头复位后紧急剖宫产

E. 尝试其他方法娩肩均失败后方可使用"Gaskin"操作法

(7)处理肩难产后应记录哪些内容(　　)。

A. 胎头、躯体娩出时间、胎头复位后胎儿面部朝向

B. 处理肩难产的手法、持续时间及顺序

C. 参加处理人员及到场时间

D. 新生儿体重及 Apgar 评分

E. 以上都是

(8)识别肩难产最具特征性的表现是(　　)。

A. 胎头高浮 　　　　　　　　　　B. 第一产程延长

C. 胎头下降停滞 　　　　　　　　D. 乌龟征

E. 第二产程延长

(9)有关肩难产操作手法描述正确的是(　　)。

A. 反向 Woods 法是指助产者将手从后方进入到前肩的后部，令肩膀内收并旋转到斜径上

B. Rubin 操作是从前方进入到后肩的前部

C. Woods 法操作时胎背在母体右侧用左手，胎背在母体左侧用右手

D. Woods 旋转法，从后方进入到后肩的后部，与 Rubin 反向旋转胎儿

E. Rubin 操作是从后方进入到后肩的前部

(10)关于肩难产 Gaskin 操作法的描述**不正确**的是(　　)。

A. 是处理肩难产最安全、快速、有效的操作法，可作为首选方法

B. 把产妇转为"四肢着床位"，增加骨盆前后径

C.转动及重力作用有利于解决嵌顿

D.坚持向下牵拉，娩出前肩

E.轻轻向下牵拉，娩出后肩

(11)~(15)为多项选择题

(11)肩难产的预防，正确的是(　　　)。

A.孕前、孕期体重控制　　　　　　　　B.血糖控制

C.改变体位或 McRoberts 位分娩　　　　D.借助娩头的冲力娩前肩

E.胎头娩出时即应用缩宫素促进宫缩

(12)关于肩难产娩后臂的说法正确的有(　　　)。

A.助产者顺着胎儿后臂往下达到肘部

B.在肘部使手臂弯曲

C.使后臂由胸前娩出

D.直接抓手并拉出

E.当 McRoberts 操作即耻骨上加压无效时，可尝试先娩后肩

(13)肩难产发生时，有关评估是否要做会阴切开的选项，正确的有(　　　)。

A.肩难产是骨性嵌顿，不是软组织造成的难产

B.会阴切开能帮助松解肩膀

C.会阴切开可以增加空间，以供操作者的手进人阴道进行阴道内操作

D.有肩难产高危因素的产妇，接产前做好可能会阴切开和助产的准备

E.会阴切开口越大越有助于娩出胎肩

(14)对肩难产耻骨联合上加压的描述选项，正确的有(　　　)。

A.与 McRoberts 操作联合使用

B.助手在耻骨联合上方向胎儿前肩加压，用"胸外心脏按压"方法按压，目的是使前肩内收

C.加压时可持续用力，无效时改用冲击式加压，持续进行 30~60 秒

D.适当时可腹部手推宫底加压

E.避免在胎头或胎颈上施力过多

(15)肩难产的可能导致的母体并发症有(　　　)。

A.软组织、肛门括约肌损伤　　　　　　B.产后出血

C.子宫破裂　　　　　　　　　　　　　D.耻骨联合分离

E.胎盘嵌顿

附参考答案

(1)C　(2)A　(3)D　(4)A　(5)A　(6)B　(7)E　(8)D　(9)C　(10)D
(11)ABCD　(12)ABCE　(13)ACD　(14)ABCE　(15)ABCD

(王赛　汤佳俊)

第六节　综合模拟竞赛试题(新生儿窒息复苏)

一、题干

20 床，李莉，女，28 岁，ID：666888 诊断：G_2P_0，宫内孕 39 周，临产，胎儿脐带绕颈 1 周。宫口开全，先露头，S+3，电子胎心监护提示频发晚期减速，行胎头吸引器助产娩出一活男婴，无哭声。

二、竞赛要求

任务卡：请 A、B、C 选手完成新生儿窒息复苏。

提示卡 1：单胎足月，羊水清，喘息样呼吸，四肢稍屈曲。(选手 5 秒快速评估时出示)

提示卡 2：心率 80 次/min，喘息样呼吸，肌张力低下。(进行 20 秒初步复苏后出示)

提示卡 3：心率 80 次/min，胸廓起伏不好，脉搏血氧饱和度 55%。(正压通气 2~3 次后出示)

提示卡 4：胸廓起伏不好，脉搏血氧饱和度 55%。(继续正压通气 2~3 次后出示)

提示卡 5：胸廓起伏不好，脉搏血氧饱和度 55%。(继续正压通气 2~3 次后出示)

提示卡 6：有效的正压人工通气 30 秒后，心率 55 次/min，无规律性呼吸，医生已完成气管插管。(完成矫正通气后出示)

提示卡 7：心率 120 次/min，有自主呼吸，脉搏血氧饱和度 70%。(胸外按压配合气管插管下正压人工通气 60 秒后出示)

三、本考题考点

(1)新生儿复苏用氧原则相关知识。

(2)新生儿复苏产前咨询、团队合作、器械和物品准备的相关知识。

(3)新生儿动脉导管前脉搏氧饱和度目标值。

(4)新生儿复苏技术及护理相关知识。

四、场景设置

新生儿(模型)，产房场景。

五、临床思维

新生儿出生前有频发晚期减速，可考核学生是否做好复苏计划和器械、物品的准备。根据提示卡 1：新生儿出生后 5 秒快速评估，单胎足月，羊水清，喘息样呼吸，四肢稍屈曲，应立即进行 20 秒初步复苏，经过初步复苏后，5 秒再评估心率和呼吸。根据提示卡 2：进行初步复苏后评估心率 80 次/min，喘息样呼吸，肌张力低下，需要进行 30 秒有效正压通气。正压通气 2 次评估正压通气效果，根据脉搏氧饱和度没有上升，胸廓起伏不好，应给予矫正通气。矫正通气步骤的操作顺序：调整面罩(M)、重新摆正鼻吸气体位(R)，在完成 M 和 R 两步骤后，尝试正压通气，若仍无胸廓运动，则进行吸引口鼻(S)、打开口腔(O)，继续完成 S 和 O 两步骤后，尝试再进行通气，若仍无胸廓运动，则进入 P 增加压力，每次增加 5~10 cm H_2O。

六、设备及其他要求

设备及其他要求见表 5-15。

表 5-15　设备及其他要求

类别	具体要求	数量
环境要求	预热的复苏台、氧气源	2
	清洁安静，光线充足，温度适宜	
操作对象	新生儿模型	1
操作器械	快速评估+初步复苏：预热毛巾 2 块，计时器，肩下小枕，新生儿辐射台，氧气源，吸球，听诊器	1
	正压通气：自动充气式气囊，足月儿面罩，10 号一次性吸引管，低负压吸引器，胃管，脉搏氧饱和度仪，8F 胃管，胶带，20 mL 注射器，喉镜，1 号镜片，导管芯，3.5 号气管导管，卷尺，剪刀，喉罩气道，5 mL 注射器，手套，分类垃圾桶，治疗车	1
	病历夹，医嘱单，执行卡	

七、评分标准

快速评估+初步复苏+正压通气流程与评分标准见表 5-16。

表 5-16　快速评估+初步复苏+正压通气流程与评分标准

项目	内容及评分标准	分值	得分
准备 (10分)	自身准备：着装符合规范，洗手，戴口罩	1	
	环境准备：清洁安静，室温适宜，保护隐私	1	
	用物准备：物品齐全，质量合格	4	
	打开新生儿辐射台电源，温热干浴巾	4	
实施 (70分)	核对产妇及新生儿信息，解释操作目的和有关事项	2	
	快速评估：**新生儿出生后快速评估**5 项指标：是否足月？羊水清吗？是否有哭声或呼吸？肌张力是否好？是否高危妊娠？如以上任何一项为"否"，则进行初步复苏。时间 5 秒	5	

续表 5-16

项目	内容及评分标准	分值	得分
实施 (70 分)	出示提示卡 1：单胎足月妊娠、羊水清、喘息样呼吸、肌张力差		
	初步复苏		
	立即将新生儿置于辐射台，头轻度后仰，肩下垫小枕，保持鼻吸位，必要时用吸引球清理呼吸道，先口后鼻	5	
	擦干全身拿开湿毛巾	5	
	按摩新生儿背部或轻弹足底，重新摆正鼻吸体位，刺激呼吸初步复苏时间 20 秒	5	
	再评估心率和呼吸（5 秒）：听诊器听诊心率，评估呼吸、肌张力	5	
	出示提示卡 2：心率 80 次/min，喘息样呼吸，肌张力低下		
	正压人工通气		
	连接脉搏氧饱和度仪传感器在新生儿**右上肢**	3	
	用**21%的氧浓度（空气）**连接自动充气式气囊进行正压通气	3	
	放置面罩：用足月儿面罩罩住部分下颌、罩住口、鼻	3	
	压力：按压压力**20~25 cm H₂O**	3	
	频率：**40~60 次/min**	3	
	出示提示卡 3：心率 80 次/min，胸廓起伏不好，脉搏血氧饱和度 55%		
	矫正通气		
	调整面罩、重新摆正鼻吸气体位继续正压通气 2~3 次	3	
	出示提示卡 4：胸廓起伏不好，脉搏血氧饱和度 55%		
	吸引口鼻、打开口腔，继续正压通气 2~3 次	3	
	出示提示卡 5：胸廓起伏不好，脉搏氧饱和度 55%		
	增加按压压力，每次增加 5~10 cm H₂O，继续正压通气 2~3 次	3	
	出示提示卡 6：有效的正压人工通气 30 秒后，心率 55 次/min，无规律性呼吸，医生已完成气管插管		
	胸外按压		
	胸外按压与气管插管下正压人工通气配合，氧浓度调至 100%	2	
	胸外按压者站在头侧，按压两乳头连线中点下方，胸骨下 1/3 并避开剑突	3	
	按压深度约为前后胸直径的 1/3，按压和放松的比例为按压时间稍短于放松时间。	3	
	胸外按压和人工呼吸的比例应为 3：1，胸外按压者大声计数"1——2——3——吸"，60 秒后评估	3	
	出示提示卡 7：心率 120 次/min，有自主呼吸，血氧 70%		
	复苏有效，拔气管插管，停止正压通气，常压给氧，观察，包裹	5	
	洗手，详细记录新生儿复苏的时间、抢救经过	3	

续表5-16

项目	内容及评分标准	分值	得分
评价 (20分)	整体评价：规范（4）；**团队合作**（4）；熟练、按时完成（4）	12	
	评判性思维：**见斜体处**		
	人文关怀：安全；保暖；隐私保护；宣教适时，沟通有效；动作轻柔	8	
总分		100	

（李丽慧　周昔红）

第七节　综合模拟竞赛试题(异位妊娠出血)

一、赛道第一站

(一)题干

张敏,女,32 岁,ID：123456,因停经 48 天,阴道不规则流血 6 天,下腹部疼痛 4 小时,加剧 1 小时入院。患者 5 天前因停经 43 天到医院就诊,腹部 B 超提示宫腔内未探及妊娠囊,血 hCG 1006 mIU/mL。今日出现下腹部疼痛且加剧难忍前往医院就诊,患者意识清楚,痛苦面容,诉阴道流血、腹部疼痛难忍;专科检查：腹肌稍紧张,右下腹压痛、反跳痛,会阴部有血迹,子宫前位,宫颈有举痛及摇摆痛,右附件区压痛明显。

(二)竞赛要求

任务卡 1：请选手讨论后由 1 人写出目前该患者的主要诊断是什么?

任务卡 2(选手完成任务卡 1 答题后出示)：请 A 选手进行生命体征测量;B 选手进行静脉采血;C 选手遵医嘱予以静脉输液。医嘱：①静脉采血,进行血常规、凝血功能、生化全套、输血前检查;②复方氯化钠注射液 500 mL,静脉滴注。

提示卡：复方氯化钠注射液 500 mL(已过期)。(如 C 选手未发现复方氯化钠注射液过期,出示该提示卡)

(三)本考题考点

(1)能正确评估患者生命体征。

(2)静脉采血时,采血管采集顺序。

(3)异位妊娠相关知识。

(4)团队人文关怀意识。

(四)临床思维

该患者有停经史、有不规则阴道流血、腹痛症状,体查有腹膜刺激征、宫颈摇摆痛,B超提示宫腔内未探及妊娠囊,右侧宫旁探及低回声区,且见胚芽及原始心管搏动,此时应首先考虑为异位妊娠破裂致腹腔内出血。对于该患者,应密切观察患者生命体征变化情况,并做好出血应急措施：紧急建立静脉输液通道,做好术前合血等相关准备。设置复方氯化钠注射液使用日期失效,考核学生在紧急救治过程中,是否能严格落实好查对制度。将场景设置为患者痛苦呻吟,考核学生在操作过程中是否体现人文关怀。

（五）场景设置

（1）妇科急诊室场景，标准化病人面部痛苦表情，手压住下腹部，诉右侧下腹部疼痛厉害。

（2）设置复方氯化钠注射液使用日期失效。

（六）设备及其他要求

设备及其他要求见表5-17。

表5-17　设备及其他要求

类别	具体要求	数量
环境要求	病床、床旁桌、屏风	2
	清洁安静、光线充足	
操作对象	1.标准化女病人，备静脉输液手模、静脉采血手模 2.模型备衣物，盖被，枕头，手腕带	2
操作器械	床头卡，手腕带，剪刀，医疗垃圾桶，生活垃圾桶，手消毒剂，治疗车，记号笔，中性笔，病历夹，医嘱单，A4纸，锐器盒	
	生命体征测量：体温计（腋温），消毒剂，弯盘，记录本，笔，棉签，有秒针的表，听诊器，电子血压计，疼痛评估表	1
	静脉采血：试管架，真空采血管（黄、红、紫、绿等多色），压脉带，皮肤消毒剂，无菌棉签，小枕，手套，检验单，采血针，弯盘	1
	静脉输液：压脉带，皮肤消毒剂，弯盘2个，小枕，一次性手套，输液胶贴（胶布），输液器，复方氯化钠液500 mL（2瓶，其中一瓶超过有失效期），无菌棉签，剪刀，笔，输液卡，输液架、留置针（20G、22G、24G），留置针用敷贴	1
其他	标准化病人	1
	标准化陪人	1

（七）评分标准

生命体征测量、静脉采血、留置针静脉输液操作流程与评分标准见表5-18～表5-20。

表 5-18 生命体征测量流程与评分标准

项目	内容及评分标准	分值	得分
准备 (10分)	自身准备：着装整洁；洗手，戴口罩	2	
	环境准备：安全，宽敞，通风良好	3	
	用物准备：物品齐全，质量合格	5	
实施 (70分)	核对患者信息；解释，取得配合	5	
	测量体温(腋温)：取合适体位，解开衣扣擦干汗液(2)；体温计水银端置于腋窝正中，紧贴皮肤(2)；嘱患者屈臂过胸，夹紧体温计(2)；连续测量5~10分钟，读值(2)；妥善处置体温计(2)	10	
	测量脉搏(首选桡动脉)：手腕伸展(2)；以示指、中指，无名指指端按压桡动脉处，按压力量适中(4)；连续测量30秒乘以2(4)	10	
	测量呼吸：继续将手放在患者的诊脉部位似诊脉状(4)；观察胸腹部起伏(3)；连续测量30秒乘以2(3)	10	
	测量血压：取合适体位，肘部伸直(1)；打开血压计，垂直放置(1)；缠袖带(3)；放置听诊器(2)；充气(2)；放气(3)；判断(2)；测量完毕，妥善处置血压计(1)；*选择合适位置，不能在输液同侧*(5)	20	
	评估疼痛	5	
	宣教：将测量结果告知患者，健康宣教	6	
	操作后处理：取舒适卧位；整理用物；洗手；记录	4	
评价 (20分)	整体评价：规范、熟练、按时完成	10	
	评判性思维：*见斜体处*		
	人文关怀：安全；保暖；动作轻柔；隐私保护；宣教适时；沟通有效	10	

表 5-19 静脉采血流程与评分标准

项目	内容及评分标准	分值	得分
准备 (10分)	核对医嘱：核对医嘱、执行单、采血管；签名；贴标签和条形码	4	
	自身准备：洗手，戴口罩	1	
	环境准备：清洁安静，光线充足	1	
	用物准备：物品齐全，质量合格	4	
实施 (70分)	*评估核对*：核对患者信息、真空采血管以及条形码；评估患者病情、肢体活动；解释	5	
	选择静脉：选择并评估静脉穿刺部位；戴手套	5	
	消毒皮肤：常规消毒皮肤2遍，直径>5 cm；扎压脉带	5	
	二次核对：患者信息、真空采血管以及条形码	5	

续表 5-19

项目	内容及评分标准	分值	得分
实施 (70分)	静脉穿刺：与皮肤呈 15°~30° 进针，见回血后进针少许	10	
	穿刺成功：一次穿刺成功 15 分；二次穿刺成功 5 分；第二次穿刺不成功不得分	15	
	顺序采血：固定针柄，*按顺序连接真空采血管（血凝管—输血前检查—生化管—血常规），采血量正确*	8	
	采血中观察患者情况	3	
	拔针按压	2	
	再次核对	4	
	健康宣教	3	
	操作后处理：取合适体位；整理床单、用物；洗手；记录；标本送检	5	
评价 (20分)	整体评价：规范、熟练、按时完成	10	
	评判性思维：*见斜体处*		
	人文关怀：动作轻柔；安全；保暖；隐私保护；宣教适时；沟通有效	10	
总分		100	

表 5-20　留置针静脉输液流程与评分标准

项目	内容及评分标准	分值	得分
准备 (10分)	核对医嘱：核对医嘱单、执行卡并签名	1	
	自身准备：着装符合规范；洗手，戴口罩	1	
	环境准备：清洁安静，室温适宜，保护隐私	1	
	用物准备：物品齐全，质量合格*（检查出复方氯化钠注射液失效，留置针型号选择大号）*	7	
实施 (70分)	配药：核对并检查药物，贴瓶签，插输液器，签名	6	
	床边核对：核对患者信息，解释药物作用；评估患者病情、治疗情况，用药史、过敏史；评估穿刺部位肢体活动度；穿刺处皮肤和血管；核对治疗卡与药物	6	
	排气：挂输液瓶于输液架、排气；连接留置针与输液器或封管液，再排气	6	
	消毒：戴手套，垫小枕，扎压脉带，*选择穿刺部位（避免在测量血压侧输液）*，常规消毒穿刺部位皮肤待干（直径大于 5 cm）	8	
	二次核对	3	
	静脉留置针穿刺：扎压脉带、握拳，取针套，松动外套管，再次排气，进针，送外套管，撤针芯，观察滴注是否通畅，沿血管方向固定针管，取回压脉带、小枕	10	
	穿刺成功：一次穿刺成功 15 分；二次穿刺成功 10 分，二次穿刺不成功不得分	15	

续表 5-20

项目	内容及评分标准	分值	得分
实施 (70分)	敷贴固定，标识置管日期、时间、置管人	5	
	根据患者血压调节滴速，如血压低应快速输液	3	
	再次核对	4	
	操作后处理：健康宣教；整理用物；洗手；记录	4	
评价 (20分)	整体评价：规范、熟练、按时完成	10	
	评判性思维：**见斜体处**		
	人文关怀：安全；保暖；动作轻柔；隐私保护；宣教适时；沟通有效	10	
总分		100	

二、赛道第二站

(一)题干

张敏，女，32岁，入住妇科 01 床，现患者血压进行性下降至 70/45 mmHg，血红蛋白 80 g/L，根据医嘱立即完善术前准备：青霉素皮试、会阴擦洗护理、阿托品 0.5 mg 肌内注射。

(二)竞赛要求

任务卡：请 A 选手进行青霉素皮试，B 选手进行会阴擦洗护理，C 选手进行肌内注射。

提示卡：请简述青霉素皮试阴性的判断标准。

(三)本考题考点

(1)能正确进行皮内注射。

(2)会阴擦洗护理擦洗顺序正确。

(3)能正确进行肌内注射，肌内注射定位正确。

(4)休克患者紧急处置方法。

(四)临床思维

患者血压呈进行性下降，休克血压，应立即加快输液速度，摆放休克体位，报告医生并密切观察其病情变化，同时做好术前准备工作。

(五)场景设置

妇科病房，女性患者(模型)平卧于病床上，患者一侧上肢已建立静脉输液通道。

（六）设备及其他要求

设备及其他要求见表 5-21。

表 5-21　设备及其他要求

类别	具体要求	数量
环境要求	病床、床旁桌、屏风	2
	清洁安静、光线充足	
操作对象	1.女性全身模型，会阴模型 2.模型备衣物，盖被，枕头，手腕带	1
操作器械	床头卡，手腕带，医疗垃圾桶，生活垃圾桶，手消毒剂，治疗车，病历夹，医嘱单，中性笔，A4 纸	
	皮内注射：青霉素专用盘（1 mL 注射器内装已配制好的青霉素皮试液），急救盒（内备 0.1% 盐酸肾上腺素、地塞米松、注射器），无菌棉签，皮肤消毒剂，弯盘，笔，注射单，锐器盒	1
	会阴擦洗：一次性垫巾或中单，一次性手套 1 副，会阴擦洗盘，擦洗盘中放消毒弯盘 2 个，无菌镊子或卵圆钳 2 把，浸有 0.02%~0.05% 络合碘溶液棉球若干个，无菌干纱布 2 块	1
	肌内注射：无菌持物钳，无菌纱布缸，皮肤消毒剂，无菌棉签，砂轮，弯盘，1 mL、2 mL、5 mL 注射器，阿托品 1 支，注射卡，笔，锐器盒，治疗盘，无菌巾	1
其他	标准化陪人	1

（七）评分标准

皮内注射、会阴擦洗、肌内注射流程与评分标准见表 5-22~表 5-24。

表 5-22　皮内注射评分流程与标准

项目	内容及评分标准	分值	得分
准备 20 分	核对医嘱单、执行卡并签名	4	
	自身准备：着装整洁；洗手，戴口罩	1	
	患者准备：核对患者；评估患病情、意识及心理状态，配合程度；治疗情况，进食情况；评估用药史、过敏史及家族史；评估注射部位皮肤情况	8	
	环境准备：清洁安静、光线充足	1	
	用物准备：齐全，质量合格（*检查皮试药物和抢救盒内药物*）备用	6	

续表5-22

项目	内容及评分标准	分值	得分
过程 60分	床边核对：核对患者信息，解释；核对治疗卡与药物	6	
	定位消毒：常选用前臂掌侧下段；75%乙醇消毒皮肤，待干	5	
	核对排气：再次核对信息，取下护针帽，排气	6	
	进针推药：绷紧局部皮肤，针头斜面向上与皮肤呈5°刺入皮内，针头斜面完全进入皮内后放平注射器，固定针栓，注入皮试液0.1 mL	15	
	拔针观察：迅速拔针，勿按压针眼；询问患者感受	6	
	再次核对	4	
	健康宣教	6	
	操作后处理：整理床单位；整理用物；洗手；记录	4	
	结果判别（出示提示卡）	8	
评价 （20分）	整体评价：熟练、规范、按时完成	10	
	评判性思维：**见斜体处**		
	人文关怀：安全；保暖；动作轻柔；隐私保护；宣教适时；沟通有效	10	
总分		100	

表5-23 会阴擦洗流程与评分标准

项目	内容及评分标准	分值	得分
准备 （10分）	核对签名：核对医嘱、执行单；签名	4	
	自身准备：着装符合规范；洗手，戴口罩	1	
	环境准备：调节室温，备屏风	1	
	用物准备：物品齐全，质量合格	4	
实施 （70分）	核对患者信息，解释操作目的和有关事项，保护隐私	4	
	协助患者取屈膝仰卧位，双腿略外展，暴露外阴	3	
	评估患者：病情、年龄、意识、配合度，外阴部有无瘢痕、阴道流血等情况	4	
	臀下垫一次性垫巾或中单，注意保暖	4	
	擦洗会阴3遍： ①第1遍按照由外向内、自上而下、先对侧后近侧擦洗，阴阜→大腿内上1/3→大阴唇→小阴唇→会阴及肛门； ②第2、3遍按照由内向外、自上而下、先对侧后近侧擦洗，大阴唇→小阴唇→大腿内上1/3→阴阜→会阴及肛门	30	
	每擦洗一个部位更换一个棉球；最后用无菌干纱布擦干会阴部	4	
	操作过程中观察阴道出血量	4	

续表 5-23

项目	内容及评分标准	分值	得分
实施 （70分）	撤去一次性垫巾或中单	2	
	协助患者臀下再垫干净的一次性垫巾或中单	2	
	协助患者摆放休克体位	5	
	整理床单位，**安抚患者**	5	
	整理用物；洗手；记录	3	
评价 （20分）	整体评价：规范、熟练、按时完成	10	
	评判性思维：**见斜体处**		
	人文关怀：安全；保暖；隐私保护；宣教适时，沟通有效；动作轻柔	10	
总分		100	

表 5-24　肌内注射流程与评分标准

项目	内容及评分标准	分值	得分
准备 （10分）	核对医嘱单、执行卡，签字	3	
	自身准备：着装规范；洗手，戴口罩	1	
	环境准备：清洁安静，室温适宜；保护隐私	2	
	用物准备：物品齐全，质量合格	4	
实施 （70分）	抽吸药液：选择合适的注射器，根据医嘱抽吸药液，置于无菌盘内	10	
	床边核对：核对患者信息（3）；**安抚患者**（5）；解释交待，取得配合（2）	10	
	安置体位：根据患者目前情况采取侧卧位	3	
	定位消毒：选择注射部位；常规消毒皮肤，待干	10	
	核对排气：二次核对（3），排尽空气（2）	5	
	进针推药：一手绷紧皮肤（3），一手执笔式将针梗 1/2～2/3 迅速垂直刺入皮肤（3），回抽确定无回血后缓慢注射药液（4）	10	
	拔针按压：注射完毕用干棉签轻压针刺处（2），快速拔针后按压至不出血为止（3）	5	
	再次核对	5	
	健康宣教：询问并观察用药反应，健康宣教	6	
	操作后处理：**取休克体位（头及躯干抬高 10～15°，下肢抬高 20～30°）**，整理床单位和用物；洗手；记录	6	
评价 （20分）	整体评价：规范、熟练、按时完成	10	
	评判性思维：**见斜体处**		
	人文关怀：安全；保暖；隐私保护；宣教适时，沟通有效；动作轻柔	10	
总分		100	

三、赛道第三站

(一)题干

张敏，女，32 岁，现入住妇科 01 床，已完善术前准备，等待手术时患者突然意识不清，呼之不应，继而出现呼吸、心跳骤停，请进行紧急处理。

(二)竞赛要求：

任务卡：A、B 选手配合完成心肺复苏；C 选手进行肾上腺素 0.1 mg 静脉注射。
提示卡：大动脉搏动、自主呼吸、意识恢复。

(三)本考题考点

(1)能正确进行徒手心肺复苏。
(2)能正确进行静脉注射操作。
(3)团队配合及急救意识。

(四)临床思维

患者突然出现意识不清，呼之不应，考查学生判断病情能力及急救意识，应立即呼叫医生，并进行病情判断，出现呼吸、心跳骤停应立即进行徒手心肺复苏。将场景设置为患者的陪人大声呼叫，考核学生在抢救成功后是否对患者及陪护进行人文关怀。

(五)场景设置

妇科病房，病床上患者(模型)突然呼之不应，陪人大声呼叫。

(六)设备及其他要求

设备及其他要求见表 5-25。

表 5-25　设备及其他要求

类别	具体要求	数量
环境要求	病床、床旁桌、屏风	2
	清洁安静、光线充足	
操作对象	1. 女病人模型，可进行心肺复苏，静脉注射手模 2. 模型备衣物，盖被，枕头，手腕带	1
操作器械	床头卡，手腕带，医疗垃圾桶，生活垃圾桶，手消毒剂，治疗车，病历夹，医嘱单，中性笔，锐器盒	
	心肺复苏：纱布，血压计，听诊器，手电筒，手消毒液，呼吸气囊，氧源，氧气装置，踏脚凳，按压板，抢救车	1
	静脉注射：治疗盘内盛无菌持物钳，皮肤消毒剂，无菌纱布，注射卡，笔，注射器，无菌棉签，肾上腺素 1 支，砂轮，弯盘	1
其他	标准化陪人	1

(七)评分标准

心肺复苏、静脉注射流程与评分标准见表 5-26、5-27。

表 5-26　心肺复苏流程与评分标准

项目	内容及评分标准	分值	得分
准备 (10分)	评估环境；双手拍肩大声呼唤(无意识)	3	
	启动应急反应系统(呼救)；计时	2	
	快速评估颈动脉搏动和呼吸(10秒内，手法正确)	5	
实施 (70分)	一名操作者使患者去枕仰卧于硬板床，并为其解衣、松裤带，充分暴露胸部	2	
	另一名操作者判断颈部有无损伤，清除口鼻腔、气道内分泌物或异物，有活动性义齿者应取下	5	
	连接面罩、简易呼吸器，连接氧气，调节氧流量8~10 L/min	4	
	协助患者取合适体位：操作者站于患者头位，使其头后仰，托起下颌(无颈椎损伤)	2	
	使用EC手法开放气道并固定面罩	4	
	五组CPR(共40分。每一组每一条目1分)		
	按压手法正确	5	
	按压频率适度(100~120次/min)	5	
	按压深度合适5~6 cm	5	
	每次按压后胸廓能完全回弹	5	
	按压与呼吸球囊挤压的比为30：2	5	
	每组按压中断时间小于10秒	5	
	通气手法正确(EC手法，仰头提颏法开放气道)	5	
	每次通气时可见胸廓隆起，持续1秒	5	
	5个循环后，评估大动脉搏动、自主呼吸；评估神志、瞳孔、面色及口唇	5	
	评估后出示提示卡：大动脉搏动、自主呼吸、意识恢复		
	安抚患者	3	
	整理床单位；清理用物；洗手	2	
	记录(6小时内完成抢救记录)	3	
评价 (20分)	整体评价：规范(5)；**团队合作**(4)；熟练、按时完成(5)	14	
	评判性思维：**见斜体处**		
	人文关怀：安全；隐私保护；宣教适时，沟通有效	6	
总分		100	

表 5-27 静脉注射流程与评分标准

项目	内容及评分标准	分值	得分
准备 (10分)	核对医嘱：大声复述口头医嘱	4	
	自身准备：着装整洁；洗手，戴口罩	1	
	环境准备：安全、光线充足	1	
	用物准备：物品齐全，质量合格	4	
实施 (70分)	抽吸药液：核对并检查药物；铺无菌盘、消毒；抽取药液、排气；置入无菌盘；核对、签名	10	
	核对评估：核对信息；评估患者病情；评估注射部位皮肤情况	6	
	定位消毒：常规消毒穿刺部位，直径>5 cm；待干	3	
	二次核对：核对；连接头皮针、排气	4	
	进针穿刺：绷紧皮肤，针头与皮肤呈 15°~30° 进针；见回血后再进针少许	6	
	穿刺成功：一次穿刺成功得 15 分；第二次穿刺成功得 10 分；第二次穿刺不成功不得分	15	
	两松固定	4	
	推注药物：*缓慢推注、观察局部情况（试抽回血），观察病情变化*	6	
	拔针按压：注射完毕拔针，按压至不出血为止	3	
	观察患者反应	5	
	再次核对	4	
	操作后处置：妥善安置患者；整理床单位、拉床栏；整理用物；洗手；记录*（6小时内完成抢救记录）*	4	
评价 (20分)	整体评价：熟练、规范，按时完成	10	
	评判性思维：*见斜体处*		
	人文关怀：动作轻柔；安全；保暖；隐私保护	10	
总分		100	

（王琴 汤佳俊）

参考文献

[1] 谢幸, 孔北华, 段涛. 妇产科学[M]. 第9版. 北京: 人民卫生出版社, 2018.

[2] 安力彬, 陆红. 妇产科护理学[M]. 第6版. 北京: 人民卫生出版社, 2017.

[3] 余艳红, 陈叙. 助产学[M]. 北京: 人民卫生出版社, 2017.

[4] (美)卡屯科. 新生儿复苏教程[M]. 第6版. 叶鸿瑁, 虞人杰译. 北京: 人民卫生出版社, 2012.

[5] 刘兴会, 漆洪波. 难产学[M]. 第2版. 北京: 人民卫生出版社, 2021.

[6] 李雁, 潘涛. 临床综合基本技能[M]. 北京: 人民卫生出版社, 2015.

[7] 王玉琼, 莫洁玲. 母婴护理学[M]. 第3版. 北京: 人民卫生出版社, 2017.

[8] 中华护理学会儿科专业委员会. 婴幼儿护理操作指南[M]. 北京: 人民卫生出版社, 2017.

[9] 崔焱, 仰曙芬. 儿科护理学[M]. 第6版. 北京: 人民卫生出版社, 2017.

[10] 丁焱, 李笑天. 实用助产学[M]. 北京: 人民卫生出版社, 2018.

[11] 刘彩霞. 母胎医学临床诊疗及护理流程[M]. 北京: 人民卫生出版社, 2018.

[12] (美)Tekoal. king. 瓦尔尼助产学[M]. 第1版. 陆虹, 庞汝彦译. 北京: 人民卫生出版社, 2020.

[13] 陈翔, 吴静. 湘雅临床技能培训教程[M]. 第2版. 北京: 高等教育出版社, 2019.

[14] 何平平, 吴斌. 妇产科护理学[M]. 长沙: 中南大学出版社, 2021.

[15] 周昔红, 王琴, 黄金. 妇产科护士规范化培训用书[M]. 长沙: 湖南科学技术出版社, 2020.

[16] 常青. 妇产科护理实训[M]. 第1版. 南京: 东南大学出版社, 2014.

[17] 王丽芹, 王丽娜, 夏玲. 妇产科护士规范操作指南[M]. 北京: 中国医药科技出版社, 2021.

[18] 钱丽冰, 徐利云. 儿科护理学实训及学习指导[M]. 第2版. 南京: 江苏凤凰科学技术出版社, 2018.

[19] 祝睿, 李嘉. 护理技能综合实训[M]. 第1版. 上海: 同济大学出版社. 2019.

[20] 胡必洁. 医院感染预防与控制标准操作规程[M]. 第2版. 上海: 上海科学技术出版社. 2019.

[21] 刘义兰, 杨和平, 许娟. 关怀性护理技术[M]. 第1版. 武汉: 湖北科学技术出版社. 2018.

[22] 钟冬秀, 谢红英. 临床护理操作并发症的预防及处理流程[M]. 第1版. 南昌: 江西高校出版社. 2013.

[23] 许红璐. 简明临床专科护理操作流程[M]. 第1版. 广州: 华南理工大学出版社. 2017.

[24] 陈长香, 金子环. 综合临床护理技术操作规程[M]. 北京: 北京大学医学出版社, 2018.

[25] 高金利, 相英花. 妇产科护理学[M]. 北京: 人民军医出版社, 2015.

[26] 叶芬, 徐元屏. 妇产科学[M]. 重庆: 重庆大学出版社, 2016.

[27] 湖南省卫生和计划生育委员会. 湖南省常用护理操作技术规范[M]. 长沙: 湖南科学技术出版社, 2017.

[28] 田燕萍, 熊永芳, 徐鑫芬, 等. 会阴切开及会阴裂伤修复技术与缝合材料选择指南(2019)[J]. 中国护理管理, 2019, 19(03): 453-457.